临床护理指南丛书

名誉总主编　成翼娟　李继平
总　主　编　胡秀英　宁　宁

骨科护理手册

第 2 版

主　编　宁　宁　朱　红　刘晓艳

科学出版社

北　京

内容简介

本书为《临床护理指南丛书》（第2版）系列之一，共分为17章，涵盖了骨的结构与生物力学，骨科常见疾病、术式、治疗技术，各类疾病具体内容按照概述、病因、病理、诊断要点、治疗、主要护理问题、护理目标、围手术期护理措施、并发症的处理及护理，同时结合临床最新护理前沿进展等进行撰写。在内容形式上，本书层次清晰，内容翔实，图文并茂，全面丰富。既包括临床知识技能，又有相关知识拓展及科普故事。既体现了骨科护理的专业性，又不失生动有趣，提高了读者阅读的积极性。

本书适合广大护理同仁阅读，尤其适用于各级骨科护理人员阅读。

图书在版编目（CIP）数据

骨科护理手册/宁宁，朱红，刘晓艳主编. —2版. —北京：科学出版社，2015.6

（临床护理指南丛书/胡秀英，宁宁 总主编）

ISBN 978-7-03-044867-5

Ⅰ. 骨… Ⅱ. ①宁…②朱…③刘… Ⅲ. 骨科学-护理学-手册 Ⅳ. R473.5-62

中国版本图书馆CIP数据核字（2015）第127086号

责任编辑：戚东桂 / 责任校对：张怡君

责任印制：赵 博 / 封面设计：黄华斌

版权所有，违者必究。未经本社许可，数字图书馆不得使用

科学出版社 出版

北京东黄城根北街16号

邮政编码：100717

http://www.sciencep.com

北京华宇信诺印刷有限公司印刷

科学出版社发行 各地新华书店经销

*

2011年1月第 一 版　开本：(787×960) 1/32
2015年6月第 二 版　印张：18 3/8
2025年1月第十次印刷　字数：392 000

定价：68.00元

（如有印装质量问题，我社负责调换）

《临床护理指南丛书》编委会

名誉总主编 成翼娟 李继平
总主编 胡秀英 宁 宁
编 委（按姓氏汉语拼音排序）
陈 红（四川大学华西医院）
陈 林（四川大学华西医院）
陈正香（南京大学医学院附属鼓楼医院）
陈云涛（北京大学口腔医院）
陈茂君（四川大学华西医院）
邓立梅（四川大学华西口腔医院）
董 艳（首都医科大学附属北京同仁医院）
董颖越（北京协和医院）
刁永书（四川大学华西医院）
杜春萍（四川大学华西医院）
方进博（四川大学华西医院）
冯 灵（四川大学华西医院）
付红英（贵州省人民医院）
符 琰（四川大学华西医院）
甘 露（北京大学口腔医院）
辜德英（四川大学华西医院）
龚 姝（四川大学华西医院）
何为民（四川大学华西医院）

何其英（四川大学华西医院）
胡秀英（四川大学华西医院）
黄　浩（四川大学华西医院）
黄　燕（四川大学华西第二医院）
黄雪花（四川大学华西医院）
黄桂玲（武汉大学中南医院）
贾晓君（北京大学人民医院）
蒋　艳（四川大学华西医院）
蒋玉梅（西安交通大学第一附属医院）
姜文彬（青岛大学附属医院）
江　露（第三军医大学西南医院）
冷亚美（四川大学华西医院）
雷春梅（西安交通大学第一附属医院）
李　卡（四川大学华西医院）
李　芸（四川大学华西医院）
李　敏（中国医科大学附属第一医院）
李　燕（泸州医学院附属医院）
李春蕊（中日友好医院）
李俊英（四川大学华西医院）
李秀娥（北京大学口腔医院）
李小麟（四川大学华西医院）
李尊柱（北京协和医院）
廖　燕（四川大学华西医院）
廖天芬（四川省人民医院）

黎贵湘（四川大学华西医院）
梁　燕（四川大学华西医院）
林　英（上海交通大学附属第一人民医院）
刘　玲（四川大学华西医院）
刘　俐（四川大学华西医院）
刘　霆（四川大学华西医院）
刘晓艳（四川大学华西医院）
刘智平（重庆医科大学附属第一医院）
罗春梅（第三军医大学新桥医院）
卢　敏（中国人民解放军成都军区总医院）
卢嘉渝（中国人民解放军成都军区总医院）
吕嘉乐（香港东区尤德夫人那打素医院）
马　婕（第四军医大学口腔医院）
马　莉（四川大学华西医院）
马青华（四川省人民医院）
宁　宁（四川大学华西医院）
倪　钊（美国杜克大学护理学院）
彭莉萍（深圳市南山区人民医院）
钱卫红（广州军区武汉总医院）
秦　年（四川大学华西医院）
任建华（四川大学华西第二医院）
申文武（四川大学华西医院）
孙丽华（贵阳医学院附属医院）
宋　敏（中国人民解放军成都军区总医院）

宋晓楠（北京协和医院）
史晓娟（第四军医大学西京医院）
唐承薇（四川大学华西医院）
田永明（四川大学华西医院）
童莺歌（杭州师范大学护理学院）
万群芳（四川大学华西医院）
王　英（四川大学华西医院）
王丽香（中国人民解放军成都军区总医院）
王春丽（北京大学口腔医院）
王黎梅（浙江省嘉兴市第一医院）
王海玲（首都医科大学宣武医院）
王晓云（山西省人民医院）
王颖莉（四川大学华西医院）
文　秀（澳门镜湖护理学院）
文艳秋（四川大学华西医院）
吴小玲（四川大学华西医院）
向明芳（四川省肿瘤医院）
鲜均明（四川大学华西医院）
谢徐萍（四川大学华西医院）
谢双怡（北京大学第一医院）
徐玉斓（浙江大学医学院附属邵逸夫医院）
许瑞华（四川大学华西医院）
武仁华（四川大学华西医院）
严　红（北京大学口腔医院）

杨　旭（北京协和医院）
杨　蓉（四川大学华西医院）
杨玲凤（中南大学湘雅医院）
杨小莉（四川大学华西医院）
袁　丽（四川大学华西医院）
游　潮（四川大学华西医院）
游桂英（四川大学华西医院）
余　蓉（四川大学华西医院）
余春华（四川大学华西医院）
张　琳（北京大学口腔医院）
张铭光（四川大学华西医院）
张明霞（北京大学人民医院）
赵佛容（四川大学华西口腔医院）
曾继红（四川大学华西医院）
曾子健（香港微创泌尿中心）
甄立雄（澳门仁伯爵综合医院）
周昔红（中南大学湘雅二医院）
周莹霞（上海交通大学医学院附属瑞金医院）
邹树芳（泸州医学院附属医院）
朱　红（四川大学华西医院）

总编写秘书　陈佳丽　吕　娟

序

毋庸置疑，随着现代医学和护理学科的发展，护理专科技术发展、密集创新的时代已经到来，作为护理学科重要分支之一的骨科护理学，目前在临床技术更新与护理理念创新上亟待加强。

自2011年第1版《骨科护理手册》出版以来，因其较强的临床指导性与实用性，得到了广大读者的好评和喜爱。为了使手册更好地为培养护理专业人才服务，四川大学华西医院规划组织了本套手册第二轮的编写。

华西医院骨科是国家教育部重点学科，分关节重建外科、脊柱外科、上肢骨外科、下肢骨外科、骨肿瘤外科和运动医学六个亚专业。在关节重建外科、脊柱外科、骨肿瘤外科和创伤骨科修复等领域均处于全国或国际先进水平。许多护理专家从事骨科护理工作20余年，经过多年临床实践，积累了丰富的经验。他们总结自己的经验，参阅大量国内外相关文献，紧跟当前骨科护理领域国际前沿，结合我国护理国情，编写了《骨科护理手册》第2版，以飨读者。

该书内容丰富，包括骨科护理的基础理论知识，介绍了骨与关节的结构与功能、骨科常见诊疗技术及康复器具的使用，紧密结合临床；在各论部分，主要从骨科常见疾病和损伤出发，分别介绍了各疾病的治疗原则及护理措施，详细阐述围手术期并发症的预防和护理处理及康复，并按各类疾病、损伤探讨骨科护理，对临床骨科护理工作具有重要的指导意义。

该书在修订过程中进行了如下调整和创新：①增加了图示、插图数量，使本书内容更加丰富，读来更具趣味，形象易懂；②扩展章节内容，增强知识含量，该版手册在第 1 版的基础上增加了"医护一体化理念"、"快速康复理念"等最新理念，以便读者及时了解骨科护理前沿动态，紧跟骨科护理事业发展脚步；③指出学术争议性话题，引导读者评判性思维，探索创新之路。相信读者读过该书后，不仅能够收获丰富的理论知识，提高骨科护理业务水平，更能培养浓厚的学习兴趣，不断进取创新，促进其骨科护理理论与实践、科研水平的不断提升。

该书内容新颖，重点突出，既可以成为骨科护理教学参考书，又能为骨科年轻医生、实习医生和护士提供参考。

四川省医学会骨科专业委员会主任委员
四川大学华西医院骨科主任、教授、博士生导师

2015 年 6 月

《临床护理指南丛书》前言

《临床护理指南丛书》（第1版）作为口袋书，小巧、实用，便于护理人员随身携带并查阅。本套丛书是在查阅大量国内外文献的基础上，结合作者丰富的临床护理经验编撰而成，贴近临床并适用于临床。自出版以来，本套丛书受到国内各大医院的临床护理工作者及护理院校师生的欢迎与追捧，获得了广大读者的肯定。为适应医学科学技术与临床护理工作的不断发展与变化，提升丛书质量，使丛书能够更好地为专科护理人员服务，满足不断增长的临床护理工作者的需求，我们对《临床护理指南丛书》中业界评价较高、读者反响较好的分册进行了再版。

《临床护理指南丛书》（第2版）共包含24个分册，内容涵盖了临床护理的各个专科，包括内科、外科、妇科、口腔等各临床护理领域。随着疼痛作为第五大生命体征的确立，全国各层次医院疼痛关爱病房的建立，疼痛护理已成为临床护理工作中不可分割的一部分，基于此，第2版新增《疼痛科护理手册》，以指导临床护理，促使疼痛护理更加规范、加速疼痛专科护理人才向专业化转型及学科发展。各分册在遵从丛书编写基本要求的基础上，遵循"专病专护"原则，结合各专科特色并融入快速康复理念，不断关注学科前沿进展，站在护理的角度辅以图文并茂的方式全面系统地展开了全书的编撰工作。

在编写形式上，本套丛书结构层次清晰，文字简洁、精练，紧密结合临床护理工作实际，以病人为中心，以具体疾病护理为纲，要点式地重点介绍护理措施，特别注意描述护理关键环节、难点及其对策和护理细节。在结构体系上彻底改变了护理学专业多数教辅资料按照护理程序编写的共同模式，根据医护人员的临床思维，在综合以往各专科护理常规与理论的基础上，发展符合现代临床需要的科学模式。本丛书的一大亮点还在于，遵循"科学、实用，通俗、易懂"的基本原则，兼顾不同地区、不同层次临床医护人员对各专科常见疾病、多发疾病临床护理的认识，同时结合案例、图片等多种编撰和展现形式，进一步提高本套丛书的可读性与临床实用性。整套丛书内容简要而不失详尽，浅显易懂又全面丰富，既包含临床知识技能，又纳入许多相关知识或科普故事，让全书不致过于严肃死板，读者在丰富临床理论之余，还能了解更多其他知识，使得临床各专科护理的学习变得更为生动有趣，提高读者学习阅读的积极性。

本丛书作为临床专科护理指南，对从事临床一线护理工作的护理同仁具有较大的参考价值，同时还可作为各级医院各专科新手岗前培训、规范化培训、继续教育及临床实习辅导丛书，从而从各个层次的专科人才培养着手，提高各专科临床护理水平，促进护理质量的进一步提高。

参加编写《临床护理指南丛书》（第2版）的作者除四川大学华西医院护理专家外，还有来自全国多家医学院校及医疗机构的临床护理专家，她们多在临床一线工作，在繁忙的临床和管理工作之余完成了本

《临床护理指南丛书》前言

套丛书的编写工作,在此向她们表示衷心的感谢。

全体编者均以高度认真负责的态度参加了本丛书编撰工作,但由于编写时间仓促且涉及众多专科领域,各专科编写人员思维方式、知识层次、经验积累存在差异,因此书中难免存在不足之处,敬请广大读者给予批评指正!

编 者

2015 年 6 月

前　　言

伴随着社会经济与现代医学的飞速发展，骨科医学正在不断拓展，新技术、新业务不断涌现，患者对护理质量的要求日益增高，这同时也为骨科护理工作带来了新的挑战与机遇。

目前，在护理专科化迅速发展的趋势下，护理工作专科性逐渐加强，对护理人员专业化素质的要求也在提高。骨科护理人员需要不断增加专科知识储备量，及时更新知识，了解学科最新发展动态，才能更好地提高临床护理工作水平，促进患者康复，体现护理职业价值。

自第一版《临床护理指南丛书》之《骨科护理手册》问世以来，其临床运用及学习参考价值得到了业内同行的广泛肯定，为适应当前学科发展水平和现状，满足读者需要，我们在第1版《骨科护理手册》的基础上，根据骨科临床实践与发展现状，参考国内外骨科护理学专著及研究文献，推陈出新，编写了《骨科护理手册》第2版，新版力求反映本学科领域新知识、新技术和新的研究成果，力求满足读者的工作、学习需求。

由于时间仓促，编者水平有限，书中若存在不妥之处，敬请各位读者批评指正。

编　者
2015年5月

目　　录

第一章　绪论 … 1
- 第一节　骨科医护一体化理念及应用 … 1
- 第二节　骨科快速康复理念及应用 … 12

第二章　骨的解剖结构与生物力学基础 … 20
- 第一节　骨的解剖结构与功能：运动学的基本概念 … 20
- 第二节　骨的生物力学 … 23
- 第三节　肌肉 … 27
- 第四节　骨骼和关节 … 29
- 第五节　肌腱和韧带 … 31
- 第六节　骨的功能与康复护理的关系：人体力学在预防骨科疾病中的应用 … 33

第三章　骨科护理的查体方法 … 37
- 第一节　骨科护理运动系统的查体方法 … 37
- 第二节　骨科护理神经系统的查体方法 … 41
- 第三节　骨科常用的影像学检查方法 … 44

第四章　骨科常用治疗技术及护理 … 50
- 第一节　石膏固定技术及护理 … 50
- 第二节　牵引技术及护理 … 55
- 第三节　外支架固定术及护理 … 59
- 第四节　骨科伤口护理 … 63
- 第五节　负压封闭引流技术的应用与护理 … 73

第五章　骨科常用康复器具的使用及护理 … 83
- 第一节　助行器的使用 … 83
- 第二节　拐杖的使用 … 86
- 第三节　颈部固定器的使用 … 92

骨科护理手册

第四节 腰部固定器的使用 ················· 95
第五节 持续被动运动仪的使用 ············· 97
第六节 下肢静脉泵的使用 ················· 102
第七节 冷疗仪的使用 ····················· 105
第八节 超声导入治疗仪的使用 ············· 109
第九节 背部震动排痰仪的使用 ············· 113

第六章 骨科疼痛护理管理 ················· 121
第一节 骨科疼痛病房概述 ················· 121
第二节 骨科常见疼痛处理措施 ············· 121
第三节 骨科疼痛病房管理 ················· 130
第四节 骨科疼痛管理现状及前沿进展 ······· 134

第七章 关节镜手术患者的护理 ············· 142
第一节 关节镜技术的应用 ················· 142
第二节 膝关节镜的治疗 ··················· 149
第三节 肩关节镜的治疗 ··················· 155
第四节 膝关节镜检患者的护理 ············· 160
第五节 运动创伤康复护理 ················· 169

第八章 人工关节置换患者的护理 ··········· 185
第一节 概述 ····························· 185
第二节 人工髋关节置换患者的护理 ········· 189
第三节 人工膝关节置换患者的护理 ········· 200
第四节 人工肩关节置换患者的护理 ········· 209
第五节 人工踝关节置换患者的护理 ········· 217
第六节 人工颈椎间盘置换患者的护理 ······· 223

第九章 骨科急救护理 ····················· 237
第一节 创伤性休克患者的急救护理 ········· 237
第二节 创伤后呼吸窘迫综合征的急救护理 ··· 250
第三节 脂肪栓塞综合征的急救护理 ········· 257
第四节 骨筋膜室综合征的急救护理 ········· 266

第五节　血栓综合征的急救护理 ·············· 273
第十章　骨科特异性感染患者的护理 287
　　第一节　感染控制原则 ······················· 287
　　第二节　气性坏疽患者的护理 ··············· 294
　　第三节　耐药菌感染患者的护理 ············ 302
第十一章　骨与关节损伤患者的护理 309
　　第一节　概述 ·································· 309
　　第二节　四肢骨与关节损伤患者的护理 ···· 321
　　第三节　骨盆损伤患者的护理 ··············· 332
　　第四节　骨髓炎的护理 ······················· 343
　　第五节　截肢患者的护理 ····················· 353
第十二章　脊柱疾患患者的护理 364
　　第一节　颈椎病患者的护理 ·················· 364
　　第二节　腰椎间盘突出症患者的护理 ······· 373
　　第三节　腰椎管狭窄症患者的护理 ·········· 382
　　第四节　脊柱侧凸患者的护理 ··············· 388
　　第五节　强直性脊柱炎患者的护理 ·········· 396
　　第六节　脊柱损伤患者的护理 ··············· 404
第十三章　周围血管、神经损伤患者的护理 415
　　第一节　周围神经损伤的护理 ··············· 415
　　第二节　周围血管损伤的护理 ··············· 423
第十四章　骨与关节感染患者的护理 435
　　第一节　骨与关节化脓性感染患者的护理 ·· 435
　　第二节　骨与关节结核患者的护理 ·········· 442
第十五章　骨肿瘤患者的护理 450
　　第一节　概述 ·································· 450
　　第二节　骨科良性肿瘤患者的护理 ·········· 453
　　第三节　恶性骨肿瘤患者的护理 ············ 465
　　第四节　上肢肿瘤患者的护理 ··············· 499

第五节　下肢骨肿瘤患者的康复护理……508
　　第六节　脊柱肿瘤患者的康复护理……512
第十六章　其他骨病患者的护理……521
　　第一节　骨质疏松症患者的护理……521
　　第二节　滑膜炎患者的护理……525
第十七章　显微外科及护理……536
　　第一节　断肢的定义及类型……536
　　第二节　断肢的现场急救与离体肢体的保存……538
　　第三节　断肢再植术的手术指征及术前准备……539
　　第四节　断肢再植术术后并发症的防治……542
　　第五节　断肢再植术的康复护理……546
　　第六节　游离皮瓣移植及护理……551

第一章 绪 论

随着社会经济的快速发展,人民生活水平不断提高,对医疗的需求也不断增加。缩短住院时间、减少医疗费用、优质的护理服务和最佳最快的肢体功能恢复等都是骨科住院患者的要求,这些都对医疗和护理质量提出了更高的要求。2011年初,四川大学华西医院根据公立医院改革的要求,紧扣卫生部"深化以患者为中心,改革护理工作模式,实施责任制整体护理,提高医院临床护理服务能力"的建设目标,在全院试点并推广医护一体化的工作模式。骨科在"医生护士跟着患者走"的工作模式和努力实现"三好一满意"与"优质护理服务"的基础上,进行了医护一体化服务模式的探索,在拓展护士工作职能的同时,使护理服务前移和后延;在提高临床护理效率水平的同时,为患者提供更加安全优质的护理服务。

第一节 骨科医护一体化理念及应用

【医护一体化概论】

(一)医护一体化的概念

美国护理协会将医护合作定义为:医生与护士之间的一种可靠的合作过程,医护双方都能认可并接受各自的行为和责任范围,能保护双方的利益和有共同实现的目标,同时医护之间有分工、有密切联系和信息交换,且相互协作、补充和促进,而非单纯医护共同工作。自20世纪60年代起,西方国家就开始为提高医护合作水平而开展研究,近几十年医护关系有所改观,医护合作越来越受到关注。

（二）医护一体化的意义

医护一体化工作模式的探索与实施，在临床技术水平、人才培养及医疗服务质量方面均具有重要意义。医护一体化工作模式的探索与实施，在提高临床技术水平、加强人才培养及提高医疗服务质量方面均具有重要意义。在医疗资源相对不足的国情下，开展医护一体化的意义主要表现为以下几个方面：

1. 优化工作流程，简化患者的诊治康复环节，缩短在院时间。

2. 节省医生人力成本，发挥护理特长，充分利用护士掌握的第一手资料，提高工作效率。

3. 强化安全管理及质量控制，保证患者医疗安全。

4. 提升护士职业素质及专业技能，拓展护士职业生涯。

5. 提高医疗护理服务质量，改善患者就诊满意度。

（三）医护一体化科学理念

医护一体化作为当前新型的医护合作模式，是以整体护理为指导思想，同时引入无缝隙服务理念及加速康复外科理念等先进的科学理念，强调医护共同协作，最终达到提高医疗护理服务水平的目的。

1. 以"整体护理"为指导思想 在医学模式转化为生物-心理-社会模式，及护理学的核心思想逐步发展为以患者为中心的背景下，"整体护理"应运而生。它强调以"人"为中心，根据人的生理、心理、社会、文化、精神等多方面的需要，提供适合个人的最佳护理。

2. 无缝隙服务理念 无缝隙服务理念的概念主要包含以下3个方面的内容：一是职能方面，其特征是可以向患者快速提供品种繁多、用户化、个性化的医疗服务；二是运作过程，其特征可以用流动、灵活、弹性、完整、透明、连贯等词语来形容；三是静态组织结构，尽可能模糊部门分割的界限，以弥补部门分割和专业分工给患者带来的缺憾。最终可以满足患者更高层次的无缝隙需要，并且使患者感到无缝隙医疗机构的透明度、高效率和所获得的高满意度。

3. 加速康复外科（fast track surgery，FTS）理念 加速康复外科最早是由丹麦的外科医生 Kehlet 于 2001 年率先提出和实践的，是指采用有循证医学证据的一系列围手术期处理优化措施，减少或降低患者的生理及心理创伤应激，使其获得快速康复。其理念主要包括 3 个环节：一是多部门多学科的共同参与和合作；二是依靠麻醉、微创手术操作；三是进行围手术期护理。探索和开展加速康复外科工作模式的意义在于：可降低患者应激反应，减轻患者痛苦、减少并发症；缩短住院时间；促进患者术后康复；节约患者医疗费用。

【骨科实施医护一体化项目的意义】

（一）促进骨科护理学科的发展

围绕国家公立医院改革总体目标，以有效使用医疗资源，提供优质、高效、低成本服务为导向，转变护理工作模式，创新护理技术，促进医护合作，使护理服务内涵、质量、效率得以进一步拓展和提升。

（二）延伸骨科护理工作的内涵

骨科医护一体化模式深化骨科护理工作内涵，促进护理专业化进程，提高护理人员、医师、患者的满意度的效。医护一体化模式取得了护理人员、医师、患者满意的效果，三方均高度认可此模式。医护一体化与护理专业发展相辅相成，一方面，骨科通过实施医护一体化推动了"并列-互补"的医护关系的发展，护理模式得到了改革和创新。另一方面，医护一体化对护理领域的技术性和专业性又提出了高的要求，从而激发了护士的主观能动性。

（三）满足骨科优质护理的要求

骨科医护一体化模式促使医护高效配合，提高了医护服务质量，缩短了平均住院时间。骨科医护一体化强调在骨科医疗护理工作中医护全方位、多角度地积极协作，医护共同发挥主观能动性。骨科医护一体化模式的实施促使了骨科医护人员在各自领域发挥优势，使得医护配合更加高效。骨科医护一体化更加明确了护士职责，拓展了护理工作职能，护理专业不再只是被动地执行医嘱，而是主动与医师共同协商制订适合患者的个性化治疗方案，要求护士掌握病情、了解诊治计划、及时与其他科室沟通信息、配合医师完成各项诊疗工作。

（四）提供骨科护理发展更高的平台

建立多学科的临床医护专业工作团队，总结多学科合作的工作经验，并在区域内推广，发挥区域带动作用。

【骨科医护一体化项目的工作计划】

骨科从全方位多角度切入，以单病种、新技术、治疗培训管理、个案管理和工作流程等为切入点，在总结了过去护理创新项目管理经验的基础上，制订了骨科医护一体化工作模式工作计划。

（一）组织架构的建立

召开"医护一体化"专项工作会议，成立以主任、护士长为首的医护一体化领导管理小组,下设合理用血、规范使用抗生素、患者健康教育与康复、疼痛关爱病房、伤口管理、日间服务等6个项目工作组,各项目组组长、副组长均由主任、护士长担任,便于管理、协调及工作的推动。

(二)转变观念,创新工作模式

1. 召开"骨科医护一体"专项工作会议,正式启动了骨科医护一体化工作。

2. 组织医疗组长、护士长进行工作动员及部署,拟定医护一体化工作方案。

3. 组织全体护理人员学习医护一体化工作内容,转变传统的医生下医嘱—护士机械执行的工作模式,让护理工作不仅仅停留在完成常规治疗工作层面上,而是使医护关系从主从关系向新型的相互合作、相互独立、即既协作又分工的方向发展。

4. 召开科室会议,对医护一体化的背景、实施及工作内容、流程等做出详细部署,使科室医护人员了解开展医护一体化的重要意义,人人知晓将如何开展具体的工作。

5. 科室将医护一体化相关内容制作成宣传栏、宣传手册,形成医护一体化工作氛围。

【骨科医护一体化项目的实施措施】

遵循"来源于临床、开展于临床、服务于临床"的宗旨,杜绝医护一体化项目停留在理论层面的现象,切实保障创新项目的实施与临床运行紧密结合。首先医护达成共识,各专项改进措施均由全科医护人员共同讨论,制订相关制度并严格执行,措施执行情况由相应的管理小组负责监督检查,同时科内定期通报。其次,深化医护一体化工作的内涵,医护共同查房、交班,参与手术疑难病案讨论,汇报主管患者病情及用药,共同指导康复方案。项目具体实施措施如下。

(一)制订并完善医护一体化项目管理机制

骨科医护一体化项目专项工作组根据临床工作现状,制订骨科医护一体化项目管理流程,明确各级项目管理职责,制订项目实施计划,规范总结考评及绩效考核办法,最终形成较为完善的医护一体化项目管理机制。

1. 成立医护一体化项目工作组,加强项目各环节的衔接 骨科在医院及护理部领导的指导下成立骨科医护一体化项目专项工作组,项目由科主任、科护士长担任组长,项目小组负责对项目的统筹管理、过程管控、技术支持和指导。通过推行分级管理的组织架构,加强各级医护一体化项目信息沟通,强化项目实施质量反馈,保证项目实施各环节均能顺利开展,从而提高项目实施质量。

2. 将医护一体化成效纳入科室绩效考核指标 根据医护一体化项目开展情况,制订《骨科医护一体化项目绩效考核办法》,推进项目管理绩效考核机制,本着以精神激励为关键,以竞争激励为基础,以物质激励为保障的激励原则,鼓励开展医护一体化工作模式的探索,创建医护一体化项目的激励与保障机制,充分调动科室开展医护一体化项目的积极性。

(二)制订并培养护理创新管理人才

通过医护一体化模式的开展,不仅可以为患者提供优质护理,加强医患沟通,而且能够培养护理人员的创新能力与管理能力。为了加强信息沟通,强化项目实施质量反馈、保证项目实施各环节均能顺利开展，特设立相应的兼职岗位，让护理人员参与到项目管理工作中，培养护理创新管理人才，并赋予相应的职责，共同推进项目工作的开展。

1. 医护一体化项目管理兼职秘书 为保证医护一体化及创新项目工作的顺利开展，随时了解项目的进展，做好相关的资料收集和数据分析，特设立兼职秘书岗位，由护理管理研究生负责此项工作。其职责为协助项目管理组对骨科医护一体化项目进行统筹管理，包括文书处理、制订项目管理流程、建立项目信息库等工作。通过实践不仅使项目管理的工作更加规范化，同时也提高了护理研究生的工作能力。

2. 医护一体化项目通讯员 为进一步加强医护一体化项目的宣传力度，扩大项目的影响力，各科选拔一名具备一定文字功底及归纳分析能力的护理骨干担任医护一体化项目通讯员，负责科室的项目报道；各大科推选一位医护一体化项目组长，负责该大科医护一体化项目的资料收集及新闻宣传工作；护理部定期对科室医护一体化及创新项目开展工作的亮点进行报道。通过项目通讯员的努力工作，使医护一体化及创新项目工作得到很好地开展与推广。

3. 医护一体化项目管理骨干 项目管理骨干是实施医护一体化项目的主体，严把项目实施质量关，在医护一体化项目立项方向及临床意义等方面起到指引作用，将医护一体化项目与临床护理流程改善、护理管理模式创新、技术服务模式创新、患者服务提升、人力资源发展、物资管理、病房风险管理及护理质量改进等与临床运行相关的各方面情况紧密结合，实现"来源于临床、开展于临床、服务于临床"的最终目标。

【骨科医护一体化项目的开展与实施成效】

（一）规范围手术期用血管理

1. 利用晨会等机会进行节约用血的反复宣传，加强医护人员对此项工作重要性、紧迫性的认识，使节约用血的理念渗透到每个人的工作中。

2. 收集骨科用血量数据，统计出各亚专业组、各医疗组长的详细用血量、用血成分等数据并在晨会上进行通报。

3. 分析科室用血中存在的问题，制订各亚专业组整改措施，并制订科室用血的总原则、亚专业节约用血管理方案、亚专业术中减少出血的措施、亚专业围手术期临床输血指征及亚专业控制输血目标。

4. 通过做好术前评估与准备、提高手术技巧、扩大微创手术适用范围、加强手术前预防，减少术中出血，从而减少手术用血量。

5. 以上措施由科室强制执行并加强监管，科室每月对各亚专业组、医疗组长用血的各项指标形成报表进行通报和公示，并形成科室管理的长效机制。

（二）加强退药管理

1. 科室管理小组高度重视，多次召开科室管理小组专题会议，并在科室晨会上进行强调，加强宣教，提高医护人员整体意识。

2. 调查退药现状，科主任亲自调研退药流程、药房配药时间，从环节上查找原因，制订相应对策。

3. 提高医嘱的正确性，在岗前培训中增加正确开具医嘱的培训，减少因为错开、重复开医嘱导致的退药。

4. 加强医生的计划性，及时停止术前医嘱及出院医嘱，并提倡所有静脉用药均开具临时医嘱，以减少当日停止医嘱引起的退药。

5. 多层面、多渠道进行沟通和监控。总务护士每日提醒医生停止和修改医嘱,并对退药患者进行登记;护士长每日将退药情况向医疗组长反馈,并每周汇总给病区主任;病区主任每周在晨交班上进行强调和通报,科主任在科务会上进行总结和评价。

(三)疼痛关爱病房的建立

1. 召开骨科疼痛关爱病房启动会,对医护人员开展有关疼痛知识的培训,转变观念,提高骨科医护人员对患者围手术期疼痛的重视程度。

2. 制作疼痛宣教的展板及宣教材料,对患者及家属介绍镇痛的相关知识及重要性,取得患者和家属的配合。

3. 各亚专业制订专人负责,并指定出各专业镇痛方案,包括给药原则、药物的选择、术前术后基础镇痛方案等,使各亚专业镇痛有据可依,规范围手术期的疼痛处理。

4. 设计骨科疼痛评分表,对患者疼痛发生的性质、原因、持续时间、VAS评分、处理措施等进行记录,便于动态了解患者疼痛情况,为医生制订镇痛方案提供依据。

(四)合理使用预防性抗生素

1. 结合骨科患者开放伤多、感染病例多、手术内置物多等实际情况,首先抓好术前抗生素使用、预防性抗生素使用两方面工作。

2. 召开手术室、骨科护士长术前抗生素使用调研会,就骨科手术前使用抗生素中存在的问题、需协调加强的环节等进行讨论和协商,并根据医院相关规定制订骨科手术术前抗生素使用流程。

3. 加强医护合作，多环节监控术前抗生素使用情况、将术前抗生素使用情况登记到护理交班报告中，护士长每日审阅交班报告时即可了解昨日手术抗生素使用情况，如有异常及时提醒主刀医生。

4. 修订骨科围手术期预防性使用抗菌药物指南及细则，其中对骨科预防性使用抗生素的适应性、预防性使用抗生素的选择、预防性使用抗生素的方法、预防性使用抗生素细则均作了详细要求，由科室管理小组监督强制执行。

（五）健康教育与康复

1. 加强医护的沟通和配合，在围手术期早期介入护理康复措施，医护共同进行术前术后功能评定，医生提出康复锻炼的要求，护士落实执行，随时汇报进程，共同评估康复效果。

2. 将早期康复锻炼纳入常规工作内容，根据各亚专家医疗组要求，规范围手术期康复训练动作和流程，逐步形成康复临床路径。

3. 护士参与医生查房、术前讨论等内容，医生提出康复治疗与护理要求，各护理组长负责该组患者的治疗康复方案的落实，并指导和督促责任护士执行。

4. 将患者入院流程、住院指南、医护一体化工作模式、亚专业围手术期常规治疗等制作成具备骨科特色的围手术期健康宣传资料，通过入院宣教、科室展板、健康手册、DVD播放等多种形式、多种途径向患者宣传。

（六）伤口管理

1. 成立医护合作伤口管理小组，制订《骨科伤口治疗规范》，明确伤口换药的对象、频率、换药流程，医生与护士的工作职责与内容，并报科室管理小组审核。

2. 按照骨科伤口疑难程度，开展"三级阶梯伤口管理模式"。

（1）术后甲级愈合切口：属进修医生、研究生、住院医生、实习生应学习掌握的内容，原则上由他们完成，病房伤口专科护士进行用物管理、院内感染控制等方面的监督与指导。

（2）慢性伤口：因变化不大、愈合慢，经过主治医师诊治后，交由伤口专科护士进行管理，专科护士及时向主治医师汇报伤口愈合的近况，听取主治医师对伤口治疗的指导与建议，并注意换药期间的影像资料收集。

（3）疑难复杂伤口：经主治医师诊治后，由医师和伤口专科护士共同完成伤口处理。医师起主导作用，包括制订伤口治疗计划、全身支持治疗方案等，伤口专科护士协助伤口全程管理。

3. 日间手术患者伤口管理遵循连续性、一贯性的原则，建立日间手术患者术后伤口随访卡，负责日间手术患者伤口拆线工作，尽可能提高患者的术后随访率。

4. 根据骨科伤口特点，制订术后甲级愈合伤口、慢性感染性伤口处理建议，为临床伤口护理提供参考。

（七）日间手术的开展

1. 调研目前骨科手术现状，开展日间手术的可行性分析，召开科室管理小组会议，确定开展日间手术的医生资质及日间手术纳入病种。

2. 协调相关部门，申请院前检查与住院费用的合帐，协调日间手术室的安排，配合日间电子病历模板修改。

3. 制订相关日间手术病种的临床路径并呈交医疗质管部审核。

4. 制定日间手术流程、管理制度，规定收治患者基本条件、基本病种及住院、观察时间。

5. 病历采用"24小时出入院记录",但转为普通手术者需要重新书写大病历。

6. 制作日间手术患者登记表及随访表,电话随访工作由门诊入院医生完成,有特殊情况应及时与主刀医生沟通。

骨科通过实施医护一体化项目,使得护理的专业化发展紧扣医疗的亚专业发展方向,同时也拓展了护理的职业生涯道路;医护一体的渗透性工作模式使得医护相互依赖,治疗护理目标更加明确,不仅改善了医护工作流程,增进了医护沟通协作能力,同时也提高了医疗护理服务质量,减少了医疗纠纷,从整体提高了医、护、患三方满意度。

(陈佳丽,宁 宁,王艳琼)

第二节 骨科快速康复理念及应用

【概念和发展现状】

快速康复外科(fast track surgery,FTS)理念是由丹麦外科医师Wilmore和Kehlet于2001年提出,其核心内容是在围手术期采用各种已证实有效的手段来减少手术应激及其并发症,加快患者术后的康复。2004年,南京军区总医院黎介寿院士等率先引入并加以应用。经过十余年的发展,FTS已得到了医学界的广泛认可。

Coolsenhe和Ibrahim等的研究表明,快速康复外科在肝脏手术、膝髋关节置换术等外科手术中具有很强的临床优越性及可行性,已取得了令人满意的临床效果。在荷兰,髋关节置换术后住院日仅为1天(在日间病房开展）；美国的髋关节置换术后住院日为3～4天；中国的髋关节置换术后住院日为5～10天。它包括围手术期的护理、优化的麻醉方式和微创的外科手术治疗这3个主要方面。作为快速康复外科模式三驾马车之一的快速康复外科护理是快速康复外科体系中举足轻重的一个环节。更快的康复、更小的应激、更好的内环境稳态、更微创的外科手术和护理事业的更好发展，是快速康复外科护理的核心和追求。

【快速康复外科护理在我国发展的必要性】

（一）患者方面

围手术期的安全舒适及更快的康复成为手术患者迫切的需求。传统护理常规只重视患者安全，长期以来对患者的舒适和更快的康复关注不足。因手术带来的各种因素造成机体失衡及内环境稳定的破坏，从而引起机体的应激反应。患者术后的应激反应表现为一系列的生理改变：神经内分泌细胞、血流动力学、机体新陈代谢和免疫反应等。而应激反应、疼痛、器官功能障碍、术后疲劳、术后制动、持续胃肠减压、术后禁食禁饮、引流等都与术后住院时间、并发症相关，可影响患者术后的顺利恢复。

（二）国家政策方面

（1）医疗体制改革：2013年我国卫生事业发展统计公报的数据显示，2013年，全国医疗卫生机构入院人数19 215万人，比上年增加1358万人（增长7.6%），年住院率为14.1%。2013年末，全国医疗卫生机构床位618.2万张，其中：医院457.9万张（占74.1%），基层医疗卫生机构135.0万张（占21.8%）。与2012年比较，床位增加45.7万张，其中：医院床位增加41.7万张，基层医疗卫生机构床位增加2.6万张。每千人口医疗卫生机构床位数由2012年的4.24张增加到2013年的4.55张。我国医疗卫生服务量持续增加，但仍存在卫生资源紧张、床位周转困难等一系列问题。如何有效使用卫生资源以满足群众不断增长的健康服务需要，已成为医疗体制改革的重点之一。

（2）住院天数和住院费用：调查显示，住院患者最不满意的问题是医疗费用负担重。2013年我国卫生事业发展统计公报的数据显示，人均住院费用7442.3元，按当年价格比上年上涨6.6%，按可比价格上涨3.9%。日均住院费用756.2元，上涨幅度高于人均住院费用上涨。医疗费用的上涨，影响到广大患者的就医。第四次国家卫生服务调查显示，医生诊断需住院而患者未住院的主要原因是"经济困难"，占70.3%；住院患者中，36.8%的患者是自己要求出院的，因经济困难而要求出院者占54.5%，主要发生在农村地区。有效缓解群众"看病难、看病贵"的问题，维护和发展患者的医疗权益是医疗体制改革的目标。

（3）医疗服务量持续增加，诊疗费用上涨，围手术期患者对生活质量和快速康复的追求，使得实施快速康复外科护理干预成为首先的应对措施。其能缩短住院时间，节省住院费用，提高医疗护理服务质量。因此，探讨我国实施快速康复外科护理的效果，发展适合我国国情的快速康复外科具有重大的现实意义。

【解决方案和开展条件】

（一）解决方案

1. 工作模式的改变，需要多学科的合作与交流。

2.诊疗技术质量控制,设立专门工作小组。

3.改变传统观念,快速康复理念进一步推广。

4.政府部门支持,开展相应的科研。

(二)开展条件

1.建立国家康复医疗服务体系。

2.宣传动员、形成氛围(科室召开动员会议、开展快速康复培训、科室成立项目工作小组、定期进行分析反馈)。

3.转变观念、树立快速康复理念。

4.建立医护一体化合作团队。

5.构建快速康复新流程。

【快速康复在骨科应用的具体措施】

FTS方案的成功实施要求良好而完善的组织架构和多学科的密切协作,不仅包括外科医师、麻醉师、康复治疗师、护士,也包括患者及家属的积极参与,更加强调患者在FTS方案中的主动性及医师、护士和患者之间的合作互动。为了使患者在术后早日康复,国内外许多医疗中心都对不同的手术拟定了各自的具体措施,总结既往的FTS研究,骨科围术期FTS方案的要点主要包括以下方面。

(1)健康教育:患者入院后,通过播放光盘或发放小册子对患者进行相关骨科疾病及其治疗知识的宣教。告知患者加强功能锻炼对于临床治疗及康复的意义,使患者能够充分认识到功能锻炼的优点,如促进患肢血液循环、保持骨关节的生理功能等,从而加速康复。

(2)加强沟通,实施心理护理:医护人员需要加强与患者的沟通交流,并告知快速康复的目的和意义,使患者积极配合医护人员的工作。通过与患者的沟通交流,了解患者的心理变化情况，针对患者存在的特殊心理状态予以人性化的心理指导。

（3）术前准备：不做肠道准备、术前无需严格禁食、术前2小时应口服葡萄糖液、不放置鼻胃管。

（4）术中：胸段持续硬脊膜外麻醉并使用短效麻醉药、避免术中过量补液、微创手术、术中保温、避免使用阿片类镇痛药、不主张常规放置引流、不主张常规放置胃管。

（5）术后护理：尽早移除尿管、术后给予缓泻剂和消化道动力药、术后早期经口饮食、术后强制早期下床活动。

（6）疼痛管理：超前镇痛，疼痛一旦成为慢性疼痛，治疗将更困难。早期治疗十分必要，对术后疼痛，提倡超前镇痛，即在伤害性刺激发生之前给予镇痛治疗。同时，观察并询问患者是否有疼痛进行性加重或疼痛程度是否符合创伤程度。亦可引导患者深呼吸，采取听音乐、看书或其他转移注意的适当的娱乐活动，以减轻疼痛。

（7）早期功能锻炼：术后患者因惧怕疼痛等，不愿意从事功能锻炼，而长期卧床容易加速肌肉量及肌肉张力的降低速度，不仅会增加并发症的发生率，而且不利于患者的快速康复。因此，医护人员应鼓励、监督和指导患者进行功能锻炼，不能因为害怕疼痛而不锻炼，但也不能急于求成而进行盲目的锻炼，以免造成骨折的愈合延迟。康复治疗师、医生及护理人员应对患者进行指导，确保患者能够进行正确、合理的功能锻炼，以减少不利于骨折端稳定性的运动，并避免运动过度。指导患者进行正确的呼吸、咳嗽及翻身等。术后适当的早期活动可促进康复，且可有效防止关节功能锻炼障碍、压疮、肺部感染等并发症。

（8）出院指导：要有针对性。护理工作者进行出院指导时，不仅要依据已有的康复知识，还要结合患者的自身情况（如年龄、知识水平、社会支持系统等），评估患者的特殊需要，从患者切身需要的角度出发，用通俗易懂的语言、多次重复和及时确认等技巧提供出院指导，更加易于患者接受；通过示范、讲解、观看光碟、发放健康教育手册等多种方式进行健康教育，对患者及其家属共同进行出院指导；鼓励患者及其家属和医护人员保持联系，有问题及时咨询。

【快速康复应用成效】

目前，FTS已经在普外科、骨科、心胸外科、泌尿外科、妇产科、大血管及外周血管外科手术等领域的多种疾病中成功应用，可明显缩短住院日、减少并发症、降低再住院率，而不影响手术安全性，并对器官功能具有保护和促进作用。

因此，骨科快速康复的实施任重道远，需要建立骨科快速康复流程指南，发展快速康复科研工作，建立快速康复随访体系，促进骨科快速康复的发展。

（陈佳丽，宁 宁，李佩芳）

参 考 文 献

李欢. 2012. 护理人员对实施医护一体化工作模式的评价. 护理研究，36(11): 3040，3041

王志平. 2013. 医护一体化模式下优质护理服务工作研究. 中外医疗，32(33): 158，159

王艳，易祖玲. 2014. 医护一体化模式在骨科护理中的应用研究.

中华损伤与修复杂志，9(4): 446～448

曾雪群. 2013. 快速康复护理路径在胫腓骨骨折患者中的应用效果分析. 外科研究与新技术，2(4): 287～289

中华人民共和国国家卫生和计划生育委员会. 2014. 2013年我国卫生和计划生育事业发展统计公报

Association AN. 2003. Nursing's Social Policy Statement. American Nurses Association, 55

Boyle DK, Kochinda C. 2004. Enhancing collaborative communication of nurse and physician leadership two intensive care units. J Nurs Adm, 34(2): 60～70

Baggs JG, Schmitt MH. 1997. Nurses' and resident physicians' perceptions of the process of collaboration in an MICU. ResNurs Health, 20(1): 71～80

Baggs JG, Schmitt MH, Mushlin AI, et al. 1997. Nurse-physician collaboration and satisfaction with the decision-making process in three critical care units. Am J Crit Care, 6(5): 393～399

Cypress BS. 2011. Exploring the concept of nurse － physician communication within the context of health care outcomes using the evolutionary method of concept analysis. Dimens Crit Care Nurs, 30(1): 28～38

Coolsen MM, Wong-Lun-Hing EM, van Dam RM, et al. 2013. A systematic review of outcomes in patients undergoing liver surgery in an enhanced recovery after surgery pathways HPB. Oxford, 15(4): 245～251

Counihan TC, Favuzza J. 2009. Fast track colorectal surgery. Clin Colon Rectal Surg, 22(11): 60～72

Hansen HE, Biros MH, Delaney NM, et al. 1999. Research utilization and interdisciplinary collaboration in emergency care. Acad Emerg Med, 6(4): 271～279

Ibrahim MSI, Khan MA, NizamI, et al. 2013. Peri-operative interventions producing better functional outcome and enhanced recovery following total hip and knee arthroplasty: an evidence-based review. BMC, 13(11): 11 ~ 37

Kehlet H. 2009. Principles of fast track surgery: Multimodal perioperative therapy programme. Chirurg , 80(8): 687 ~ 689

Wilmore DW. 2002. From Cuthbertson to fast-track surgery: 70 years of progress in reducing stress in surgical patients. Ann Surg, 236(5): 643 ~ 648

Zargar-Shoshtari K, Paddison JS, Booth RJ, et al. 2009. A prospective study on the influence of a fast-track program on postoperative fatigue and functional recovery after major colonic surgery. J Surg Res, 154(2): 330 ~ 335

第二章 骨的解剖结构与生物力学基础

第一节 骨的解剖结构与功能：运动学的基本概念

【概述】

骨（bone）是运动器官的支架部分，是由骨组织、骨膜和骨髓构成的具有一定形态的器官。骨含有丰富的血管、淋巴管及神经，具有修复、再生和改建功能。成人有206块骨。

【骨的分类】

骨的分类见表2-1。

表2-1 骨的分类

分类	名称
按部位分	颅骨、躯干骨、四肢骨
按形态分	长骨：分布于四肢，呈管状，具有关节面和髓腔
	短骨：多成群分布于灵活的部位，连接牢固，如腕骨和跗骨
	扁骨：呈板状，主要构成体腔，起保护作用，如肋骨、颅盖骨
	不规则骨：形状不规则，如椎骨、上颌骨

【骨的结构】

骨的结构见表2-2。

表 2-2 骨的结构

结构	作用
骨膜	外骨膜是覆盖骨外表面（除关节面外）的一层结缔组织膜 内骨膜被覆盖于骨腔及松质骨表面，均有终生的成骨潜能
骨质	骨密质：质地坚硬、致密耐压，分布于骨的表层，维持骨的形状 骨松质：呈海绵状，由交错的骨小梁排列而成，分布于骨内部
骨髓	红骨髓：具有造血功能，胎儿和幼儿期的骨髓全是红骨髓。在某些骨，如椎骨、髂骨、肋骨等终身都是红骨髓 黄骨髓：主要为脂肪组织，成年后长骨骨干内的红骨髓逐渐被黄骨髓代替，失去造血功能。人体在应急状态下如恶性贫血、大量失血时，有些黄骨髓会转化成红骨髓，造血完成后恢复为黄骨髓

【骨的血管、淋巴管和神经】

骨的血管、淋巴管和神经见表 2-3。

表 2-3 骨的血管、淋巴管和神经

结构	作用
血管	长骨动脉包括滋养动脉、干骺端动脉、骺动脉及骨膜动脉，均有静脉伴行
淋巴管	骨膜具有丰富的淋巴管
神经	伴随滋养动脉进入骨内，分布到血管周围间隙中 躯体传入神经多分布于骨膜，对张力或撕扯较为敏感，故骨脓肿和骨折常引起剧痛

【骨的成分】

骨的成分见表 2-4。

表 2-4　骨的成分

成分	作用及特性
有机质	主要为骨胶原纤维束和黏多糖蛋白 构成骨的支架，保证骨的弹性和韧性 幼儿时期有机质与无机盐各占一半，故柔软、弹性大、易变性
无机盐	主要为碱性磷酸钙 为机体的离子库，保证维持骨的强度、耐压性与承重性 成年后骨的有机质与无机盐比例约为 3∶7，故成年人骨具有很大的硬度和一定的弹性

【骨的功能】

骨的功能见表 2-5。

表 2-5　骨的功能

功能	说明
决定形态	骨通过关节相连组成骨架，决定人的形态，并支撑体重
保护器官	特定的骨组合成体腔，保护人体的重要器官（如颅腔、胸腔、盆腔）
运动功能	骨的两端附着骨骼肌，骨骼肌收缩时牵动骨，骨起着杠杆作用
造血功能	红骨髓具有很强的造血功能，是血液新陈代谢的重要器官

【骨的代谢】

骨的代谢见表 2-6。

表 2-6　骨的代谢

分期	说明
骨塑形期	在人的生长期，骨形成大于骨吸收，表现为骨皮质增厚，骨松质密集
骨重建期	在成人期，骨生长停止，骨的形成和吸收出现一种动态平衡，如果骨吸收大于骨的形成，出现骨量丢失，导致骨质疏松

【运动学的基本概念】

运动学是理论力学的一部分,主要研究物体机械运动的几何性质,包括其轨迹、运动方程、速度和加速度。运动学为动力学、机械学提供理论基础,也是自然科学和工程技术必需的基础知识。

运动医学是医学与体育运动相交叉的一门科学,其主要研究体育运动对机体的影响,以及现代医学知识技能对运动相关疾病的防治,达到增强和保障健康的目的。

骨科运动医学是运动医学与骨科交叉发展的结果,是现代骨科学的一个重要分支,也称为运动创伤学,主要诊治与运动有关或影响运动的骨与关节、肌肉、肌腱、韧带、软骨、滑膜等创伤。

(欧阳朝威,屈俊宏,宁 宁)

第二节 骨的生物力学

【生物力学】

生物力学是应用力学原理和方法,结合生理学、医学和生物学,定量研究生物体中的力学问题,特别是研究人体的功能、生长、消亡及运动规律的一门学科。

骨科生物力学是以骨骼肌肉系统为对象,利用生物力学的方法将工程原理,尤其是机械力学原理应用于临床医学来解决骨科所遇到的问题的一门生物力学领域中相当重要的分支学科。

肌肉骨骼系统的功能是提供身体的支撑、保护重要器官和帮助关节运动。它们发生多种改变来应付各种增大或减小的应力状态。正确运用生物力学,可以避免运动器官的急慢性损伤,达到促进患者功能康复、预防畸形、减少并发症的目的。同时,生物力学可节省护士的体力,减轻工作强度,提高护理工作效率。

【骨科常用力学原理】

骨科常用力学原理见表 2-7。

表 2-7 骨科常用力学原理

名称	原理	运用
杠杆原理	在运动中,关节是支点,自身重力是阻力,骨骼肌收缩为作用力产生动作	操作时尽量靠近床边,避免弯腰,持物、端物时,前臂要与上臂呈直角,尽量使用大的肌肉或肌肉群
重心原理	重心是物体各部分重力合力的集中点 身体的每一段均有重心 重心越低,平衡的稳定性越大	搬运、移动患者及支撑或托起肢体时,选择合适的着力点
支撑面原理	支撑面越大,物体越稳定 支撑面随体位的改变发生变化	站立、行走、睡眠和工作时,尽可能加大支撑面、下蹲时注意两腿分开的角度,增加稳定性
重力线原理	站立时,两臂自然下垂,重力线贯穿身体中心轴的轴线,其下端落在支撑面的中心	操作时使患者的重力线落在护士的支撑面内

【骨科生物力学测试测量方法】

骨科生物力学研究中常通过测试和测量骨、骨骼肌、肌腱和韧带、关节、脊柱等骨骼肌肉系统的力学特性参数,对标本进行综合评价。骨科生物力学测试测量方法见表2-8。

表2-8 骨科生物力学测试测量方法

分类	基本方法
机械性能测试	拉压试验,包括拉伸试验和压缩试验 弯曲试验 扭转试验 纯剪切力试验 拔出试验和阻力矩试验
接触式力学测量	电阻应变测量方法 硬度测试包括布氏硬度、洛氏硬度、维氏硬度、显微硬度等
非接触式力学测量	光测法 声测法 磁测法

【力学原理在骨科的运用】

力学原理在骨科的运用见表2-9。

表2-9 力学原理在骨科的运用

运用领域	正确姿势
转移与搬动患者	保持平衡、舒适、安全 充分利用辅助性用具,力求省力,防止疲劳和自身损伤 保持正确的工作姿势,防止腰部的扭转和过度伸展,避免腰部扭伤
取放与传递物品	正确评估物体重量,确定自身能否承受 选择高度适宜的工作台,减少弯腰频率及弯腰时间 肘部尽可能贴近躯干两侧,用推或拉代替搬运和提取 使用大肌肉或肌群工作,避免弯腰搬东西,最后采取挺胸、弯腿下蹲姿势取物

续表

运用领域	正确姿势
腰背部损伤的防护	行走时双眼平视前方,抬头挺胸收腹,避免低头弯腰 站立时尽量放松腰背肌,身体重心落在脚跟,减少腰部负重 坐位时,挺胸收腹、双腿分开与肩平,腰部可使用靠垫支撑 伏案书写时,注意桌面高度,避免过多地弯腰、埋头 避免长时间站立和久坐,定时更换姿势
卧位的舒适与平衡	保持体位舒适、稳定,肌肉放松 侧卧时,两腿前后分开,以扩大支撑面,保持躯体稳定 维持脊柱的生理曲线和各关节的功能位置,避免局部受压,肢体较长时间承受不良应力而引起畸形
康复理疗的理论支持	牵引术、动力夹板:应用了蠕变特性 塑性石膏:应力松弛原理 关节持续被动运动:循环加载原理 康复支具:三点矫正原理

【知识拓展】

护理人员职业性腰痛的防护

腰痛是临床常见病症,病因复杂多样,但生物力学的改变是导致腰痛的一个重要原因。国内外研究均表明护理人员是腰痛发生的高危人群,国内有调查发现,护士腰痛的年患病率波动在62%～89%。且近年来,护理人员的职业性腰痛呈现一种高发病率、年轻化的趋势。腰痛不仅影响护士的生活质量和工作质量,严重者甚至导致护士离职。目前护理人员职业性腰痛的防护重在预防,体现在健全制度、建立职业防护专业机构、规范护理人员职业性腰痛防护培训、增加/改进护理防护用具及器材、改善工作环境,同时加强心理疏导,积极体育锻炼,注重日常防护。对于临床重点高危科室,如急诊、ICU、骨科的护士,更应该在日常护理工作中注重职业防护,正确使用人体力学与技巧,进行必要的康复锻炼等。

(欧阳朝威,屈俊宏,宁 宁)

第三节 肌 肉

【概述】

肌肉主要由肌肉组织构成。其中骨骼肌是使骨骼运动的动力器官。全身骨骼肌有600块左右,约占体重的40%。四肢肌占全身肌肉总量的80%,其中下肢占50%,上肢占30%。每块肌肉都由肌腹和两端的肌腱组成。肌腱附着于骨,无收缩能力;肌腹实现肌肉的收缩功能。

【肌肉的分类】

肌肉的分类见表2-10。

表2-10 肌肉的分类

分类	名称
按结构功能分	平滑肌:分布在消化系统、血管、膀胱、呼吸道和女性子宫中 心肌:构成心脏的一种特殊肌肉,具有收缩性、兴奋性、自律性和传导性 骨骼肌:构成运动系统的主动部分或动力装置,能随意收缩松弛,多数骨骼肌跨过关节,收缩时牵引骨骼,以关节为支点,使运动环节产生运动
按形态分	长肌:多分布于四肢,排列与长轴平行,收缩时引起大幅度运动 短肌:形状较长肌小,主要分布在躯干的深层,如横突间肌、棘间肌,对骨骼和关节运动起加强作用 阔肌:主要分布在胸、腹壁处,除有运动功能以外,还有支持和保护胸、腹腔内脏的作用

续表

分类	名称
按形态分	轮匝肌：纤维环行，位于裂孔的周围，收缩时关闭裂孔，如口轮匝肌、眼轮匝肌等
按部位分	头肌：位于头面部，包括表情肌和咀嚼肌，主要完成发音、咀嚼及做出各种面部表情
	躯干肌：附着于躯干骨上，收缩使脊柱完成屈、伸、侧屈、侧回旋和环旋等运动，腹部肌群协助完成呼吸运动
	上肢肌：附着于上肢的肌肉
	下肢肌：附着于下肢的肌肉

【肌肉的基本结构】

肌肉的基本结构单位是肌纤维，每个肌纤维由一个肌细胞构成。人类骨骼肌存在三种不同功能的肌纤维：Ⅰ型慢缩纤维，又称红肌，即缓慢－氧化型肌纤维（SO），Ⅱa型快速氧化－糖原分解型纤维（FOG）和Ⅱb型快缩纤维，又称白肌，即快速－糖原分解型肌纤维（FG）。

【肌肉的收缩运动】

肌肉的收缩运动主要形式见表2-11。

表2-11　肌肉的收缩运动

分类	作用
等张收缩	肌肉长度发生变化，而张力不变
等长收缩	肌肉长度不变，而张力发生变化
等速收缩	肌肉收缩的速度保持一定

【肌肉的生物力学性】

肌肉的生物力学性见表2-12。

表 2-12 肌肉的生物力学性

功能	说明
弹性	指当外力去除后,肌肉恢复原来的长度
伸展性	指肌肉处于放松状态,在外力作用下其长度增加的功能
兴奋性和收缩性	表现为在刺激作用下能发生兴奋和产生收缩的反应
运动单位募集	指特定单位活动时,通过大脑皮质的运动程序,调集相应数量的神经元及其所支配的肌肉纤维的兴奋和收缩过程

(屈俊宏,宁　宁)

第四节　骨骼和关节

【概述】

关节,即骨与骨相连之处,其特点是两骨之间借膜性囊相互连接,其间存在有腔隙及滑液,有较大的活动性。

【关节的结构】

关节的结构见表 2-13。

表 2-13　关节的结构

构成	名称	说明
主要结构	关节面	是两骨相互接触的光滑面,分为关节头与关节窝,上覆盖关节软骨,减少运动时的摩擦
	关节囊	是附着于关节面周缘及附近骨面,由结缔组织构成的膜囊,可分内外两层,内层为滑膜层,由薄层疏松结缔组织构成,可分泌滑液,

续表

构成	名称	说明
主要结构		润滑并营养关节软骨，减少关节中相连骨运动摩擦；外层为纤维层，由致密结缔组织构成，其厚度及松紧度与关节的作用相适应
	关节腔	关节软骨和关节滑膜囊间所密闭的腔隙，内有少许滑液。关节腔密闭而呈负压，对维持关节的稳定性有一定作用
辅助结构	关节韧带	由致密纤维结缔组织构成的束状或膜状结构，连接于相邻两骨之间，有加强关节稳固和限制其过度运动的作用
	关节软骨	是介于相对关节面之间的纤维软骨板，包括关节盘和半月板。它们能使相对的关节面更为合适，增加关节稳定性以利于关节的运动
	关节唇	指附着于关节窝周缘的纤维软骨环，它加深关节窝，增大关节面积，如髋臼唇等，使关节更稳定

【关节的运动】

关节的运动形式和范围与关节面的形态及运动轴密切相关，关节的运动主要形式见表 2-14。

表 2-14 关节的运动

分类	作用
屈和伸	是关节沿冠状轴所做的运动，在髋关节以上是前屈后伸；膝关节以下则反之
内收和外展	关节沿矢状轴的运动，运动时环末端远离身体正中矢状为外展，反之为内收
旋内和旋外	关节沿垂直轴进行的运动。骨的前面转向内侧称旋内，反之称旋外

续表

分类	作用
环转	即关节头原位转动,骨远端则作圆周运动,运动轨迹可绘成一个圆锥形。环转运动实为屈、展、伸、收的依次连续运动。双轴关节或三轴关节可做环转运动

【知识拓展】

制动对关节的影响

骨与关节损伤在临床上较为常见。对其的治疗,无论是选择手术治疗还是保守治疗都需要对患肢关节制动4~6周,以减轻疼痛,促进损伤组织的修复,从而达到治疗效果。患肢制动作为骨科常用的治疗或辅助治疗手段,在发挥其治疗作用的同时也会带来负面影响。关节制动后关节软骨可发生退变,导致关节韧带中诸多纤维组织成分改变,最终影响关节功能恢复。因此,在手术方式不断革新,护理技术不断专科化,快速康复不断普及的今天,在病情允许的情况下应鼓励患者尽早下床活动,行关节康复训练,减轻制动对关节愈后的影响。

(屈俊宏,宁 宁)

第五节 肌腱和韧带

【概述】

肌腱是位于肌腹两端,把肌肉和骨连结在一起的纤维束或膜状致密结缔组织。韧带是使各骨块相互连结的致密结缔组织的索状物。肌腱和韧带均是一种黏弹性结构。

【肌腱和韧带的生物力学性】

1. 肌腱和肢体韧带含有大量胶原，组织结构的强度与能屈度依靠其机械稳定度。

2. 韧带和肌腱附着于较坚实的骨结构时，可从较多的纤维物质逐渐变为较多的骨性物质，达到降低应力集中的效能作用。

3. 构成韧带的胶原纤维排列是不平行的，因此韧带能主要承受一个方向占优势且高负荷的力。

4. 肌腱的损伤主要是运动损伤，损伤程度受肌肉收缩时所产生的力的影响，肌腱与肌肉连接的状态和肌腱横切面积与相连的肌肉的关系为此力的主要影响因素。

5. 肌腱和韧带在衰竭以前可发生形变，从而降低其负荷负重能力。

6. 韧带和肌肉能适应施加的外力变化而可塑形。

【影响肌腱和韧带的生物力学性的因素】

影响肌腱和韧带的生物力学性的因素见表 2-15。

表 2-15 肌腱和韧带的生物力学性的影响因素

影响因素	说明
运动和制动	运动可增强肌腱和韧带的机械性能，制动则会使之变弱
年龄	年龄小于 20 岁时，胶原的物理性能与胶原分子内和胶原分子间交联的质和量随年龄的增加而增加，表现为肌腱和韧带的拉伸强度增加；年龄大于 20 岁，胶原的机械性能达到平衡，胶原量开始减少，其强度下降
妊娠和产后	耻骨区的肌腱和韧带松弛度增加

（屈俊宏，宁　宁）

第六节　骨的功能与康复护理的关系：人体力学在预防骨科疾病中的应用

骨骼肌肉系统是由骨骼、肌肉、韧带、肌腱等组合而成，其相互平衡协调，共同完成各种生理功能，同时承担外力作用，并于一定生理范围内保证骨骼运动系统的稳定性。但是，一旦打破这种正常的平衡协调关系，将造成骨骼肌肉系统运动的不稳定，进而引起骨骼及其相关软组织的损伤。如何避免这种平衡协调关系不被破坏，是骨科康复护理中关注的重点。

【人机界面生物力学】

常见的康复辅具如假肢、矫形器、轮椅、床及足底支撑等与人体直接接触，达到联接和承载的功能，其支撑界面的好坏直接影响其功能和使用时的舒适程度。长时间的静态载荷可能阻塞血液供应，局部组织缺氧，造成压疮；长时间的动态循环载荷，如行走中的足底力，可能造成皮肤变厚、形成血疱或水疱、鸡眼等损伤。优化设计合理的支撑界面提供了生物力学基础，从而提高舒适性，减少软组织损伤。如气垫床、翻身垫等合理传达和分布了卧床患者接触界面的载荷，有效避免了皮肤及皮下软组织的损伤。

【制动综合征与快速康复】

制动是骨关节损伤的一种主要治疗措施，但长期制动导致肌肉僵硬、萎缩、骨密度下降、失用性骨质疏松、软骨和关节囊退变、关节挛缩等系列变化。研究发现解除关节制动后早期被动运动，可促进关节韧带抗张强度的恢复及关节组织病理改变的恢复。因此，临床应用中，在不影响受损组织愈合的前提下，提倡早期康复，并尽早解除制动，恢复运动，使其得到最佳的功能恢复。

【人体力学与职业防护】

在护理专业实践中科学应用人体力学，可减少肌肉劳损、提高护理工作效率、起到职业防护作用。常用的力学原理如杠杆原理、物体的平衡与稳定、摩擦力结合，可在护理工作中为维持较大支撑面、降低重心、减少重力线改变、尽量使用大肌肉（群）、保持工作姿势为脊柱直立等方面提供指导。因此，运用人体力学在预防护士下腰痛、腰肌劳损等职业病中意义重大。

（屈俊宏，宁　宁）

参 考 文 献

柏树令.2013.系统解剖.8版.北京：人民卫生出版社

陈佳丽，白阳静，宁宁.2012.护理人员下腰痛的影响因素研究进展.护理学报，19(7A): 13～15

韩秀玲，丁宇，李卫华，等.2004.胸腰骶支具应用于脊柱融合术的护理.中华护理杂志，39(1): 34, 35

胡颖辉，李军，祝健红，等.2013.外科护理学.北京：科学出版社

计惠民，徐归燕.1999.患者体位变换与移动的护理援助.国外医学·护理学分册，18(4): 158～160

孔燕，于桂玲，于晶，等.2014.护理人员职业性腰痛防护的研究现状.中华护理杂志，49(9): 1112～1115

卡潘德吉.2011,骨关节功能解剖学.顾冬云，戴尅戎译.北京：人民军医出版社

李景煜.2007.骨科框架固定学.沈阳：辽宁科学技术出版社

卢子英，熊萍萍，虞献敏．2004．ICU 护士腰痛的调查分析及对策．现代护理，10(2): 105，106

梁焕国，佟绎馨，施浒．1994．中国老年百科全书．银川：宁夏人民出版社

马信龙，马剑雄，徐卫国，等．2014．骨科生物力学研究的测量方法学专家共识．中国骨质疏松杂志，20(9): 1039～1054

毛昭宪．2009．骨科生物力学暨力学生物学．汤亭亭等译．济南：山东科学技术出版社

宁宁，朱红．2010．外科护理新进展．北京：人民卫生出版社

倪国新．2000．骨关节康复中的力学问题．中国康复理论与实践，6(1): 14～16

石作砺，于葆，陈萍．2000．运动解剖学、运动医学大辞典．北京：人民体育出版社

邱利然，周洁，吴彩琴．2013．人体力学在护理工作中的应用．生物医学工程学进展，34(4): 248～250

王燕．2013．骨代谢生化指标及其对骨再造阈值的影响．哈尔滨：哈尔滨工业大学出版社

王满宜．2006．现代骨科疾病诊断与治疗．3 版．北京：人民卫生出版社

谢红珍，潘绍山，王红．2001．护士职业性腰背痛的研究综述．中华护理杂志，36(12): 935～937

魏立繁，周锦玲，邱红英，等．2006．2 种不同的单人协助翻身方法在下肢手术患者中应用比较．现代护理，12(11): 1028，1029

吴在德，吴肇汉．2008．外科学．7 版．北京：人民卫生出版社

徐叶．2009．最新医院骨科临床护理操作规程与护理风险防范及护士长工作必备手册．北京：人民卫生出版社

靳安民，汪华桥．2010．骨科临床解剖学．济南：山东科学技术出版社

张明，樊瑜波，王喜太．2011．康复工程中的生物力学问题．医用生物力学，26(4): 291～293

中华医学会骨科学分会．2008．骨科常见疼痛的处理专家建议．

中华骨科杂志，28(1): 78～81

Margareta Nordin, Victor H. Frankel. 2008. 肌肉骨骼系统基础生物力学. 3版. 邝适存, 郭霞主译. 北京: 人民卫生出版社

Bonica JJ. 1953. The management of pain of cancer. J Mich State Med Soc, 52: 284～290

Hao W, Shigeru H, Hiroshi N. 2013. Fatigue strength prediction for inhomogeneous face-centered cubic metal based on Vickers hardness. International Journal of Fatigue, 48: 48～54

Herr KA, Mobily PR, Kohout FJ, et al. 1998. Evaluation of the Faces Pain Scale for use with the eldly. Clin J Pain, 14(1): 29～38

Hicks CL, von Baeyer CL, Spafford PA, et al. 2001. The Faces Pain Scale Revised: toward a commom metric in pediatric pain measurement. Pain, 93: 173～183

Merskey H, Watson Gd. 1979. The lateralisation of pain. Pain, 7: 271～280

Merskey H. 1994. Logic truth and language in concepts of pain. Qual Life Res, 3(Suppl1): s69～76

Xiao Y, Friis EA, Gehrke SH, et al. 2013. Mechanical testing of hydrogels in cartilage tissue engineering: beyond the compressive modulus. Tissue Eng PartB Rev, 19(5): 403～412

第三章　骨科护理的查体方法

第一节　骨科护理运动系统的查体方法

运动系统包括脊柱和四肢的骨、关节、肌、肌腱、筋膜、滑膜、神经、血管、淋巴等组织和器官。由于运动系统位置相对表浅，因此体格检查的掌握就显得尤为重要。它的检查需结合病史，并遵循一定的原则、步骤进行，为疾病的诊断、治疗及护理提供全面、详尽、准确、客观的资料。

【检查的内容和方法】

护士在进行骨科运动系统查体时需准备叩诊锤、皮尺、量角器等。并遵循系统全面检查、按顺序检查、充分暴露、两侧对比、多次检查、轻柔到位、准确测量、检查局部血运及固定的原则。

（一）视诊

视诊又称望诊，是护士用眼睛观察患者或局部表现的一种临床检查方法。要求在良好的环境中，充分暴露患者，选取适当的体位，观察患者的全身情况，包括观察患者的一般健康情况、营养、发育、意识状态、面色、表情、体态、皮肤色泽、出汗程度、毛发分布、有无色斑、静脉怒张等，特别要注意患者的体态、姿势、重力线、营养状态、步态的观察。观察局部的情况，包括患者皮肤色泽、有无肿胀、有无伤口、窦道、肌萎缩或畸形等。要注重局部与全身情况相结合。

（二）触诊

触诊是骨科检查的一个重要环节，检查者用手检查病变的部位、范围，肿物的大小、活动度、硬度、有无压痛，皮肤感觉及温度等，由外周向中央逐步触诊。当护士进行检查时应注意患者的表情及反应，并注意以下几点：首先向患者解释检查的目的，以获得患者的密切配合；在检查过程中检查者应动作轻柔，避免患者紧张从而引起肌肉紧张；检查者应先从健侧向病变区逐一进行，先轻后重，先浅后深。

（三）叩诊

为明确骨折或做反射检查时常用叩诊。

（四）动诊

在与健侧肢体的对比下，以检查关节的活动范围和肌肉收缩力为主，先检查患者的主动活动，再进行被动检查。检查诱发疼痛的体位和姿势，如腰椎间盘突出症在直腿抬高到一定角度时，疼痛可加剧。当神经麻痹或肌腱断裂时，关节均不能主动活动，但可以被动活动。当关节强直、僵硬或有肌痉挛、皮肤瘢痕挛缩时，则主动和被动活动均受限。

（五）量诊

量诊是骨科临床检查中常用的方法，在遵循检查原则的基础上，测量肢体的长度、周径、关节活动度、肌力及感觉障碍的范围。

1. 肢体长度测量方法（表3-1） 主要为皮尺测量法，测量时应注意肢体的摆放、角度要左右对称，并处于中立位。在测量前注意观察肢体有无先天、后天的畸形；两侧肢体的长度应做对比；采用恒定的骨性标志；两侧肢体的测量必须在完全对称的位置上进行；定点准确。

表 3-1　肢体长度的测量定位

测量肢体	测量方法
上肢	肩峰至桡骨茎突或肩峰至中指尖
上臂	肩峰至肱骨外上髁
前臂	肱骨外上髁至桡骨茎突或尺骨鹰嘴至尺骨茎突
下肢	间接长度测量自髂前上棘至内踝下缘 直接长度测量自大转子至外踝下缘
大腿	大粗隆至膝关节外侧间隙之间的距离
小腿	膝关节内侧间隙至内踝下缘，或外侧间隙至外踝下缘

2. 肢体周径测量方法（表 3-2）　常用以了解肌肉的萎缩程度及观察患肢的肿胀程度，测量时应双侧对比，选定双侧相同水平肌肉饱满处做比较。

表 3-2　肢体周径的测量方法

测量肢体	测量方法
上肢	通常测量两侧肱二头肌腹周径
大腿	通常在髌骨上 10cm 或 15cm 处测量
小腿	通常测量腓肠肌腹周径

3. 关节活动度的测量　可用关节测量器正确地测量，也可视觉进行大致估计。测量方法主要以中立位作为运动的起点，按关节的屈伸、内收、外展、内旋、外旋各运动平面的两个相反方向，记录活动的起始到终末度数，两个度数之差即为活动范围。临床中，关节活动度由医生测量，但护士应当知道四肢主要关节活动范围（表 3-3）。

表 3-3 四肢主要关节活动范围

关节	活动范围
肩关节	前屈 0°～90°，后伸 0°～45°，内收 0°～40°，外展 0°～90°，上举 90°～180°，内旋 0°～80°，外旋 0°～30°
肘关节	0°（伸）～140°（屈）
前臂	旋前 0°～90°，旋后 0°～90°
腕关节	屈腕 0°～90°，伸腕 0°～70°，桡偏 0°～30°，尺偏 30°
髋关节	外展 0°～60°，内收 0°～30°，屈髋 0°～90°（膝关节伸直位时），0°～140°（膝关节屈曲经肘），后伸 0°～15°，内旋 0°～40°，外旋 0°～50°
膝关节	伸膝 0°，膝过伸 15°，屈膝 0°～145°
踝关节	踝背屈 0°～30°，跖屈 0°～60°

4. 肌力测定 根据受试肌肉的收缩活动带动关节活动范围，以抵抗重力和阻力的情况而定，肌力可分为 6 级（表 3-4）。

表 3-4 肌力测定的分级（6 级及 10 级分级法）

级别		肌肉收缩情况
0		无肌肉收缩，为完全性瘫痪
1		有轻度肌肉收缩，但不产生关节运动
2	2-	不抗引力时只有运动的起始动作
	2	不抗引力时有完全运动幅度
	2+	抗引力时只有运动的起始动作
3	3-	抗引力时只有部分运动幅度
	3	抗引力时有完全运动幅度
	3+	抗引力抗最小阻力时有完全运动幅度
4		抗引力抗中度阻力时有完全运动幅度
5		抗引力抗最大阻力时有完全运动幅度

5. 感觉功能测定　一般检查痛觉、触觉、温度觉、位置觉、两点辨别觉等,检查时,嘱患者闭目,常用棉花测触觉;用注射针头测痛觉;用分别盛有冷热水的容器测温度觉。检查时应由感觉障碍区向正常区进行检查,若患者感觉过敏,检查时也可由正常区向感觉障碍区顺序检查。

6. 反射检查　应在肌肉放松体位下进行,两侧对比,检查特定反射。主要分为浅反射、深反射和病理反射三类。

(1) 浅反射:是刺激体表感受器引起的反应。如刺激皮肤或黏膜;如足底反射等,表现为亢进(+++)、活跃(++)、迟钝(+)、消失(-)四种。

(2) 深反射:刺激肌腱、关节内的本体感觉所产生的反应。如肱二头肌反射、膝腱反射、跟腱反射等。

(3) 病理反射:仅在中枢神经系统损害中才可出现。病理反射主要为锥体束受损后失去对脑干和脊髓的抑制作用而产生。

(任　丽,张　林,廖　兰)

第二节　骨科护理神经系统的查体方法

骨科神经系统查体包括周围神经、脊髓及神经电生理学查体。作为骨科护理人员,需了解神经的分类及其功能。护士可根据损伤的部位,肢体姿势有无改变来初步判断神经有无损伤及损伤严重程度。检查时使患者处于合适体位,充分暴露检查部位,并以健侧作为对比观察,按照视、触、动、量的顺序进行,先主动检查、后被动检查。

神经电生理学检查主要是把神经肌肉兴奋时产生的

生物电变化,通过仪器记录下来,与临床护理人员相关的较少,在此不做介绍。下面就上肢、下肢主要神经及脊髓损伤的检查做简单的介绍。

【上肢神经检查】

上肢的主要神经有桡神经、尺神经、正中神经和腋神经。神经支配主要来自臂丛神经,它由 $C_5 \sim T_1$ 的神经根组成。通过对神经支配区感觉运动的检查可明确病变部位。

(一)桡神经

桡神经起自臂丛后束,所有的神经纤维由 $C_5 \sim C_6$ 及 T_1 神经纤维组成,是上肢手术中最易损伤的神经之一。桡神经损伤的重要体征表现在:明显的垂腕畸形;前臂肌肉萎缩;肱三头肌萎缩,提示有高位损伤。

(二)尺神经

尺神经起自臂丛内侧束,由 $C_7 \sim C_8$ 及 T_1 神经纤维组成。在肘关节以下发出分支支配尺侧腕屈肌和指深屈肌尺侧半;在腕以下分支支配骨间肌、小鱼肌、拇收肌及第三、四蚓状肌。尺神经在腕部损伤后,上述肌麻痹。肘部尺神经损伤,尺侧腕屈肌瘫痪。陈旧损伤出现典型"爪形手":小鱼际和骨间肌萎缩,小指和环指指间关节屈曲,掌指关节过伸。

(三)正中神经

正中神经以两根起自臂丛的内外侧束,由 $C_6 \sim C_8$ 及 T_1 神经纤维组成。损伤多发生于肘部和腕部,在腕关节水平损伤时,鱼际肌瘫痪,桡侧三个半手指掌侧皮肤感觉减退或消失;损伤水平高于肘关节时,表现为前臂旋前和拇指、示指的指间关节不能屈曲。陈旧损伤还有鱼际肌萎缩，拇指伸直与其他手术在同一水平面上，且不能对掌，称为"平手"或"猿手"畸形。

（四）腋神经

腋神经肌支支配三角肌和小圆肌，皮支分布于肩部和上臂后部的皮肤。肱骨外科颈骨折、肩关节脱位或使用拐杖不当时，都可损伤腋神经，导致三角肌瘫痪，臂不能外展，肩部感觉丧失。如三角肌萎缩，则可出现方肩畸形。

【下肢神经检查】

（一）坐骨神经

坐骨神经损伤后，下肢后侧、小腿前外侧、足底和足背外侧皮肤感觉障碍，不能屈伸足踝各关节，损伤平面高者尚不能主动屈膝。

（二）胫神经

胫神经损伤后，出现仰趾畸形，不能主动跖屈踝关节，足底皮肤感觉障碍。

（三）腓总神经

腓总神经是坐骨神经的分支，绕过腓骨小头后方，下行至足背。损伤后，足下垂畸形，步态异常，不能主动背屈和外翻，小腿外侧及足背皮肤感觉障碍。

【脊髓损伤检查】

（一）脊髓损伤分级

根据美国脊椎损伤学会 Frankel 标准，A 级：完全损伤，骶髓 4、5 节段感觉、运动全无；B 级：不全损伤，损伤神经平面以下，包括骶段，感觉存在，运动丧失；C

级：不全损伤，损伤神经平面以下运动存在，主要肌肉肌力＜3级；D级：不全损伤，损伤神经平面以下主要肌肉肌力＞3级；E级：正常，感觉和运动功能正常。

（二）判断患者是否存在脊髓损伤

当判断患者存在脊髓损伤时，一定要检查患者的感觉、运动、反射等。

1. 感觉异常区的检查一般只检查痛觉和触觉，主要以痛觉检查为主。护士可用棉花测触觉，用注射针头测痛觉。以了解神经病损的部位和程度，并可观察疾病的发展情况和治疗结果。

2. 运动检查以肌力及关节运动肌群检查为主。肌力检查需要结合视诊，触诊和动诊来了解随意运动肌的功能状态。根据抗引力或抗阻力的程度可将肌力分为6级或10级。

3. 反射检查时护士应嘱患者在肌肉放松体位下进行，两侧对比，检查特定反射。

（任　丽，张　林，廖　兰）

第三节　骨科常用的影像学检查方法

随着科学不断发展与进步，骨科影像学的方法与手段也越来越先进。对于人体骨骼与关节的疾患，若要进一步了解外伤与疾病的确切解剖部位、性质、程度、类型与治疗方案，必须借助于骨科影像学的检查。

【X线检查】

（一）显像原理

X线通过人体不同组织衰减信号形成影像，信号衰减与组织密度有关。X线检查是利用人体各个脏器组织对X线的自然吸收差别,在照片上形成的黑白对比而进行检查的方法。

X线在金属中衰减最多,人体的衰减程度依次为皮质骨、小骨梁、水和软组织、脂肪和空气。皮质骨呈白色,软组织呈可变灰影,脂肪呈较深灰影,空气呈黑色。

在怀疑骨科常见疾病时,最好能够双侧同时拍摄,消除个体差异,了解疾病状态,特别是四肢疾病牵涉到患侧时,摄片时应包括上下邻近关节,标注摄片投照方向。X线检查对骨科常见疾病的诊断和治疗具有重要价值。

(二)临床应用

运动系统损伤,可迅速、准确地判断出损伤部位及类型;感染,如关节感染、骨髓炎等;肿瘤,如四肢骨肿瘤、盆骨肿瘤等;退行性疾病,如骨软化、骨质疏松、骨关节炎、脊柱退变等;先天性疾病,如脊柱侧凸、先天性髋关节发育不良等。

(三)X线投照位置

常规位置包括正位和侧位。特殊位置包括轴位,如髌骨、跟骨及尺骨鹰嘴等;斜位,如腕舟状骨、腕大多角骨及脊柱等;开口位,如寰枢关节;功能位,如脊柱过伸过屈位;足踝应力位等。

【CT检查】

CT是用X线束及电子计算机技术对人体某部位一定厚度的层面进行扫描的综合成像技术。对组织密度改变高度敏感。骨科常用CT诊断一般为平扫CT、增强CT、三维CT、PET-CT等,平扫作为基本检查,当一些病变不能明确诊断时则需要增强扫描或三维成像技术,必要时需借助功能显像即 PET-CT 检查。CT 检查对骨科疾病的定位，诊断及鉴别有辅助诊断价值。

（一）原理

CT 是利于 X 线穿透人体的衰减性作为诊断疾病参数，人体不同部位组织结构、正常与异常组织结构 X 线衰减系数不同，利于监测器将不同的衰减系数的信号数模转换为数字化信号储存于计算机，计算机再将数字化信号处理转化为模拟信号，从而重现组织结构。

（二）临床应用

CT 检查适用于脊柱骨折、脱位及椎间盘突出、四肢肿瘤、骨结核、关节炎症及普通 X 线定位不明的运动系统疾病的诊断。

（三）特殊项目检查

1. CT 三维重建计数　利用计算机采集的数据进行再建处理，可获得立体的图像，这对于骨科手术的设计、评估手术的必要性和可行性，预测及判断疾病的预后有很高的应用价值。

2. CT 能谱成像　需要使用能谱 CT。其应用价值不仅能够检出疑难病灶，成像时除去金属及硬化伪影，对肿瘤做定性诊断；还能在明显减少辐射剂量情况下，仍能获得高清晰度的图像，尤其是血管的成像检查。

3. 显微 CT 成像　细胞病理学诊断是现代临床医学诊断的金标准，显微 CT 能大大提高肿瘤性质的诊断。

（四）检查中需要关注的事项

1. 辐射问题　射线敏感器官如性腺、甲状腺、双眼、双手等敏感区域尽量避免或减少照射；使用高档 CT 设备能有效减少患者接受的辐射。

2. 碘造影剂 在做增强CT时,应询问患者是否有碘过敏史。

【MRI检查】

磁共振成像又称核磁共振成像(MRI)。磁共振成像是断层成像的一种,它利用磁共振现象从人体中获得电磁信号,并重建出人体信息。具有良好的软组织对比、多方位成像、多参数扫描等优点。

MRI对软组织特别是含水量丰富的组织如关节软骨、肌肉、肌腱、韧带、椎间盘、脊髓等的显示,精确度相比CT、X线等检查方式效能要高。目前,MRI已经广泛应用于骨骼系统、软组织和脊柱的检查。

(一)成像原理

将含有大量氢质子的人体放置于一个强大的静磁场中,这些氢质子在人体内分布最多,最不稳定,分布排列无序。人体在外来的强大磁场的作用下,组织内的氢质子重新排列,氢质子吸收一定能量,产生平行于外部磁场的纵向磁矩,并快速旋转,称为进动。当采用与氢质子进动频率相一致的射频脉冲时,氢质子发生共振,纵向磁矩消失,产生横向磁矩。当射频脉冲突然停止时,氢质子恢复到原来位置,并释放吸收的能量产生无线电信号。每一元素的原子核释放能量的时间是一个常数,具有特异性,称为弛豫时间。不同组织器官的弛豫时间不同,这些差异产生不同强度电信号,通过接收线圈输入计算机,由计算机按照信号强弱变为不同灰阶的图像,即MRI图像。

(二)临床应用

1. 关节 外伤性病变,如软组织挫伤、软骨骨折、半月板损伤、韧带损伤、髌骨脱位等;退行性病变,如软骨改变、滑膜改变、半月板变性、关节游离体等;炎症性病变,如关节积液、骨质侵蚀等。

2. 脊柱 椎间盘病变、突出、变性,椎间盘炎,终板变性等;椎体骨折,还可观察脊髓损伤情况;椎管病变,如发育畸形,髓内、外肿瘤等。

3. 肌肉骨骼 软组织损伤,如肌肉拉伤、肌间血肿、肌腱断裂等;骨无菌坏死,如股骨头坏死、舟状骨坏死、距骨坏死等。

(三)特点及注意事项

1. 体内留有金属物品者不宜接受 MRI 检查,如心脏起搏器等。

2. 对骨折的诊断的敏感性不如 CT 及 X 线检查。

3. MRI 对人体没有电离辐射损伤。

4. 危重、不配合的患者不宜做 MRI。

5. 妊娠 3 个月内者除非必须,不推荐进行 MRI 检查。

6. 多数 MRI 设备检查空间较为封闭,部分患者因恐惧不能配合完成检查。

【特殊影像学检查】

(一)核素扫描

核素扫描是通过检测注入在血管系统中的放射性活性介质在体内的分布的一种非常敏感的成像方法,缺点为特异性差,主要适用于早期应力性骨折、原发性或转移性肿瘤及感染等。

(二)超声学检查

在近几年中,超声影像学已经成为骨骼影像检查的有力工具,主要诊断关节内及其周围组织积液(积血)、软组织结构不连续等。它的优点在于操作方法简便,价格相对便宜,是一种非侵袭性检查方法。主要应用于肩袖和肌腱、软组织肿瘤及周围血管的检查等。

(任 丽,杨 杨,张 林)

参 考 文 献

陈孝平.2005.外科学(下册).北京:人民卫生出版社

过邦辅.1997.运动系统理学检查法//裘法祖.外科学.4版.北京:人民卫生出版社

蒋长亨.1995.临床诊断学教程(中英对照).北京:北京医科大学中国协和医科大学联合出版社

吕厚山.2005.骨科检查法//王澍寰.临床骨科学.上海:上海科学技术出版社

刘国平,高礼作,张建国,等.1997.骨外科临床诊治学.北京:中国科学技术出版社

马雷(美).2005.骨科临床检查图解.5版.王延宙译.济南:山东科学技术出版社

马信龙.2004.骨科临床诊断学.沈阳:辽宁科学技术出版社

宁宁,朱红.2010.外科护理新进展.北京:人民卫生出版社

裴福兴,邱贵兴.2008.骨科临床检查法.北京:人民卫生出版社

胥少汀,葛宝丰,徐印坎.2004.实用骨科学.2版.北京:人民军医出版社

郑连杰,杨志明,张光健.2008.下肢骨、关节损伤//吴在德,吴肇汉.外科学.7版.北京:人民卫生出版社

第四章　骨科常用治疗技术及护理

第一节　石膏固定技术及护理

【概述】

石膏固定，是利用无水硫酸钙吸水后的强塑性制造骨科患者所需要的石膏模型，达到固定骨折、制动肢体等治疗目的的一种医疗技术。它具有价格便宜、使用方便、便于搬运、无需经常更换和便于调整的优势。

为了适应骨科临床的需要，随着科学的发展、科技的进步，国内外医学专家进行了长期而大量的研究和开发，一系列新的固定物相继出现，打破了传统的石膏固定方法，其中包括高分子石膏绷带、树脂石膏绷带等。它们的问世简化了临床医护工作者在临床塑型包扎方面的操作，为患者舒适、安全提供了保障作用。

【目的】

1. 骨折愈合过程中，起固定、支持和保护作用。
2. 预防及矫正畸形。
3. 肌腱及韧带扭伤后保护作用。

【适应证】

1. 骨折复位后的固定。
2. 关节损伤或脱位复位后的固定。
3. 周围神经、血管、肌腱断裂或损伤，手术修复后的制动。

4. 急慢性骨、关节炎症的局部制动。

5. 畸形矫正术后矫形位置的维持和固定。

【禁忌证】

1. 确诊或可疑伤口有厌氧菌感染者。

2. 进行性水肿者。

3. 全身情况恶劣,如休克患者。

4. 严重心、肺、肝、肾等疾病患者、孕妇、进行性腹水者禁用大型石膏。

5. 新生儿、婴幼儿不宜长期石膏固定。

【类型】

根据石膏固定的部位,可分为以下常见类型(表4-1)。

表4-1 常见石膏类型

部位	类型
躯干	石膏床、石膏背心、石膏围腰、石膏围领
肩部	肩人字石膏
上肢	长臂石膏管型及石膏托 短臂石膏管型及石膏托
髋部	髋人字石膏
下肢	长腿石膏管型及石膏托 短腿石膏管型及石膏托

【主要护理问题】

1. **自理能力下降**　与石膏固定肢体有关。

2. **舒适度的改变**　与疼痛有关。

3. **知识缺乏**　与不了解石膏固定相关知识有关。

4. **潜在并发症**　压疮、肌肉萎缩、血液循环障碍、石膏综合征、神经受损、深静脉血栓等。

【护理目标】

1. 认真观察石膏固定后的肢体,及时处理各种异常情况,防止并发症的发生。
2. 保证固定效果,顺利达到治疗目的。
3. 指导功能锻炼,最大限度地恢复患肢功能。
4. 做好生活护理及心理护理,解除患者精神负担,增加安全感,保持乐观愉快的心境。

【固定前护理措施】

(1)向患者及家属说明固定的必要性。

(2)患者的体位:一般保持肢体功能位。

(3)皮肤的护理:肢体皮肤清洁,但不需剃毛。若有伤口,则用无菌纱布、棉垫覆盖,避免用绷带环绕包扎或粘贴橡皮胶。

(4)骨突部加衬垫:常用棉织套、棉垫等物,保护骨突部的软组织,保护畸形纠正后固定的着力点,预防四肢体端发生血循环障碍。

(5)做髋部人字形石膏患者术前一般服轻泻剂或清洁灌肠一次。

【固定后护理措施】

石膏固定术后护理措施见表 4-2。

表 4-2 石膏护理常规

护理要点	具体措施
体位	患肢抬高,高于心脏水平约 20cm,以促进血液和淋巴回流,预防或减轻肢体肿胀
观察	每天检查石膏边缘的皮肤,观察有无红肿、摩擦伤等早期压疮 密切观察患肢远端血循环:皮温、色泽、张力、毛细血管充盈反应、感觉、运动及动脉搏力等,注意评估"5P"征。与健侧比较,如有剧痛、麻木、皮肤颜色苍白或变紫,应立即拆除石膏,紧急处理血运障碍

第四章 骨科常用治疗技术及护理

续表

护理要点	具体措施
观察	躯干部上石膏的患者注意观察患者有无呼吸受阻，腹部胀气、恶心呕吐等情况
	观察头颈部、胸部、腹部石膏固定的患者有无呼吸困难、腹部不适
	如有血渗到石膏表面时，可将血迹边界做好标记，并注明时间，以便观察出血是否继续
	如石膏内散发有异臭味，表明石膏内可能有压疮乃伤口感染，应及时给予相应处理
一般护理	石膏固定未干需转运患者时，应用手掌托起石膏，避免用手指捏石膏后压出凹陷
	保持石膏表面清洁干燥，避免被大小便污染
	寒冷季节应注意包石膏绷带肢体的保暖，以防冻伤
	下肢上石膏的患者下床活动时应在足部加后跟（木板或铁板），以免损伤石膏
	肢体肿胀消退之后，即石膏固定过松、失去固定作用时，应及时更换石膏
	定时翻身更换体位，翻身时注意保护石膏形态，避免折断石膏
	石膏拆除时使用专用的工具，避免损伤皮肤
健康指导	鼓励患者及时说出身体的不适，及早发现问题
	不可在石膏表面放置重物，以免石膏断裂、变形，使骨折端再次移位
	向患者及家属讲解石膏固定患肢功能锻炼的意义和方法，指导固定部位肌肉的等长收缩及邻近关节的功能锻炼（从小到大，从少到多，循序渐进的原则）以促进血液循环，防止肌肉萎缩、关节僵硬、深静脉血栓发生
	教会患者及家属避免石膏污染的知识与技巧：大小便时，妥善放置便盆；及时清除伤口分泌物等
	教会患者及家属观察肢体血液循环障碍的先兆表现，及时报告医师给予相应处理
	皮肤痒时，可用专用喷雾剂，或以冷风朝石膏开口吹，不可将任何物品（如棍子）伸入石膏内，以免皮肤破损

续表

护理要点	具体措施
健康指导	躯干石膏患者进食应少量多餐,不要过量,防止发生石膏综合征 不可在石膏上涂油漆或用塑胶布覆盖,使之不透气

【并发症的预防及处理】

石膏固定术并发症的预防及处理见表 4-3。

表 4-3　并发症的预防及处理

常见并发症	临床表现	预防及处理
压疮	固定肢体某部位持续性疼痛,皮肤变红、黑,甚至坏死	石膏内衬适宜,尤其是骨突处 避免石膏上形成凹陷对肢体造成的局限性压迫 下肢人字形石膏干固后即要帮助患者翻身俯卧,每日2次 石膏边缘平整、光滑,避免摩擦肢体
肌肉萎缩	肢体周径变小、乏力	指导固定肢体肌肉长收缩活动 指导固定肢体邻近关节的活动 加强主动活动,病情允许鼓励下床活动
神经受损	指(趾)不能主动活动,感觉减退或消失,但血液循环尚好	石膏固定时宽松适度 开窗减压 更换石膏
石膏综合征	以急性胃扩张及全身不适为主的一系列病理表现,如腹胀、腹痛、恶心、呕吐、瘙痒等	解释,减轻恐惧感 观察腹部情况 禁食,持续胃肠减压 要适当变换体位,如侧卧或俯卧以缓解对十二指肠横部的压迫

续表

常见并发症	临床表现	预防及处理
石膏综合征		补液,纠正水、电解质紊乱 对呕吐严重者记录出入量 处理未见好转,立即拆除石膏
骨筋膜室综合征(血液循环障碍)	固定肢体肿胀严重,剧痛 皮肤苍白、冷厥,感觉麻木 足背动脉或桡动脉搏动减弱	石膏固定时宽松适度,不宜过紧。必要时立即拆除石膏,根据情况行肢体切开减压
深静脉血栓	患肢肿胀 患肢疼痛 患肢皮肤暗红,皮温较健侧高、患肢呈凹陷性水肿,张力高,周径明显大于对侧	指导患者多活动,以促进血液循环 使用双下肢循环充气治疗仪预防深静脉血栓 患肢穿弹力袜物理预防 行VTE评分,指导预防性用药 血栓已形成,患肢应抬高制动,禁止按摩、热敷

(缪桂华,王 琴,廖灯彬)

第二节 牵引技术及护理

【概述】

牵引技术是利用牵引力和反牵引力作用于骨折部,以达到复位或维持复位固定的目的,同时也用于炎症肢体的制动和挛缩畸形肢体的矫正治疗,牵引术是骨科治疗中应用较广的一种治疗方法。

【目的和作用】

1.患肢制动,减少局部刺激,减轻局部炎症扩散。

2. 稳定骨折断端，有止痛和便于骨折愈合的作用。

3. 保持肢体功能位，便于关节活动，防止肌肉萎缩。

4. 使患肢相对固定，防止病理性骨折。

5. 使脱位的关节或错位的骨折复位，并维持复位后的位置，防止再脱位。

6. 矫正和预防关节畸形。

7. 解除肌肉痉挛，改善静脉回流，消除肢体肿胀。

【分类】

牵引技术的分类见表4-4。

表4-4 常见牵引类型

类型	适用范围	牵引重量
皮肤牵引	多用于老年下肢骨折	<5kg
骨骼牵引		
颅骨牵引	颈椎骨折脱位	体重的1/12
尺骨鹰嘴牵引	复位困难的肱骨髁上骨折	体重的1/20
骨股髁上牵引	骨盆骨折、骨股颈骨折	体重的1/7
胫骨结节牵引	骨股干骨折	体重的1/12～1/7
跟骨结节牵引	胫骨骨折	体重的1/12
特殊牵引		
枕颌带牵引	轻微颈椎骨折脱位，颈椎间盘突出	<5kg
骨盆兜带牵引	骨盆骨折有明显分离移位	<10kg

【主要护理问题】

1. 舒适度的改变 与疼痛或牵引限制体位引起不适有关。

2. 自理能力下降 与牵引限制活动有关。

3. 焦虑 与意外受伤及担心预后有关。

4. 知识缺乏 与缺乏牵引相关知识有关。

5. 潜在并发症 深静脉血栓、压疮、足下垂、坠积性肺炎、关节僵硬、便秘等。

【护理目标】

1. 患者疼痛缓解。
2. 保证牵引效果，达到治疗目的。
3. 患者焦虑程度减轻，配合治疗及护理。
4. 患者及家属掌握牵引相关知识。
5. 防止各种并发症的发生。

【护理措施】

（一）维持持续有效的牵引

1. 牵引重量不可随意增减。
2. 保持垂直悬空，牵引绳上不可放置棉被、衣服等，以避免分散牵引重量。
3. 牵引绳及滑轮与肢体成一直线。
4. 患肢下放置枕头以抬高患肢，形成反牵引力。
5. 保持牵引架固定，防止移动。
6. 保持患肢功能位，足底不可触及床。
7. 为保持反牵引，床尾应抬高，一般皮肤牵引抬高10～15cm，骨牵引抬高20～25cm，而颅骨牵引则抬高床头。

（二）观察

1. 观察肢端情况，有无血液循环障碍、感觉运动障碍、神经受损。
2. 对皮肤牵引的患者，应随时注意皮牵引套松紧度，及时整理。

3. 对骨牵引的患者，观察针眼处有无红肿，渗液。

4. 颅骨牵引患者观察呼吸是否通畅、平稳。

5. 牵引期间每日测量患肢长度，避免牵引重量过重，防止过度牵引。

6. 对皮肤牵引患者注意观察皮肤情况，防止皮肤出现水疱、破溃及压疮。

（三）健康指导

1. 指导患者深呼吸、咳嗽咳痰，预防坠积性肺炎。

2. 为防止肌肉萎缩与关节僵硬，除固定关节外，凡不被限制活动的部位都要保持活动，进行锻炼。

3. 帮助患者定时翻身，或指导患者利用健肢力量做臀部抬起运动，预防压疮发生。

（四）一般护理

1. 对骨牵引的患者，应保持牵引针眼干燥、清洁。

2. 持床单位的整洁、干燥，骨突部位垫棉垫。

3. 牵引针外露部分可用空抗生素药瓶保护。

【并发症的预防及处理】

并发症的预防及处理见表 4-5。

表 4-5　并发症的预防及处理

常见并发症	预防及处理
压疮	保持床铺干燥、清洁
	在骨突起部位（如肩背部、骶尾部、双侧髂嵴、膝踝关节、足后跟等）处放置棉圈等
坠积性肺炎	指导患者练习深呼吸，咳嗽，咳痰（每小时一组，每组分别做十次）
	病情允许，给予半坐卧位，定时拍打背部
	平卧者，定时翻身，雾化吸入，震动排痰

续表

常见并发症	预防及处理
便秘	鼓励患者多饮水，多食高纤维素食物 指导患者每日按摩腹部，顺序：由右下腹至右上腹，由左上腹至左下腹达耻骨联合上方 腹部胃肠宁超导治疗仪物理预防便秘 如已有便秘，可用开塞露塞肛或用肥皂水灌肠
足下垂	行胫骨结节牵引时，要准确定位，以免误伤腓总神经 每天主动或被动伸屈踝关节 穿防旋鞋或足支具，以保持踝关节于功能位 下肢牵引时，在膝外侧垫棉垫，防止压迫腓总神经
肌肉萎缩 关节僵硬	指导患者做肌肉等长收缩、主动活动关节 按摩肌肉，以促进血液循环
牵引针眼感染	保持牵引针眼干燥、清洁 针眼处如有结痂，勿去除痂壳，使其形成天然保护层
深静脉血栓	指导患者多活动，以促进血液循环 使用双下肢循环充气治疗仪预防深静脉血栓 患肢穿弹力袜物理预防 行 VTE 评分，指导预防性用药 血栓已形成，患肢应抬高制动，禁止按摩、热敷

（缪桂华，王　琴，廖灯彬）

第三节　外支架固定术及护理

【概述】

骨折外固定是指在骨折线两端经皮穿入固定针，再用连杆及钢针固定卡将裸露在皮外的针端连结起来，以达到骨断端固定、牵拉、加压等作用。用于骨外固定技术的机械装置称为外固定器。近年来，骨折外固定器在临床上得到了广泛应用。

【适应证】

外固定器固定是介于内固定和外固定之间的一种方法,其适应证是相对的。一般说来,最适用于下列情况:

1. 伴有严重软组织损伤的四肢骨折,需要牵伸固定维持肢体长度的骨折。
2. 局部严重烧伤的骨折。
3. 感染性骨折、骨折延迟愈合或不愈合。
4. 合并颅脑损伤的骨折,火器伤的骨折,不稳定型骨盆骨折。
5. 涉及关节面的不稳定或粉碎性桡骨下端骨折等。
6. 微小内固定的体外补充固定。

【优点】

1. 操作简单。
2. 对患者局部干扰小,手术创伤小,小切口,甚至无切口。
3. 将牵引、复位、加压、矫正成角等融为一体,对延迟愈合、不愈合的病例尤为适宜。
4. 便于观察处理伤口及患肢,对更换敷料、植皮、植骨、灌洗等不干扰骨折的固定。
5. 稳定性好。
6. 易于早期功能锻炼,利于消肿,增加关节软骨面的营养,减少关节的纤维化、关节僵硬、肌肉萎缩和骨质疏松等骨固定综合征。
7. 可调整,具有再复位作用。
8. 具有一定弹性和硬度,可达到生物固定。
9. 不固定上下关节,早活动,晚负重,可有效预防关节僵硬、粘连、退变、挛缩和骨质疏松,并减少了卧床并发症。

10. 易于拆除，无需再次手术摘除内固定物。

【主要护理问题】

1. 舒适度的改变 与疼痛有关。

2. 自理能力下降 与关节活动度变小，负重能力减轻有关。

3. 焦虑 与意外受伤及担心不良预后有关。

4. 知识缺乏 与缺乏外固定护理相关知识及康复锻炼技能知识有关。

5. 潜在并发症 感染、神经血管受损、骨折不愈合、关节僵硬等。

【护理目标】

1. 患者疼痛缓解。
2. 患者焦虑程度减轻，配合治疗及护理。
3. 患者及家属掌握外固定器护理相关知识。
4. 无并发症发生。

【护理措施】

1. 患肢用垫枕抬高放置，以促进血液循环，减轻或预防肢体肿胀。肿胀明显者用超声波治疗仪物理治疗或20%甘露醇250ml每12小时1次静脉滴入。

2. 密切观察固定患肢远端血循环、感觉和运动情况。观察有无因过度牵拉导致的神经血管损伤。

3. 术后指导患肢行功能锻炼，早期做肌肉及关节的被动运动，动作轻柔，2～3天后行主动运动，以关节的伸、屈为主，活动强度以伤口疼痛能耐受为宜，预防肌肉萎缩，关节僵硬。

4. 保持外固定器及针道清洁、干燥，预防针道感染。

【并发症的预防及处理】

外固定术后并发症的预防及处理见表 4-6。

表 4-6 并发症的预防及处理

常见并发症	原因	预防及处理
针道感染和渗液	针与骨体结合不紧密，造成松动 钻速过高，引起针道周围的烧伤，形成针道周围肌肉的坏死、液化 穿针没有垂直骨干造成应力不均衡 针道的护理不仔细	保持局部皮肤和针道清洁 及时应用抗生素 护理时严格无菌技术
断针	金属疲劳所致，在针与连接杆的接合部最易出现	应注意紧旋固定钢针的螺钉 固定夹上加放非金属垫圈 钢针1次性使用
皮肤压迫性坏死神经血管损伤	组装外固定器时皮肤与连接杆的间距过小	保持皮肤与连接杆的间距不少于3cm
骨折愈合延迟/不愈合	骨折损伤严重、软组织挫伤严重 骨折难愈合部位、外固定器的应力遮挡、外固定器固定欠稳定	准确复位；对有骨折端间隙与骨缺损的骨折可采用早期自体松质骨移植术和带血管骨瓣、肌瓣移位修复骨质缺失和改善血运，促进骨折愈合
深静脉血栓	受伤或手术对血管壁的损伤 骨折后凝血因子和纤维蛋白原增加，抗凝因子减少使机体处于高凝状态 术后卧床、活动减少可致静脉血液淤滞	指导患者多活动，以促进血液循环 使用双下肢循环充气治疗仪预防深静脉血栓 患肢穿弹力袜物理预防 行VTE评分，指导预防性用药 血栓已形成，患肢应抬高制动，禁止按摩、热敷

（邱娅茜，王 琴，廖灯彬）

第四节 骨科伤口护理

随着人类社会的进步,骨科病病的诊疗和护理手段也在不断发展和进步。骨科疾病大多是由于突然遭受外界各种意外事故而产生的骨骼损伤。从骨科伤口的性质来讲,不外乎两种:一种是遭受外界意外事故时产生的骨骼损伤伤口;另一种是骨骼损伤后,经骨科手术治疗时产生的伤口。医学临床已证实,不管是哪一种骨科伤口,患者在生理和心理上都难于接受这种剧烈伤痛。加上伤口不同程度地存在着特殊性和常见并发症感染的可能,患者不清楚骨伤疾病的治疗、骨伤伤口的预后效果,容易产生一系列病理、生理和心理变化,以及一些抵触、抑郁等不良情绪。因此,随着医学的发展,伤口治疗及护理也得到了迅速的发展,并在疾病治疗过程中产生了越来越大的影响。不仅影响了疾病治疗的总费用,同时对疾病愈合时间、医疗资源的高效实用都产生了重要影响。因此进一步提高伤口治疗及护理水平,提升临床医务工作者对伤口治疗及护理的意识,对保障医疗安全、提升医疗质量有着积极意义。经过数十年的研究,伤口分类、伤口愈合理论、伤口敷料选择、伤口处理方法及伤口处理的经济学评价研究等方面都有了很大进步。

【伤口分类】

(一)遭受意外事故的骨科伤口

根据损伤时间及被细菌污染程度,骨伤伤口一般分为清洁、污染、感染和溃疡伤口等 4 类:

1. 清洁伤口 指遭受外界意外事故时产生的未受细

菌感染，可达Ⅰ期愈合的骨骼损伤伤口。

2. 污染伤口 指遭受外界意外事故时产生的沾染了异物或细菌，但未发生感染的伤口，这类伤口早期处理得当，可达Ⅰ期愈合。

3. 感染伤口 指遭受外界意外事故骨骼损伤后，伤口时间较长，已发生感染化脓的伤口，这类伤口须进行外科手术，如充分引流伤口分泌物，去除坏死组织，加强换药处理，减轻感染，促进伤口肉芽生长后愈合，属于Ⅱ期愈合。

4. 慢性溃疡 指遭受外界意外事故骨骼损伤后，伤口创面无明显感染，但经久不愈，经积极换药或经手术处理后才能愈合。

伤口按 RYB 方法分类见表 4-7。

表 4-7 伤口按 RYB 方法分类

伤口类型	伤口特征
红色伤口	可能处于创面愈合过程中的炎性期、增生期或成熟期
黄色伤口	感染创面或含有纤维蛋白的腐痂，无愈合的倾向
黑色伤口	含有坏死组织，无愈合倾向
溃疡伤口	无明显感染，但经久不愈，积极换药或经手术处理后愈合

还可将伤口视为皮肤连续性改变的损伤，并按不同原因对其分类；也可按愈合时间长短分为急性和慢性伤口；按伤口及软组织的解剖深度分为浅伤、半层伤和全层伤。

近年来，也有应用系统性伤区评分方法对伤口分类。由于评分中包括肉芽组织、纤维粘连组织和焦痂变化、伤口渗液等多方面的指标，根据量化情况来决定合适的覆盖材料，使创面愈合的判定有了一定的进步。

第四章 骨科常用治疗技术及护理

(二)骨科手术治疗时产生的伤口

按照微生物污染程度,骨科治疗时产生的手术伤口分为以下两类:

1. 清洁伤口(无菌切口) 用"Ⅰ"代表,是指非外伤性的、手术未感染的伤口;这类手术切口呈红色,可见健康血流的肉芽组织,外观清洁。

2. 疑似污染伤口和污染伤口 疑似污染伤口用"Ⅱ"代表,是指手术时可能带有污染的缝合切口;污染伤口用"Ⅲ"代表,是指临近感染区或组织直接暴露有感染物的切口等。这类手术切口有的有浅表感染现象:切口局部红、肿、热、痛;有的出现深部感染现象:大多数患者局部无明显的红、肿、热、痛表现,而大部分表现为局部的深压痛,大部分患者同时伴有体温升高、白细胞增多、中性粒细胞增高等全身表现。

【伤口处理方法】

(一)一般处理

开放性伤口的处理除应及时恰当地止血外,还应立即用消毒纱布或干净布包扎伤口,以防伤口继续被污染。伤口表面的异物要取掉,外露的骨折端切勿推入伤口,以免污染深层组织。有条件者最好用高锰酸钾等消毒液冲洗伤口后再包扎、固定。在创口包扎方面,若骨折端已戳出创口,并已污染,但未压迫血管神经时,不应立即复位,以免将污物带进创口深处。若在包扎创口时骨折端已自行滑回创口内,须向负责医师说明,促其注意。另外,妥善固定是骨折急救处理时最重要的一项。急救固定的目的有三:① 避免骨折端在搬运时移动而更多地损伤软组织、血管、神经或内脏;②骨折固定后即可止痛,有利于防止休克;③便于运输。

(二)护士处理

首先是彻底清创,去除污染,切除坏死、无生机及污染严重的组织。对于早期轻度污染创面的清洗换药,应避免进一步的感染,达到Ⅰ期愈合。传统的伤口换药,伤口一旦发生感染,全身或局部应用抗生素是临床医护人员研究的一个重点,但是其效果却有待考证。现在,慢性伤口中抗菌液和次氯酸盐的使用已逐渐被单纯伤口清洗所取代,并且证实最高效的清洗液是温和的等渗盐水。由于伤口渗出液中含有的细胞和化学物质具有抗感染作用,少量的渗出液具有促进伤口愈合的作用。

【伤口敷料选择】

纱布、棉垫等传统敷料虽然是目前临床上使用的主要敷料,但其明显的缺点也早已引起医护人员及患者的重视:因敷料吸附大量渗出物并干燥,敷料常与组织粘连,更换时粘连可引起患者疼痛、使新生上皮脱落。有时,敷料上脱落的微粒和纤维碎屑可阻塞在组织内,刺激异物炎症反应;局部干燥使新生上皮细胞移行困难,还可破坏或杀死新生上皮细胞。

随着对伤口愈合研究的不断深入,人们认识到使用敷料的目的不仅是为了覆盖创面,还要帮助伤口愈合,创造促进伤口愈合的最佳环境。

1962年,Winter首次报道了略湿润的表浅创口愈合较快,提出了"伤口湿性愈合学说",奠定了采用新型敷料处理创面的理论基础。20世纪80年代,诞生了第1代的现代新型保湿性水胶体敷料,1990年材料技术得到更大发展。

到目前,具有的代表性新型敷料有透明薄膜类敷料、水胶体敷料、藻酸盐类敷料、泡沫类（海绵类）敷料、软硅酮类敷料、银离子敷料、脂质水胶体敷料、含碳敷料、水凝胶敷料、高渗盐敷料等。其共性都是提供湿性愈合环境和不粘连创面，促进创面愈合；维持适宜温度，促进肉芽组织生长；维持低氧环境，促进血管及上皮组织的生成；吸收渗液，防止浸渍，保护周围皮肤；透气，隔菌抑菌，降低感染发生率；有效止血；溶解坏死组织；预防瘢痕形成；减轻疼痛，提高患者生活质量；使用方便安全，无毒副作用，患者易接受。

密闭性保湿敷料的特性见表 4-8。

表 4-8　密闭性保湿敷料的特性

特性	具体内容
自黏性	包扎简捷，对皮肤无刺激无过敏反应
防水	允许水蒸气透过，不允许液态水通过，患者可自由洗浴
外表有尺寸栏格	裁剪方便，便于计算创面大小，根据创面大小灵活使用
美观	顺应性好，肢体功能不受影响
省时省力	一般伤口 3～7 天换药 1 次，减轻医护人员工作强度

现已公认，绝大多数创口均可用人工合成物质的新型敷料代替动植物原料的敷料。与传统纱布敷料比较，闭塞性更舒适，更能解除疼痛，这可能由于它们可保护暴露的皮肤神经末梢。

新型敷料种类繁多，但直到目前还没有任何一种敷料具备所有理想特点和适用于伤口创面的各个阶段，也没有任何方法或敷料适合所有的伤口。因此，使用新型敷料时，应严格遵循各类敷料的适应证，结合患者的个体情况、伤口类型、伤口进展阶段、皮肤状况，综合评估伤口，才能适应不同条件下创面的治疗需要。

新型敷料的不断发展，也为临床伤口处理提供了更多的选择空间。根据伤口的状况和不同愈合阶段选择适当的新型敷料是临床伤口换药工作中一项重要改变。伤口敷料的选择见表4-9。

表4-9 伤口敷料的选择

伤口类型	敷料类型	目的
缝合伤口	透明薄膜类敷料	便于观察 保护及促进伤口愈合
黑痂、坏死组织较多的伤口	水凝胶类敷料，外用透明薄膜类敷料覆盖	溶解坏死组织 促进肉芽组织生长
急性感染、渗液较多的伤口	先用等渗盐水充分冲洗伤口，后用银离子敷料外加非密闭性渗液吸收类敷料	控制感染 吸收渗液 促进伤口愈合
肉芽组织新鲜、渗液较少的伤口	脂质水胶或水胶体敷料与透明薄膜并用	保护创面 维持伤口湿润 促进创面愈合
慢性感染伤口（如慢性溃疡、糖尿病足、多发感染、压疮等）	藻酸盐敷料或水凝胶作空腔填塞敷料，覆盖水胶体敷料或透明薄膜类敷料	溶解坏死组织 吸收渗液 促进肉芽组织及表皮细胞的生长
烧伤创面	银离子类敷料	控制继发性感染 促进上皮细胞爬行
出血创面	藻酸盐类敷料	敷料中的钙离子有止血作用
肉芽水肿	高渗盐敷料、泡沫敷料	控制水肿
腐臭伤口	含碳敷料	有效控制臭味

【伤口愈合理念】

（一）干性愈合理论

该理论认为，伤口愈合需干燥环境，有大气氧的参与可以促进伤口愈合，因而透气的敷料才能使伤口获得足够氧气，以供细胞生长的各种生化反应所需。其缺点是伤口愈合环境差，结痂造成伤口疼痛，更换敷料时损伤创面，愈合速度慢，不能隔绝细菌的侵入，易造成痂下脓肿。

（二）湿性愈合理论

湿性愈合基本原理为：湿润环境可加快表皮细胞迁移速度，无结痂形成，避免表皮细胞绕经痂皮下迁移而延长愈合时间，从而促进伤口愈合。

湿润和低氧环境能维持创缘到创面中央正常的电压梯度，刺激毛细血管的生成，促进成纤维细胞和内皮细胞的生长，促进角质细胞的增殖，还促使更多的生长因子受体与生长因子结合，从而促进创面愈合；密闭环境能有效预防伤口渗液粘连创面，避免新生肉芽组织再次受到机械性损伤，从而减轻疼痛、促进创面愈合；保留在创面中的渗液释放并激活多种酶和酶活化因子，促进坏死组织与纤维蛋白的溶解；渗液能有效地维持细胞的存活，促进多种生长因子的释放，刺激细胞增殖，并且可能参与生长因子的传递和旁分泌过程；密闭状态下的微酸环境，能直接抑制细菌生长，并有利于白细胞繁殖及发挥功能，同时防止细菌透过，预防和控制感染。

【骨科手术伤口常见并发症及其原因分析】

（一）骨科手术伤口常见并发症

骨科收治的患者多为骨折患者，伤口感染在创伤骨科的临床实践中并不少见，一旦发生就会产生严重的症状并增加患者的治疗费用。尽早发现可以明显改善患者的预后，否则就需要反复住院、多次手术，并需要在感染科医生的协助下长期静脉和（或）口服应用抗生素。医护人员有必要充分了解围手术期中导致伤口感染的危险因素并采取适当的措施进行预防。临床调查发现，一般骨科手术伤口的感染率为2.6%左右。尽管低于其他科室手术的感染率，但仍不能忽视。骨科手术伤口出现感染后，临床上患者伤口常常出现发热、渗液、出血、伤口异味、肌肉坏死等现象。

（二）骨科手术伤口常见并发症原因分析

手术切口感染是骨科手术的常见并发症，是骨科手术最常见的医院感染之一。由于手术本身就是一个侵袭性操作，加之患者在疾病的折磨中免疫力已明显降低，特别对于需要绝对卧床的患者，术后出现感染的概率比较大，若不进行有效处理，将带来诸多不利影响。临床调查分析发现，年龄越大，发生感染的概率越高，原因在于随着年龄的增长，患者的抵抗力和免疫力明显减低，而且还存在一定的并发症，在经历一次手术后身体状况更差，因此容易出现感染。骨科术后创口感染还与手术时间、伤口深度和手术部位有密切关系。手术时间越长，感染率越高，因为伤口暴露时间过长，会增加细菌感染机会，加之手术中各种器械的侵入操作，又增加了细菌数量。伤口越深，对深部的细菌清除难度越大，因此感染隐患越大。手术部位与感染同样有密切关系，如四肢手术因血液循环相对差，伤口愈合慢，而躯干、颜面及头部血液循环比较丰富，切口愈合较快，因此感染机会相对较小。

【骨科手术伤口常见并发症的护理控制干预措施】

（一）做好术前评估

术前对患者的全面评估有助于医生对其身体情况的掌握，因此护士在进行手术前，应通过各种基础检查及与患者的交流，对其健康及心理进行评估，根据其检查时指标对潜在的危险进行判断，为医生提供参考信息。同时，根据医嘱对患者存在的并发症进行处理，并观察其改善情况，并在巡访过程中加强与患者的交流，掌握其心理，对存在不良情绪的患者给予鼓励和疏导，以减少心理应激反应引发的感染。

（二）做好手术切口防治护理

临床上对于切口的防治是一项具有持续性和系统性的工作，手术后切口感染往往和多种因素有关，所以对骨科手术切口感染的护理应当采取一系列的预防措施。在手术前对患者应当进行全方位的评估，特别是一些老年患者，应该及时地对患者进行必要的营养支持，对患者的营养状况进行纠正，以更好地增强患者自身的体抗力，避免发生手术切口感染。另外对有其他并发症的患者，应当开展积极的治疗，对患者的全身状况进行改善。同时在手术之前要做好皮肤的准备工作，仔细地检查手术区域，避免备皮过程中所发生的皮肤损伤，以便可以最大限度地减少皮肤感染。

手术进行过程中，器械护士要准确传递，密切配合医生，将用过和未用过的器具分开摆放，以免误用；对于时间比较长的手术，主刀医生容易出汗，护士要及时为其擦汗，以免汗珠掉入切口内，造成感染。在医生切开皮肤及皮下组织后，护士要及时对切口进行保护，如用纱布布垫保护伤口边缘，减少皮下组织的直接暴露，降低因过度暴露引发的感染,并及时清理伤口溢出物。

由于骨科手术的特殊性,术后易出现血肿。有研究表明,有20%的患者术后血肿内存在细菌感染。因此,做好骨伤患者的术后伤口观察与护理极为关键。护士应做好术后的引流护理,确保其流畅,同时观察并记录其量、色、性等,从其特征中对患者的康复和伤口愈合进行判断,对存在的危险及时给予处理,必要时汇报给医生。要密切观察患者切口情况,注意敷料有无污染,若有渗血和渗液出现,要及时更换敷料,保持伤口的干净、干燥,根据患者手术部分和疾病情况,合理地给予翻身和按摩,促进其血液循环,避免血栓的形成。

另外,患者的全身状况与手术切口感染的发生率有着密切关系,良好的身体状况能够有效抑制伤口感染的发生,特别对于卧床久、年迈体弱的患者,要及时给予相应支持,提高其免疫力,为其制订合理的膳食,如给予高蛋白、高维生素的饮食,以促进伤口的愈合。

【伤口的卫生经济学评价】

在现代伤口愈合理论指导下运用新型伤口敷料,存在单价较高的缺点,成为影响其推广使用的主要障碍因素。但是计算医疗成本效益应从伤口愈合的全过程进行,包括伤口处理总费用、伤口愈合时间、患者住院日程等直接效益,以及患者由此而恢复社会活动所创造的价值等隐性效益。

多项研究对压疮的湿性愈合疗法与成本效益进行了分析,均明确现代伤口处理技术不仅能够促进压疮愈合,而且具有治愈率高、总体费用低、处理时数减少、患者舒适性增加等优点,而对其他的创伤伤口的经济学评价是下一步研究的一个方向。

无论是应用传统方法还是新型伤口护理手段，其目的均是减轻患者疼痛和缩短治疗时间，以改进患者生活质量。随着现代医学科技的飞速发展，可以预料，我国骨科伤口护理的发展将会以更快的脚步向前迈进。

（缪桂华，王　琴，廖灯彬）

第五节　负压封闭引流技术的应用与护理

【概述】

负压封闭引流技术，是利用负压吸引装置与特殊创面敷料连接，间歇地或持续地在创面处产生低于大气压的压力，通过一系列的作用机制促进创面愈合的新颖的、日趋成熟的治疗方法。该项技术被认为是创面治疗领域的一次革命，能够适用于各种类型的创面，它对大面积创伤、皮肤软组织缺损、化脓性感染、糖尿病足、慢性溃疡不愈合等均有非常好的疗效。在外科，负压封闭引流技术对胸、腹、盆腔多种疾病均可进行预防及治疗性应用。如血气胸、肺叶切除、多种消化道漏、化脓性感染，包括重症胰腺炎的引流治疗等。

【原理】

负压封闭引流的技术原理是：在传统的引流管外包裹一层海绵状多孔材料，将创面缝合或用特殊薄膜材料封闭，其外加以持续的负压吸引力。这样，其引流管的引流面积更大，大块组织被过滤不堵塞引流管，创面无无效腔，渗出"零积聚"。而对于创面微环境的作用是：

在额定负压作用下减轻组织间水肿，改善微循环，促进毛细血管再生，减少细菌数量，从而促进肉芽组织、上皮组织生长。

【结构构成】

（1）VSD主要组成有：创面填充敷料、封闭半透膜、引流管路及负压发生装置。创面填充敷料为泡沫或海绵材料，质地松软，内含大小不等的微泡孔隙，负责缓冲创面压力，保护新生肉芽，避免神经末梢受到刺激，吸附渗出液，并在负压持续作用下将引流物切割塑形，便于经管道引出。最常用材料为聚乙烯醇（polyvinyl alcohol），是一种泡沫型合成敷料，泡沫微孔直径在0.2～1.0mm，形同海绵，白色，无毒，组织相容性好，无免疫活性，柔软而有足够的强度，具有极好的吸附性和透水性，有多种规格可供选用，使用时可根据需要修剪。

（2）VAC主要组成有：负压辅助愈合治疗系统辅料，即医用海绵，是一种泡沫型合成材料，成分为聚氨酯；引流管，SensaT.R.A.C./T.R.A.C密封垫；负压辅助愈合治疗系统黏性薄膜，为一种生物半透膜，具有良好的生物相溶性和透氧透湿性能，对皮肤无刺激性，同时能防水和阻止细菌入侵；三通管，SensaT.R.A.C./T.R.A.C三通接头用于多根引流管间的连接；负压引流装置，负压辅助愈合治疗系统负压创伤治疗仪和负压辅助愈合治疗系统积液灌。

（3）封闭半透膜覆盖于填充了敷料后的创面上，提供一个密封环境，能透过水蒸气但不透水，还能防止细菌入侵。常用的有美国3M公司生产的透明敷料，KCI公司的VAC，其成分为聚氨酯，是一种薄膜型合成敷料。

引流管路负责将半透膜下密封环境中的渗出液引

出,根据创面大小,放置一根或多根引流,有规律地包裹于填充敷料内部,末端引出接负压装置。管路为多孔结构,便于全方位引流,有一定的硬度,在负压下不易被吸扁塌陷,常用的为口径不一的硅胶管。

负压发生装置是最主要的组成部分,发挥最主要的功能。在早期的研究中,伤口负压是通过一些传统的方法得到的,如中心负压吸引装置、外科真空瓶等。但是,这些方法有不便之处,如器械的移动、负压水平的控制和保持等。由于负压大小模式的设定至为关键,所以推荐带刻度可调节式装置。

【技术核心】

(一)高效的引流

将被动引流变为高效率的主动引流,全方位引流去除了细菌培养基和创伤后受损组织产生的毒性分解产物,减少集体组织对毒性产物的重吸收,避免二次打击所致的"失控的全身炎症反应",阻断病理反应链,防止 MODS 的启动。

(二)负压

负压状态下局部血液循环加快,很好地控制全方位负压作用,为主动引流提供了动力,从而促进了局部的血液循环加速,刺激组织新生。超过了自身皮肤及软组织对机体的代谢作用。同样,负压状态下细菌生长受到抑制。

(三)封闭

迅速将创面闭合,半透膜的密封阻止了外部细菌进入创面。保证了创面内和皮肤的水蒸气正常透出,将开放创面变为闭合创面,减少交叉感染。

【特点】

1. 可控式负压，促进血液循环和蛋白质合成。
2. 促进肉芽生长，加快创面愈合。
3. 为全方位主动引流提供了持续动力。
4. 生物半透膜的封闭作用，隔绝了创面与外环境接触的感染机会。
5. 将传统点状或局部引流，变为了面状引流。

【主要临床指征】

1. 严重软组织缺损及挫裂伤。
2. 大面积血肿及积液。
3. 骨筋膜室综合征切开减压术后。
4. 开放性创面合并感染者。
5. 大面积溃疡及压疮。
6. 开放性骨折。
7. 截肢术后。
8. 其他 包含体表脓肿及化脓性感染、植皮区术后感染、大面积糖尿病足溃疡等。

【治疗优点】

1. 治疗时间明显缩短，减轻了患者的痛苦及医务人员工作量，节约了有限的医疗资源。
2. 有效预防了交叉感染。
3. 高效、全方位、零积聚引流，保证引流效果。
4. 持续负压改善创面血供，促进创面愈合。
5. 紧密贴合创面，有效避免残留脓肿及无效腔形成。
6. 局部血流灌注加快。
7. 改善了机体营养状况促进组织修复。
8. 良好的组织氧合状态。

9. 有利于废物和毒物的排除。

【安置方法】

（一）VSD

常规消毒清创处理后，彻底止血，适当刮除创缘外侧皮肤3～5cm范围内的毛发，在确保符合适应证，无禁忌证的条件下方可使用负压封闭引流。根据创面大小，选择适宜尺寸的创面填充敷料和足够数量的引流管。将一薄层敷料填充于创面上，然后将引流管用敷料包裹后置于最佳引流位置（一般置于中央区，创面大时适当增加引流管数目），然后再覆盖一薄层敷料。应尽量使用整块敷料，不主张裁剪成细小碎片状。乙醇擦洗创周皮肤，去尽皮脂，干敷料擦干皮肤，然后将封闭半透膜覆盖于敷料上，边缘覆盖超过创缘皮肤3～5cm，注意粘贴紧密，避免空鼓皱褶，引流管引出部位尤其要避免孔隙形成，可以使用系膜法固定。调整好负压源参数，将引流管接通负压源即可。

（二）VAC

剪切敷料使之契合伤口大小，包括瘘道及溃疡。然后修剪密封膜使之完全覆盖敷料及超过伤口边缘3～5cm的区域。接着用示指和大拇指捏起密封膜，在膜上剪开一直径为4cm的小孔以便伤口渗液通过，无需在敷料上开孔。最后连接治疗主机，通过VAC负压创伤治疗仪触摸屏设置压力。

【护理要点】

1. 保持引流有效 避免尖锐物体如针头、指甲、床棱等刺破封闭膜致引流失败，避免压迫、弯折引流管。

2. 观察引流情况 注意观察引流液性状及量，根据情况调整负压参数。

3. 遵循操作规程，防止创面继发性损伤 治疗周期结束，需要更换引流系统时，应先撤除负压，轻轻揭去封闭半透膜及外层填充敷料，移除引流管道，再揭除内层填充敷料。遇有敷料干结或与创面粘贴致密的情况，应用无菌盐水润湿后再予揭除。

4. 有效控制疼痛 若创面巨大，去掉或更换势敷料时必造成较重的疼痛时，应在麻醉下实施操作。

5. 使用 VAC 观察积液罐里面的液体量和颜色性状，机器屏幕下方右下角的转盘是否转动，表示正常运行。

6. 健康教育 操作前解释引流的目的，操作完毕后，应告知患者及陪护人员注意保护引流系统，不要牵拉管道，不要随意调整参数等注意事项，保证治疗持续有效，指导患者进食富含高蛋白高维生素类饮食以利创面早期愈合，告知患者创面的自护与观察，休息营养等知识，嘱不适立即告知医护人员。

【并发症预防及护理】

1. 创面填充敷料干结变硬 敷料干结变硬会导致引流效果差，使用期间经常应加强巡视，视察、触摸可以填充敷料，及时发现。敷料干结变硬可由密封不严、漏气导致敷料脱醇或创面渗液被吸净后所致。处理时，必须在确保无菌的情况下才能从引流管中缓慢逆行注入适量生理盐水，浸泡敷料使其重新变软，然后再次接通负压。若引流管中已无引流物持续流动，封闭半透膜也无鼓胀，此时可以不做处理，一般也不会影响 VSD 治疗的效果。

2. 腔隙填塞是填充敷料残留 创面敷料填充后需更换或决定停止使用 VSD，改行二期缝合或其他操作时需小心取出全部填充敷料，避免残留。对于创口小、潜行腔隙大或窦道较深的部位要认真检查，避免因牵拉等原因导致小块敷料遗留在创腔内，影响愈合。因此，在敷料铺设时，建议勿将其修剪成小块碎片填充到伤口缝隙中。

3. 引流管堵塞 表现为封闭半透膜鼓胀看不见管形。引流管被引流物堵塞时可截断负压，甚至使敷料鼓起，不见管形，这时建议使用导丝疏通，必要时更换管路，重新接通负压源。半透膜密封不严，负压源异常，引流管路接头处漏气，引流管被患者体重压迫、折叠也可导致类似问题，此时需要根据具体原因具体处理。

4. 出血 引流管内有大量新鲜血液被吸出时，应立即停止负压，仔细检查创面内是否有活动性出血，止血后再使用负压引流。为了避免出血并发症的发生，术前应在保证清创效果的前提下，尽量减少手术创伤，彻底止血，尽量减少创面渗血。术后要避免使用抗凝血药物。

5. 感染 创面消毒不彻底，无菌操作不严格，均有可能导致感染。表现为敷料内有少许坏死组织和渗液残留，甚至出现黄绿色、灰褐色等污点，有时甚至会透过半透膜散发出臭味。由于负压吸引的存在，一般不容易产生感染扩散，但此时还是应重新消毒，更换新的引流系统。

6. 皮肤问题 半透膜粘贴一般不会导致毛囊炎、皮炎，但使用前还应注意做好创口皮肤的清洁工作。如果发现毛囊感染、皮肤红肿等现象，应及时更换贴膜。对于皮肤菲薄或合并有病变的患者，在粘贴和揭除封闭膜时，要避免暴力撕扯导致损伤，粘贴也不应过紧，避免形成张力性水疱。

7. 合理压力 新鲜创面 60mmHg 负压时创面血流量明显升高；120mmHg 时峰值接近基线的 4 倍，持续负压 30 分钟后维持在基线水平的 2 倍左右，150mmHg 负压以上时血流量增加后很快降至基线水平，负压持续 15 分钟血流量下降不明显。

8. 薄膜封闭不佳 泡沫隆起，管型消失，薄膜周围有渗液，泡沫干结变硬，早期发现则表层覆盖泡沫，后期则需更换。

【禁忌证】

1. 负压治疗的泡沫敷料不能直接接触暴露的血管、吻合部位、器官或神经，务必使用凡士林油纱保护重要的组织，如暴露的肌腱、韧带、血管、吻合处、器官和神经等。

2. 伤口内存在恶性肿瘤。

3. 骨髓炎未经治疗。

4. 存在非肠性瘘管及未经探明的瘘管。

5. 存在焦痂的坏死组织。

（邱娅茜，缪桂华，廖灯彬）

参 考 文 献

陈倩, 边才苗, 沈定树. 2008. 手术切口感染的病原菌分布及耐药率监测, 中华医院感染学杂志, 18(1): 105～107

杜克, 工守志. 2009. 骨科护理学. 北京: 人民军医出版社

黄凯如, 钟建华. 2005. 新型敷料与伤口愈合. 医疗装备, 18(2): 29, 30

刘勤, 曹志军. 2007. 伤口换药的研究进展. 创伤外科杂志, 9(2): 183～184

李东，张杰，牛星焘，等.2000.密闭湿润环境与创面愈合.实用美容整形外科杂志，11(3):142～144

宁宁，朱红.2010.外科护理新进展.北京：人民卫生出版社

裘华德，王彦峰.1998.负压封闭引流技术介绍.中国实用外科杂志，18(4):233，234

王震云.2006.医用伤口敷料的研制与临床应用.中华护理杂志，41(1):87，88

吴在德.2004.外科学.6版.北京：人民卫生出版社

徐叶.2009.最新医院骨科临床护理操作规程与护理风险防范及护士长工作必备手册.北京：人民卫生出版社

许晓秋，张栋.2011.骨科手术部位感染率及危险因素的回顾性调查.中国感染控制杂志，9(2):109～111

杨桂元，钱祝银.2010.负压封闭引流技术研究进展.中国实用外科杂志，30(2):149～151

杨晓静，范红.2004.湿性伤口愈合的护理体会.实用医技杂志，11(8):1490～1941

尹玲玲，夏玉青.2011.浅谈骨科手术伤口护理的现状与前景.中外医疗，12(10):231～233

于兰贞，万雁雁.2002.治疗慢性溃疡促进伤口愈合的护理新进展.国外医学护理学分册，21(8):359～361

张春秀，赵士琴.2006.康尔透明贴治疗静脉输液外渗的临床观察.齐齐哈尔医学院学报，27(5):618，619

张龙禄，舒文献.2010.骨折伤口常见并发症的护理.中国骨伤，(7):198～201

Bradley M, Cullum N, Nelson EA, et al. 1999. Systematic reviews of wound care management. Dressings and topical agents used in the healing of chronic wounds. Health Technol Assess, 3(17): 1～4

Falanga V. 2000. Classification for wound bed preparation and stionulstion of chronic wounds. Wound Rep Reg, 8(5): 347～352

Fox A, Tadros A, Perks AG. 2004. An unusual complication of vacuum assisted closure in the treatment of a pressure ulcer. J

Wound Care, 13(8): 344, 345

Friedman C. 2006. Diabetes watch : key considerations for utilizing silver dressings. Podiatry Today, 19 (5): 24 ~ 29

Page JC. 2002 . Critiquing clinical research of new technologies for diabetic foot wound management. Journal of Foot and Ankle Surgery, 41 (4): 251 ~ 259

第五章 骨科常用康复器具的使用及护理

第一节 助行器的使用

【概述】

医学上把辅助人体、支撑体重、保持平衡和行走的工具通称为助行器。根据其具体结构和功能，可将其分为单臂操作助行器和双臂操作助行器两大类。单臂操作助行器以各式拐杖为主，而双臂操作助行器则分为框式、交替步进式、轮式、前臂支撑式助行器等（图5-1）。

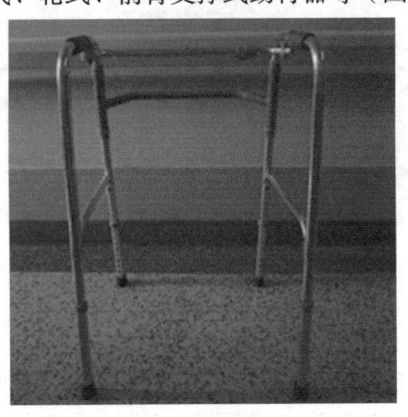

图 5-1　助行器

【适应证】

下肢无力或不能承力、步态不稳、功能训练的患者。

【高度的选择】

双臂自然下垂时,双肘可以稍弯屈 15°～30°,手柄恰在手腕高度。手柄在合适的位置,行走时可以降低肩背部负重受力,减少劳损。

【使用方法】

使用助行器的患者须有良好的平衡能力,且双臂要有足够的力量来支撑身体重量。方法如下:

1. 站立法(图 5-2) 助行器→双脚站立→双脚垫脚尖。

(1)患者床旁坐稳,助行器放于双脚前方。

(2)双手辅助助行器,以手臂的力量站立。

(3)抬头挺胸,双眼平视前方,双脚微微分开,双脚行垫脚尖运动达到身体平衡。

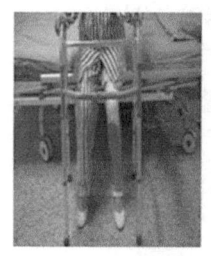 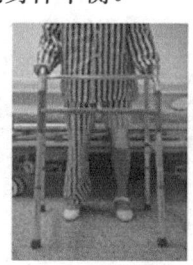 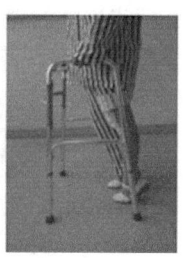

助行器　　　→　　双脚站立　　→　　双脚垫脚尖

图 5-2　助行器站立法

2. 三步法(图 5-3) 助行器→患肢→健肢。

(1)抬头挺胸,双手同时将助行器举起向前移动 1 步(25～30cm)。

(2)患肢抬高后迈出半步,约在助行器横向的中线偏后方。

(3)双手臂伸直扶于助行器上支撑身体,迈出健肢与患肢平行。

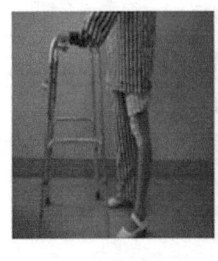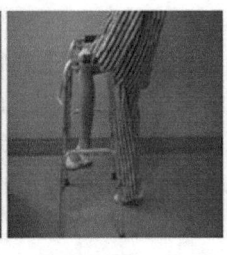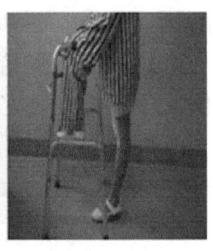

助行器　→　　患肢　→　　　健肢

图 5-3　助行器三步法

3. 四步法（图 5-4）　助行器→患肢→助行器→健肢。

（1）抬头挺胸，双手同时将助行器举起向前移动 1 步（25～30cm）。

（2）患肢抬高后迈出，约落在助行器横向的中线偏后方。

（3）再次向前移动助行器 1 步。

（4）双手臂伸直撑身体，迈出健肢，超过患肢位置，落在助行器与患肢之间。

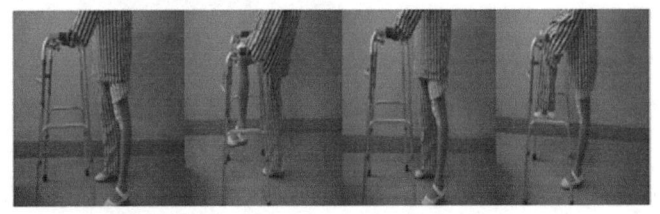

助行器　→　　患肢　　→　助行器　　→　健肢

图 5-4　助行器四步法

【注意事项】

1. 检查　每次使用前，检查助行器是否稳定，橡皮垫、螺丝有无损坏或松动，以维持其安全性，预防跌倒。

2. 防滑 保持地面干燥、走道通畅，以免滑到或跌倒；穿着长度适宜的裤子及防滑的鞋子。

3. 循序渐进 助行器适合平地行走、不适合上下楼梯，制订计划、循序渐进地增加行走的活动量。

4. 行走规范

（1）第1次下床时，应由医护人员进行指导，避免使用不当造成伤害。

（2）下床前应双腿下垂，在床边端坐15～30分钟以免直立性低血压导致跌倒。

（3）行走时眼睛平视前方，注意抬头挺胸收腹，太过向前容易导致重心不稳而跌倒，步伐不宜太大，以达到助行器的一半为宜。

（曾利辉，李玲利）

第二节　拐杖的使用

【定义】

拐杖（图5-5）是辅助人体支撑体重、保持平衡和行走的工具。常用的拐有腋拐、手拐、前臂拐和平台拐4大类，腋拐在骨科临床更为普遍、常用。拐杖的材料有木制、竹制、金属制作，临床上应首选铝合金制作的拐杖，既轻便灵活，又可调节。

【适应证】

拐杖适用于任何需要辅助力量才能站立或行走的患者。

第五章 骨科常用康复器具的使用及护理

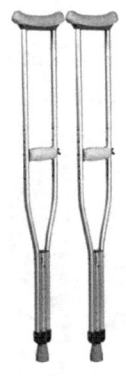

图 5-5 拐杖

【高度的选择】

根据患者的身高调整好拐杖的高度，拐杖上端的横把及把手要柔软，避免磨伤皮肤，并用纱布缠绕（以便污染后及时更换），下端要有防滑橡皮头。成人拐杖长度测量可以选用下列几种方法：

（1）为防止臂丛神经损伤，站立时双手扶拐，拐杖的上横臂低于腋窝底 5～10cm，与肩同宽。

（2）握手柄高度一般为腋至腕部的距离，如用双手负重时可调节至屈肘 15°～30°，这样体重便由双手支撑。

（3）身长减去 41cm。

（4）自腋至离足外缘 20cm（儿童 15cm）处地面。

（5）自腋至足底的长度加 5cm 或身长的 77%。

【使用方法】

使用拐杖行走的方法多样，需根据自身平衡能力及控制能力进行选择。方法如下：

1. 两步法（图 5-6）

（1）抬头挺胸，双眼平视前方，重心略移向右侧。

（2）同时迈出右拐和左腿，重心移向左侧。

（3）再同时迈出左拐和右腿。

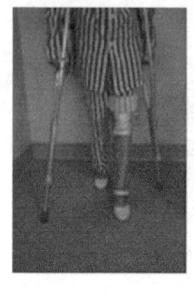 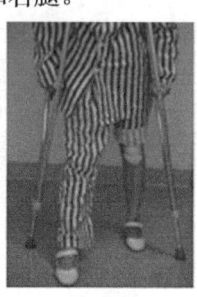

右拐左腿　　→　　左拐右腿

图 5-6　拐杖两步法

2. 三步法（图 5-7）　双拐→患肢→健肢。

（1）抬头挺胸，双眼平视前方，双手同时将拐杖举起向前外侧迈步。

（2）患肢抬高后迈出半步，足尖不超过双拐头端的连线。

（3）以双拐支撑身体重量，迈出健肢与患肢平行。

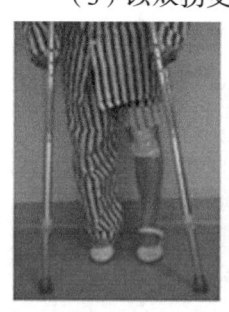 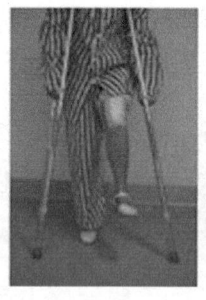 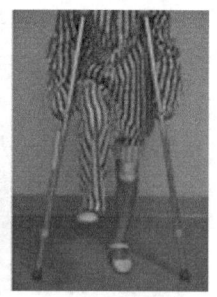

双拐　→　患肢　→　健肢

图 5-7　拐杖三步法

第五章 骨科常用康复器具的使用及护理

3. 四步走法（图 5-8） 右拐→左腿→左拐→右腿。
（1）抬头挺胸，双眼平视前方，重心略移向右侧。
（2）先迈出右拐，左腿跟上。
（3）再迈出左拐，右腿跟上。

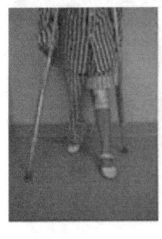 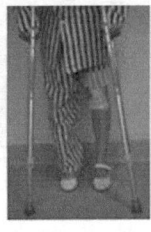 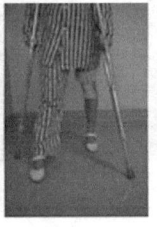 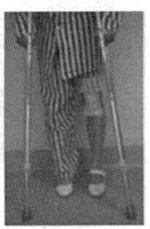

右拐　→　左腿　→　左拐　→　右腿

图 5-8　拐杖四步法

4. 上楼梯法（图 5-9） 健肢→双拐→患肢。
（1）健肢先上，重心前移。
（2）再上拐杖，患肢跟上。

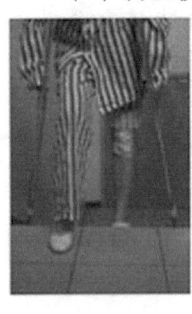 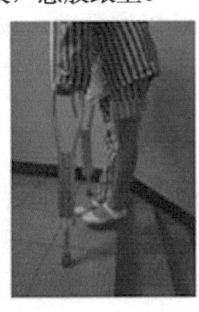 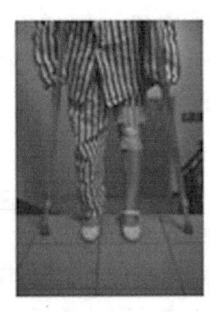

健肢　→　双拐　→　患肢

图 5-9　拐杖上楼梯法

5. 下楼梯法（图 5-10） 双拐→患肢→健肢。
（1）先下拐杖，患肢跟上。

（2）重心前倾，再下健肢。

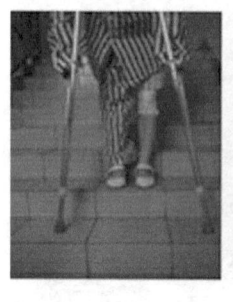 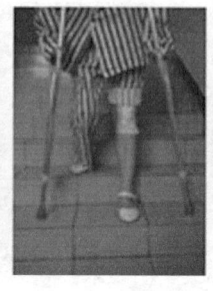 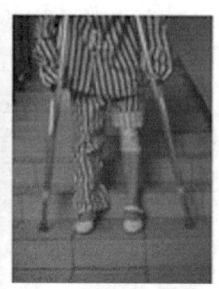

双拐　→　患肢　→　健肢

图 5-10　拐杖下楼梯法

【注意事项】

（一）评估

评估患者臂力，以防跌伤；检查拐杖是否稳定，橡皮垫、螺丝有无损坏或松动，以维持其安全性，预防跌倒；保持地面干燥，走道通畅，以免滑倒或跌倒。

（二）调节

1. 拐杖头端应分别位于身体的前外上方（为身体两侧外上10cm左右），枴杖顶端距离腋窝至少5cm（三指幅的距离），使用时不要将腋窝紧靠在拐杖的顶端，以免腋下臂丛神经压迫性损伤。

2. 正确调节拐杖的高度，上臂夹紧，注意保持身体平衡，避免使用枴杖时向前或向后跌倒。

（三）使用

1. 使用枴杖行走、枴杖头端着地时，应该在身体的前外侧，而不是脚尖的前面。

2. 初次下床的患者，医护人员一定要守护在旁，给予指导和保护。

3. 正确指导使用拐杖的方法，避免使用不当造成的不良事件。

（四）弃拐时间

原则是折端达到骨性愈合，患肢肌肉能抵抗一定的阻力或肌力接近正常时，可考虑不用拐或少用拐。弃拐时间一般为8周，不能过早，否则会导致骨折畸形甚至内固定折弯、断裂，严重时需再次手术；也不能过晚，部分患者对骨折愈合存在顾虑，不敢弃拐，不利于康复。对于股骨颈骨折或股骨头坏死的患者，拄双拐的时间至少在1年以上，再换单拐3～6个月。

（五）臂丛神经损伤的预防和治疗

拐杖使用不当导致臂丛神经损伤原因主要是局部反复压迫，其次为牵拉伤。预防措施为：

1. 教会患者正确使用拐杖，特别应注意的是使用拐杖时是以手部用力支撑，而不是依赖腋窝部支撑。

2. 拐杖的长短要合适，站立时双手扶拐，拐杖的上横臂低于腋窝底5～10cm，与肩同宽；下横臂高低调节个体化，以便于患者用手把持和用力为标准，或双手握紧拐杖时肘关节屈曲15°～30°，对于个头矮小者尤其要注意。

3. 拐杖的上横臂上方常规加用柔软的防护垫，防止患者以腋窝支撑时坚硬的上横臂与骨挤压臂丛神经导致损伤。

4. 选择轻便的拐杖，通常选择铝合金制品最佳，利于患者减轻疲劳，减少依赖腋窝支撑。

5. 对于体重超重的患者应特别重视，该类患者往往由于臂力不支,常常依赖腋窝部辅助支撑,尤其容易导致臂丛神经损伤。

一旦发生臂丛神经损伤,主要治疗是给予外周神经营养药物和 B 族维生素,同时给予物理治疗和高压氧治疗。注重患肢功能训练,防止肌肉萎缩、关节僵硬。

(曾利辉,李玲利)

第三节 颈部固定器的使用

【目的】

颈部固定器,即颈托(图 5-11)可以限制颈部活动、减轻颈椎间孔的压力,减少神经磨损、缓解神经压迫症状和颈部肌肉的疼痛,防止颈髓损伤。

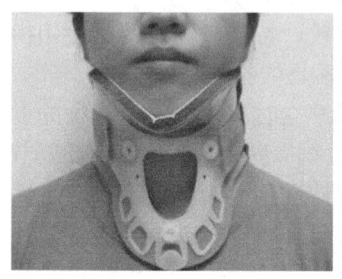 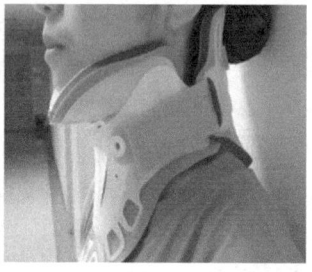

图 5-11 颈托

【适应证】

1. 颈椎病的减压治疗者。
2. 颈椎术后颈部需保护者。
3. 需颈部制动的患者。

第五章 骨科常用康复器具的使用及护理

【禁忌证】

目前暂无颈托禁忌证的相关报道。

【颈托的分类】

颈托的分类见表 5-1。

表 5-1 颈托的分类

分类	类型
按材质分类	高分子颈托、橡塑颈托、普通颈托
按功能分类	可调式颈托、不可调颈托
按制作分类	定制颈椎矫形器、成品颈托

【颈支具的选择】

1. 根据治疗目的正确选用支具类型。
2. 正确评估患者,选择适宜的型号。
3. 材质应透气、柔软、轻便、具有韧性的。
4. 选择易于清洁、安全可靠、佩戴舒适、患者易于操作的支具。

【使用方法】

对患者做好示范和说明,佩戴方法见表 5-2。

表 5-2 颈托的使用方法

体位	方法
卧位	双手托住枕部并抬起,保持颈枕在一条直线上
	将后垫通过近侧颈部向对侧插入或从枕部向下插入,使后垫下缘至颈肩部,上缘低于两侧耳郭,将前托两侧稍微外展后,从胸骨柄处将前托向上推移,直到下颌部完全放入前托的下颌窝内,颈托前后充分对合好后,将尼龙扣扣好,根据患者颈子粗细调节松紧度

续表

体位	方法
坐位	先妥善放置好前托位置,一手托住下颌并固定 另一手将后垫置于枕颈部中央位置,从后面完全将前托包裹 向前拉紧双侧粘扣,注意松紧度的调节,并粘好粘扣

【注意事项】

1. 颈托的松紧要适宜,应与颈椎的生理曲度相适应,过松不能达到制动,过紧造成皮肤压伤,佩戴患者应无气紧、头晕等不适。

2. 使用时注意观察颈部皮肤状况,颈托上缘应低于耳郭,预防颈部、枕突及耳郭、下颌部皮肤破损,必要时垫棉质衬垫。

3. 佩戴颈托期间做好颈部皮肤清洁,以增加颈部舒适感。

4. 掌握佩戴颈托离床原则:佩戴好颈托后,再侧卧位上、下床;平卧位时,方可取下颈托。正确下床的方法为下床时先翻身侧卧,再以手肘及另一侧的手掌将上身撑起,同时双脚垂放床沿坐起,再慢慢站起下床活动。上床顺序与之相反。

5. 长期应用颈托可能会引起颈背部肌肉萎缩,关节僵硬,所以佩戴时间不宜超过3个月,应遵医嘱佩戴。

6. 颈托维护方法:用软刷蘸温水或冷水加普通洗洁精进行清洗,用毛巾擦干于阴凉处晾干,不可使用吹风机吹干或在烈日下曝晒,或用具有强腐蚀性的清洁剂进行清洗,以免变形。

7. 佩戴颈托下床走路时头不能低,避免摔倒,可适当行四肢功能锻炼。

8.饮食应少量多餐，小勺喂食。

（曾利辉，屈俊宏，李　晔）

第四节　腰部固定器的使用

【概述】

腰部固定器（图5-12）作为腰部的外力支撑，利用生物力学的三点矫正原理，限制腰椎的屈曲活动，减轻腰椎间隙的压力及对神经根的压迫与刺激，减少腰部肌肉的劳损，缓解肌肉痉挛，从而达到保护腰部、缓解局部疼痛的目的。

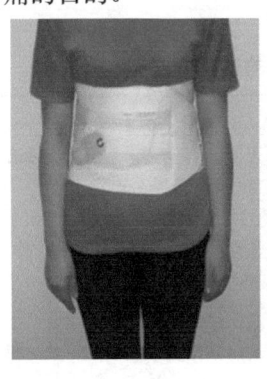
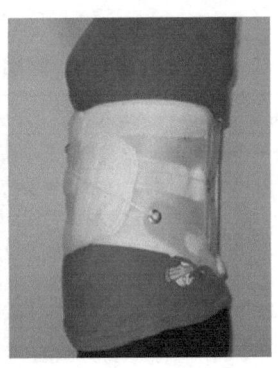

图5-12　腰围

【适应证】

腰部固定器适用于急慢性腰疼症、急性腰部扭伤、腰椎骨折脱位，腰椎骨间盘突出，根性坐骨神经痛及各类腰部手术后需要腰部制动的患者。

【禁忌证】

目前暂无相关禁忌证的报道。

【腰围的分类】

腰围的分类见表 5-3。

表 5-3 腰围的分类

分类	类型
按材质分	软性腰围、半硬性腰围、硬性腰围
按功能分	弹性腰围、非弹性腰围

【方法】

正确评估患者的腰围,选取适宜的规格型号,详见表 5-4。

表 5-4 腰围的使用方法

体位	方法
卧位	正确定位,腰围正中线正对患者脊柱,腰围的上缘齐肋弓下缘,下缘至臀裂处
	侧卧,避免脊柱侧屈、旋转,将腰围平整塞入腰背部
	翻向另一侧,将腰围拉至腹部固定
	佩戴腰围后采用侧身起床法,以减轻腰椎的压力
立位	展开腰围,检查腰围的正反方向及上下位置
	患者抬头挺胸收腹,手持腰围两端由后向前将粘胶带拉紧固定
	双手同时将侧拉带向前外侧拉紧,并固定于腹部

【注意事项】

1. 佩戴腰围应松紧适宜,固定、舒适要同时兼顾。
2. 术后患者佩戴腰围,一定要先佩戴好腰围后再坐起或下床，卧床后才能去掉腰围。

3. 注意观察骨突处及腰围边缘皮肤有无压红、疼痛，及肢体肿胀麻木等症状。

4. 佩戴腰围后应少食多餐，饮食不宜过饱，避免急性胃扩张。

5. 保持大便通畅，多食含膳食纤维食品，避免增加腹压。

6. 去掉腰围后，要加强腰背肌的锻炼，尽快地恢复肌肉的力量，增强腰部的稳定性。

7. 佩戴支具期间，加强各关节肢体的功能训练，避免肢体失用综合征的发生。

8. 佩戴腰围的时间要适度，长时间佩戴腰围可能会导致腰背肌肉萎缩，去除腰围的时间应遵医嘱进行。

9. 对于行腰椎择期手术患者应在术前进行腰围佩戴指导，可有效减轻术后初次佩戴腰围的疼痛程度，提高患者及家属对此项技术的掌握情况。

（曾利辉，屈俊宏，李　晔）

第五节　持续被动运动仪的使用

【定义】

持续被动运动仪（continuous passive motion，CPM）是一种利用器械或电子动力装置，有计划地带动部分肢体持续被动活动的装置。它包括上肢、下肢 CPM 机（图 5-13），手指 CPM 机及腰部 CPM 机，目前已被广泛应用于临床康复治疗，是骨科患者康复治疗方案之一。作为骨科护士，应掌握 CPM 使用知识，以合理运用于临床，达到满意的治疗效果，促进患者的康复。

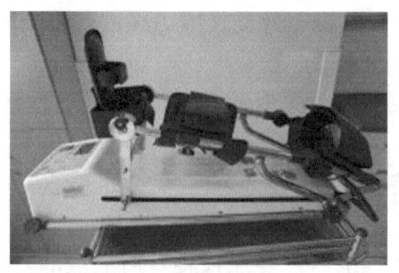

图 5-13　下肢 CPM 治疗仪

【目的】

1. 预防关节粘连和僵硬，改善关节功能，维持和增加关节活动度。

2. 促进关节软骨、韧带和肌腱损伤的自我修复，预防关节挛缩。

3. 改善局部血液循环，减轻肿胀、疼痛等症状，促进伤口早期愈合，预防深静脉血栓等并发症的发生。

【适应证】

1. 骨、关节骨折坚强内固定术后。
2. 关节成形术后，各种人工假体置换术后。
3. 创伤性退变性骨关节炎术后或关节松解术后。
4. 关节变形矫形术后或关节周围软组织损伤修补术后。
5. 骨关节感染治愈后关节功能障碍。
6. 脑血管意外后遗症及截瘫患者的康复。
7. 无神经根卡压症状的下腰痛。

【禁忌证】

1. 骨折未复位固定前。

2. 恶性骨肿瘤。

3. 凝血功能障碍者。

4. 张力性肿胀或骨筋膜综合征者。

5. 特殊感染者。

6. 痉挛性瘫痪。

7. 合并血管损伤术后。

【操作评估】

评估内容见表 5-5。

表 5-5 评估内容

项目	内容
评估患者	全身情况：病情、意识状态、自理能力、配合能力
	心理状态：有无紧张、焦虑，对治疗的认识和态度等
	局部情况：手术部位、伤口情况、管路情况
	肢体情况：皮肤有无破溃、肢体长度、肿胀程度、关节活动度
评估仪器	遵医嘱选择型号适用的 CPM
	仪器的关节长度与患者肢体是否一致
	确定仪器完好，关节复位到 0°
	仪器运动角度是否准确

【操作准备】

操作准备见表 5-6。

表 5-6 操作准备

项目	内容
环境准备	床单位整洁，病床刹车制动良好，周围环境安全
物品准备	CPM 治疗仪

续表

项目	内容
物品准备	治疗巾一张
	测量长度的软尺
	医嘱执行单
	快速手消毒液
	电源插座(必要时)
患者准备	行健康知识宣教,使患者了解治疗的目的、意义,并能积极配合操作
	穿病员服,注意保暖,冬季行 CPM 治疗应加强保暖措施
	排空大小便,取平卧位(上肢 CPM 治疗时患者一般取坐位)
护士准备	仪表整洁、洗手、戴口罩

【操作步骤】

CPM 操作步骤见表 5-7。

表 5-7 CPM 操作步骤

内容	步骤
准备工作	携用物至病床旁,严格查对医嘱
	对患者讲解操作目的,取得患者配合
	连接电源,检查电路是否通畅
	打开电源开关,检查机器运转是否正常
操作流程	测量患者肢体长度(图 5-14)
	调节仪器支架,使之与患者肢体各段长度基本一致
	将机器固定于患者病床上(上肢 CPM 仪可置于高度适宜的桌子或固定架上),根据医嘱及患者病情调节运动角度、运动速度与运动时间
	将治疗巾包裹患肢后,固定于仪器搁架上

第五章 骨科常用康复器具的使用及护理 101

续表

内容	步骤
操作流程	检查起始、终止角度，运动速度及运动时间设置无误后，打开电源开关，运行仪器（图5-15，图5-16）
	观察CPM运行状况，询问患者感受
用物处置	CPM仪复位到0°，关闭开关、电源
	收拾用物，将患者肢体置于舒适体位
	整理床单位，必要时予以床挡保护
	洗手并记录
	CPM仪清洁消毒后备用
护理指导	运动角度增加应循序渐进
	CPM运动速度应由快至慢
	使用过程中不可随意调节运动角度或速度

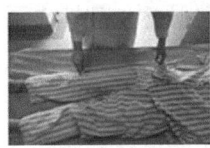 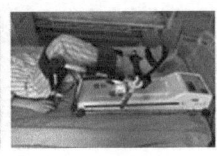 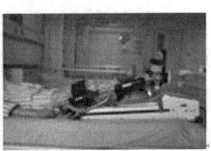

图5-14 测量肢体长度　图5-15 CPM运行图（1）　图5-16 CPM运行图（2）

【特别关注】

对于CPM的有效性，国内外学术界尚无统一的定论，应当认识到CPM是暂时过渡性的被动功能活动训练，主动功能活动才是康复的目的，两者不可偏废，也不可相互取代。在患者病情允许的前提下，CPM应用间歇期可鼓励患者进行肢体主动功能锻炼，并逐渐增加主动功能锻炼，以便最终完全取代被动功能锻炼。此外，目前CPM的康复方案也缺乏统一、公认合理的标准。但是，CPM联合其他康复治疗的综合治疗方案已获得学术界广泛认同，综合治疗方案通过结合多种康复手段，相互促进，克服单一康复治疗的局限性，可有效促进关节功能康复，减少并发症的发生。临床护理工作中，应结合具体实际，将CPM治疗与疼痛治疗、其他物理治疗（如超声波治疗、红外线治疗等）及心理康复治疗有效地联合起来，充分发挥综合康复治疗的优势，努力达到最好的临床效果。

（宁　倩，张　林，刘晓艳）

第六节　下肢静脉泵的使用

【概述】

下肢静脉泵是一种模仿下肢远端静脉丛生理性血泵功能而制成的临床辅助治疗仪器（图5-17），主要由主机、连接管及气囊套组成。它利用腿套中的空腔，向其中定向、顺序地加压间歇性充气，使下肢静脉回流速度加快，防止静脉瓣和静脉窦的血流淤滞，从而预防深静脉血栓的形成。

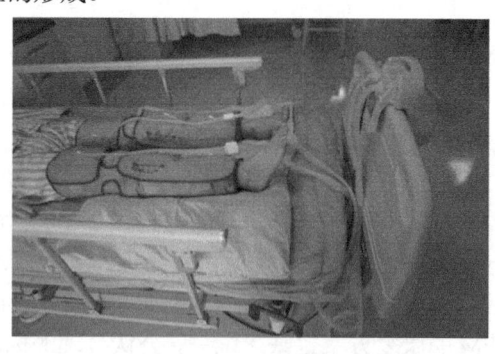

图5-17　下肢静脉泵

【目的】

1. 促进下肢静脉血液回流，消除下肢肿胀。
2. 促进下肢血液循环，改善下肢静脉曲张、下肢坠胀、疼痛等症状。
3. 预防深静脉血栓形成。

【适应证】

1. 骨科多发创伤，尤其是骨盆、髋部、下肢骨折及脊髓损伤伴截瘫、偏瘫患者。
2. 卧床或制动时间＞72小时者。
3. 骨科大中型手术术中及术后患者。
4. 静脉功能不全者，如静脉曲张、静脉炎患者。
5. 血液黏稠度增高、血液高凝状态者。
6. 既往深静脉血栓或肺栓塞病史者。
7. 合并心力衰竭、呼吸衰竭、脑卒中等深静脉血栓形成危险因素的患者。

【禁忌证】

1. 已患或怀疑患有深静脉血栓者。
2. 下肢严重的动脉硬化或缺血萎缩性血管疾病患者。
3. 局部有严重创伤者。
4. 严重感染、败血症、急性坏疽、下肢恶性肿瘤、血友病患者。
5. 因回心血量增加可能导致不良后果的患者。

【操作评估】

操作评估内容见表5-8。

表 5-8　评估内容

项目	内容
评估患者	全身情况：病情、意识、配合能力、既往病史，如皮肤病、糖尿病等
	心理状态：有无紧张、焦虑等情绪，对治疗的认识和态度
	局部情况：接受治疗肢体的皮肤、血管、管路情况，肢端循环情况，是否已发生或怀疑深静脉血栓
评估仪器	根据患者肢体周径大小选择适宜型号的气囊套
	确定仪器完好，确定气囊套无漏气

【操作准备】

操作准备见表 5-9。

表 5-9　操作准备

项目	内容
环境准备	床单位整洁、病床刹车良好、周围环境安全
用物准备	下肢静脉泵
	软尺
	治疗巾
	医嘱执行单
	快速手消毒液
	电源插座（必要时）
患者准备	了解治疗目的、意义，积极配合治疗
	穿着舒适，注意保暖
	排空大小便，取舒适平卧位
护士准备	仪表整洁、洗手、戴口罩

第五章 骨科常用康复器具的使用及护理

【操作步骤】

下肢静脉泵操作步骤见表 5-10。

表 5-10 下肢静脉泵操作步骤

操作步骤	要点与注意事项
携用物至床旁，查对医嘱，向患者讲解操作主要内容与目的，取得合作	
测量治疗肢体周径，确定气囊套型号适宜	
连通电源，遵医嘱设置治疗压力、模式及治疗时间，确定仪器完好	
再次核对，仪器妥善放置，将气囊套妥善固定于已套好治疗巾的肢体	气囊套松紧适宜，以可伸进 1～2 指为宜
打开开关，开始治疗	治疗过程中，注意观察肢端血液循环情况，询问患者感受，必要时可停止治疗
治疗结束，再次核对，关闭电源，松开包裹的气囊套及治疗巾，整理床单位，协助患者取舒适体位，加床挡保护	
收拾用物，离开患者床旁，洗手并记录	
仪器消毒备用	

（欧阳朝威，张 林，刘晓艳）

第七节 冷疗仪的使用

【概述】

冷疗法（cryotherapy），即以低于体温的冷制物作用于机体，使组织温度降低以达到治疗效果的方法。冷疗仪（图 5-18），又名脉冲式加压冷疗仪，是借助冰水循环和脉冲式间歇加压产生冷敷及局部间歇性加压作用的一种冷加压自动循环系统，主要由冰桶、冰囊、连接管、电动泵四部分构成。

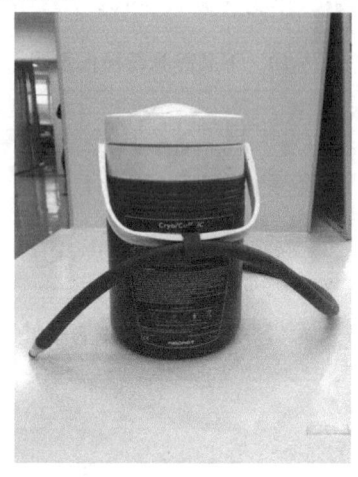

图 5-18　冷疗仪

【治疗优势】

1. 冷疗仪电动泵可将冰水循环利用，保证了冷疗效果的持续性、恒定性。

2. 治疗过程中仪器产生的脉冲压具有减轻局部肿胀且不影响体液回流的功能。

3. 冰囊外形设计符合人体关节解剖，与体表接触面积大，贴合性好，容易固定。

【目的】

1. 促进毛细血管收缩，降低微血管通透性，减轻局部肿胀压迫。

2. 降低组织温度及细胞代谢速度，减轻局部炎症。

3. 减慢神经传导速度，麻痹局部末梢神经，降低末梢神经敏感性，从而减轻疼痛。

【适用证】

1. 闭合性软组织损伤早期。
2. 四肢骨折术后、关节术后（髋、膝、肩、肘等）。
3. 关节炎早期。

【禁忌证】

1. 雷诺病、血管痉挛及局部血液循环受损者。
2. 对冷过敏及恶病质者。
3. 冷温觉感觉障碍者。

【操作方法】

（一）操作评估

1. 患者评估 病情、意识、依从性及接受治疗部位的皮肤、血管及肢端循环情况，检查患者对冷的敏感性及易感性。

2. 用物评估 冷疗仪完好且处于备用状态。

（二）操作准备

1. 环境准备 床单位整洁，病床刹车制动良好，周围环境安全。

2. 物品准备 冰桶（装冰水）、冰囊、连接管、电动泵、医嘱执行单、速干手消毒液、电源插座。

3. 护士准备 仪表整洁、洗手、戴口罩。

4. 患者准备 知晓操作目的及配合要点，排空大小便，取舒适位。

（三）操作步骤

冷疗仪操作步骤见表 5-11。

表 5-11　冷疗仪的操作步骤

操作步骤	要点与注意事项
备齐所需用物，携至患者床旁	问候关心患者，注重人文关怀，严格查对医嘱
向患者解释冷疗仪使用目的及注意事项	消除患者的顾虑以便取得积极配合
评估患者病情及患肢情况	
将连接管与冰桶相连（冰桶内盛冰水） 冰囊固定于冷疗部位（产品标志面朝外）	及时更换桶内的冰水以保证冷疗效果 勿在冰囊上加用弹性固定带
将冰桶上的连接管与冰囊连接	
打开通气阀，将冰桶放置在高于冰囊处	两者高度差≤40cm，避免冰囊压力过大
关闭冰桶盖上的通气阀，连接电动泵，打开电源开关，开始治疗（图5-19）	
观察患者肢端循环情况，询问患者主观感受	患者主诉麻痹等不适时，应及时进行评估、处理，可适当降低冰桶高度后观察，必要时立即停止使用
整理用物，离开床旁	使用过程中加强巡视与观察
治疗结束后，关闭电源，仪器收回消毒备用	

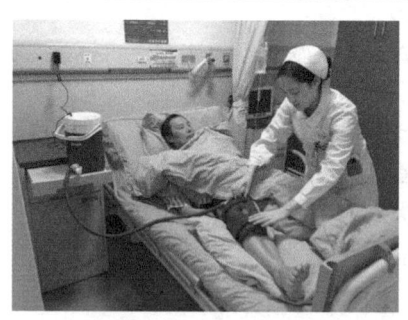

图 5-19　冷疗仪治疗图

第五章 骨科常用康复器具的使用及护理

【特别关注】

目前,加压冷疗的应用方式、停用时间尚无统一标准。在持续应用与间断应用这两种应用方式中,多数研究者倾向于持续应用冷疗方式,认为持续冷疗维持低温时间较长,疗效更加显著;但也有学者认为持续冷疗不利于组织复原,容易产生冷疗继发反应而加重肿胀。对于何时停用冷疗,目前已有大量冷疗应用 24~72 小时内的效果研究报道,而缺乏冷疗应用 72 小时后的效果相关研究。有研究者认为加压冷疗应用 48 小时后局部出血、肿胀已得到控制,可停止冷疗,而延长冷疗时间会造成软组织、肌肉僵硬,不利于患者开展功能锻炼,甚至增加深静脉血栓形成风险。因此,在临床工作中还需综合考虑患者损伤程度、对冷的耐受性及全身状况等,合理地运用脉冲式加压冷疗法,以达到理想的治疗效果;而积极探索、观察加压冷疗不同应用方式的效果,评估停用冷疗的时间等课题还需广大同仁的继续努力,共同实现脉冲式加压冷疗应用程序的标准化。

(李玲利,张 林,刘晓艳)

第八节 超声导入治疗仪的使用

【概述】

超声电导透皮给药治疗技术,是近年来兴起的一种体外无注射靶位透皮给药治疗技术(图 5-20,图 5-21)。它利用超声波对药物的弥散及改变细胞膜通透性的作用,把药物以稳定的速率透过皮肤,进入皮下毛细血管,经体循环产生全身或局部疗效。该方法集成了超声空化、电致孔、离子导入等多种给药方法，其透药速度快，起效快，作用直接，提高了药物的利用度。

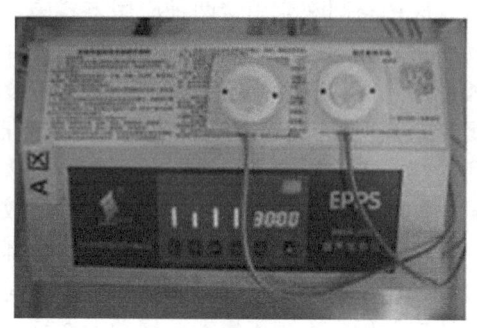

图 5-20　超声导入治疗仪

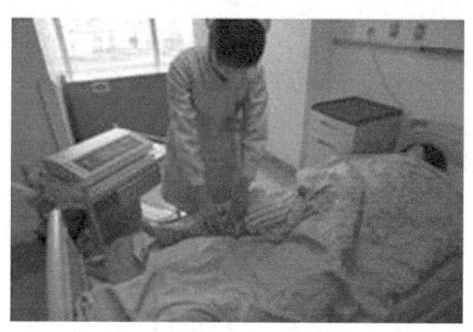

图 5-21　超声导入治疗仪

【目的】

利用超声的机械与温热效应，使靶组织内药物高浓度浸润，并促使药物向细胞内转移，从而达到靶位精确治疗的目的。不同的超声电导仪耦合电极片可达到不同的治疗目的，主要具有消炎、止痛、促进胃肠道蠕动等功效。

【作用原理】

1. 建立生物通道　超声空化作用形成药物进入体内的通透区。

2. 强力定向驱动　辐射压和对流转运作用使药物沿声波透入。

【适应证】

超声导入治疗仪在骨科较多地运用于骨折、骨坏死、软骨损伤、软组织挫伤、周围神经损伤等手术前后,达到消肿、止痛、抗炎、改善血供等目的;也用于卧床患者,以促进胃肠蠕动,改善腹胀、便秘等。

【禁忌证】

禁用于各种损伤皮肤部位,安置有心脏起搏器、人工支架和人工瓣膜及严重心力衰竭、呼吸衰竭的患者禁用,慎用于孕妇、婴幼儿、经期妇女及恶性骨肿瘤患者。

【操作方法】

（一）评估患者

1. 了解患者病情。
2. 评估患者的患处情况及皮肤情况。
3. 询问患者过敏史。
4. 评估患者的合作程度。

（二）准备

1. 护士准备　着装整洁,洗净双手。

2. 患者准备　排空大小便,取合适体位,治疗区域皮肤无破损、清洁干燥。

3. 用物准备　超声导入治疗仪,电插板,治疗巾。

4. 环境准备　舒适安全。

(三)操作步骤

超声导入治疗仪的操作步骤见表 5-12。

表 5-12 超声导入治疗仪的操作步骤

操作步骤	要点与注意事项
备齐所需用物,携至患者床旁	问候关心患者,营造温馨气氛
向患者解释超声导入治疗仪的使用目的及注意事项	消除患者顾虑,取得患者合作
接通电源,设置参数,确定仪器完好	按参数键及对应的▲和▼键进行参数设置
贴片安装:取两只贴片,将凸面的环形压敏胶上的防粘纸去除,凸面向下装入治疗头相应的圆凹内,压牢周边	
安装凝胶片:去除贴片凹面的防粘纸,根据治疗目的,选择对应功效的两只凝胶片,将凝胶片分别装入贴片圆凹内	
将贴片连同治疗头贴固定于治疗部位的皮肤	注意保护患者的隐私
将两只治疗头用绷带绑定	
接通电源,按"开始/停止"键,治疗开始	
使用过程中加强观察患者情况,询问患者使用感受,必要时进行参数调整或停止治疗	暂停治疗后再进行参数调整,按"开始/停止"键暂停或继续治疗
告知患者及家属,仪器使用过程中,不可随意调节仪器开关、参数等	
使用完毕,取下治疗头,将贴片留置于治疗部位≤1小时后去除,关闭开关、电源	
整理床单位,协助患者取舒适体位	
整理用物,离开患者床旁,仪器消毒备用	

(宁 倩,张 林,刘晓艳)

第九节 背部震动排痰仪的使用

【概述】

背部震动排痰仪，是一种根据人体胸部解剖结构及物理治疗原理，通过震动而引起痰液松动并利于咳出的治疗仪器，主要由主机、传动软轴及治疗头组成（图5-22）。

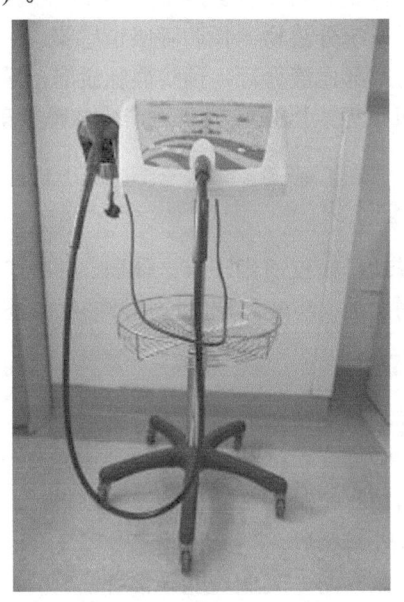

图 5-22 背部震动排痰治疗仪

【作用原理】

背部震动排痰仪通过其治疗头机械震动的方式，可在人体产生特定方向周期变化的综合治疗力，即垂直方向治疗力与水平方向治疗力：

1. 垂直方向治疗力 促使呼吸道黏膜表面黏液和代谢物松弛和液化。

2. 水平方向治疗力 产生定向推挤、震颤作用,帮助已被液化的黏液按照推挤方向(细支气管→支气管→气管)逐步排出体外。

【目的】

1. 预防或治疗呼吸系统疾病,保持呼吸道通畅,有效清除呼吸系统分泌物,预防呼吸道感染。

2. 改善肺部血液循环,预防静脉淤滞,松弛呼吸肌,改善全身肌张力,增强呼吸肌力产生咳嗽反射,促进患者康复。

【适应证】

脊部震动排痰仪适用于年老体弱、呼吸肌长期疲劳、气道分泌物增加、痰液黏稠度增加及咳嗽咳痰无力者等。

【禁忌证】

1. 胸部接触部位皮肤及皮下感染者。
2. 肺部肿瘤(包括肋骨及脊柱肿瘤)及血管畸形。
3. 肺结核、气胸、胸腔积液及胸壁疾病。
4. 局限性肺脓肿。
5. 有出血倾向、凝血功能异常者。
6. 肺部血栓。
7. 肺出血及咯血者。
8. 不能耐受震动的患者。
9. 急性心肌梗死。
10. 心脏房、室性纤颤。
11. 心脏内附壁血栓。

【操作方法】

（一）评估

1. 患者评估 病情，意识，依从性，管路、皮肤情况，活动是否受限，自理程度，用餐时间，有无禁忌证等。

2. 用物评估 背部震动排痰仪完好且处于备用状态。

（二）操作准备

1. 环境准备 环境温度适宜，必要时关闭门窗，床单位整洁，病床制动良好，拉起隔帘，保护隐私。

2. 物品准备 背部震动排痰仪、扣头罩、医嘱执行单、速干手消毒液、污物桶、电源插座。

3. 护士准备 仪表整洁、洗手、戴口罩。

4. 患者准备 知晓操作目的及配合要点，排空大小便。

（三）操作步骤

背部震动排痰仪操作步骤见表5-13。

表5-13 背部震动排痰仪操作步骤

操作步骤	要点与注意事项
携用物至床旁，核查医嘱，向患者解释	注重人文关怀
选取合适的治疗头，将扣头罩罩于治疗头上，连接电源，选取治疗模式，进行运转速度及时间设置，确定仪器运转正常，关闭开关，治疗头悬挂备用	根据患者耐受力进行参数设置，治疗时间不宜过长，治疗时机应选择在雾化吸入治疗后半小时内、就餐1～2小时之前或就餐2小时之后
取合适体位，行肺部听诊，暴露背部震动部位	注意保护患者隐私

续表

操作步骤	要点与注意事项
再次核对，打开开关，护士手持治疗头置于患者背部，紧贴肋缘，开始治疗（图5-23）	将治疗头至于痰鸣音较重部位，行由外向内、由下到上的定向推移，同时指导患者作深慢呼吸；每一位置持续振动1～2分钟，1～2分钟后，叩击头上移继续持续震动
操作过程中观察患者有无发绀、憋气、胸闷、呼吸困难、出汗等不适，一旦发生，立即停止操作	
治疗结束，协助患者取舒适体位，整理用物及床单位，再次查对医嘱	治疗结束后5～10分钟，拍背协助患者咳嗽咳痰
携用物离开，仪器消毒备用	

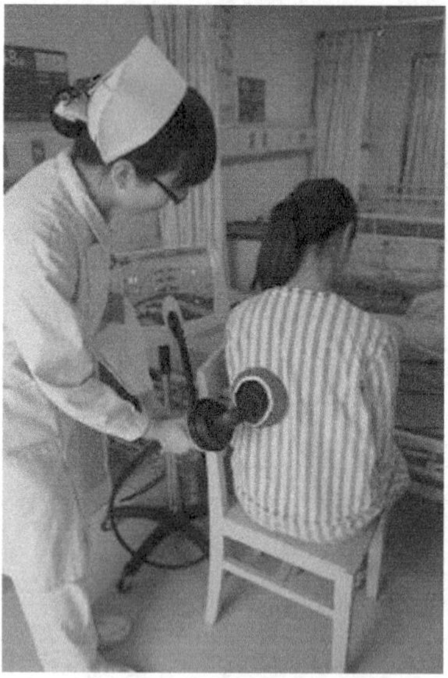

图 5-23 背部震动排痰治疗

第五章　骨科常用康复器具的使用及护理

【特别关注】

背部震动排痰仪固然具有节约人力、患者舒适感强、治疗效果显著等优势，但在临床工作中，还应综合考虑患者的病情及经济承受能力等具体情况，合理制订呼吸系统康复护理计划，不应过分依赖于仪器治疗。除物理震动排痰外，有效的呼吸功能锻炼、合理的饮食指导也是改善肺功能、预防手术后呼吸系统并发症的有效措施，应根据不同患者的实际情况，制订针对性的呼吸系统康复护理计划，运用多重呼吸系统康复治疗方案，最终达到患者康复的目标。

（张　林，阿　各，刘晓艳）

参 考 文 献

陈筠，杨辉，王宝珠. 2007. 临床护理告知程序. 北京：人民卫生出版社

陈雁西，俞光荣. 2005. 动静脉泵在骨科临床应用中的现状与展望. 中华创伤杂志，21(4)：309～311

陈忆芬，李义强. 2012. 颈椎前路手术早期并发症的原因分析及护理对策. 中国医药指南，10(34)：324～325

崔丽华，朱强. 2007. 常见骨伤骨病护理康复指导. 北京：人民军医出版社

黄小强，王效东，闫玉光. 2004. 早期应用足底静脉泵对全髋关节置换术后出血量的影响. 中华物理医学与康复杂志，26(11)：681，682

韩冰，金鑫，闫硕，等. 2013. 脊柱外科腰椎择期手术患者支具佩戴指导时机的分析与探讨. 护士进修杂志，28(4)：349～351

何成奇. 2010. 康复医学. 北京：人民卫生出版社

和艳红，安丙辰. 2014. 骨科疾病术后康复. 郑州：河南科学技

术出版社

胡白露,王芳.2009.拐杖使用不当致臂丛神经损伤的防治经验.创伤外科杂志,11(1): 11

江敏君,谢蝶兰,唐绮玲,等.2008.瘢痕电疗仪配合持续被动活动机治疗烧伤后期膝关节瘢痕挛缩的效果观察.护理学报,15(12): 40～43

景娥,刘慧卿,冯桂敏.2008.骨科疾病护理.北京:科学技术文献出版社

刘福英,刘卫华.2013.拐杖在骨科临床中的应用.中国医药科学,3(13): 166,167

梁妮,陆彩玲.2013.脉冲式加压冷疗在骨科应用的研究进展.护理实践与研究,10(15): 123,124

李晓玲,白阳静.2011.外科护理技术.北京:人民卫生出版社

李雪君,袁健东,詹姜仙.2014.颈椎手术患者佩戴颈托的护理效果观察.中国现代医生,52(31): 73～75

李炎炎,佘海洋.2014.骨科创伤患者术后下肢深静脉血栓的预防与护理.山西医药杂志,43(14): 1745～1747

罗晶,王爱民,许丽辉.2014.排痰困难患者排痰方法的研究进展.上海护理,14(4): 63,64

李金林.2012.振动排痰仪在老年肺部感染患者护理中的应用.中国医药指南,10(34): 342,343

李卫华,王丽.2003.胸部损伤患者的排痰护理.护理研究,17(1): 19

马如娅.2002.护理技术.北京:人民卫生出版社

宁宁,李卉青.2003.加热辅助持续运动对膝关术后关节功能影响的研究.护士进修杂志,18(9): 777,778

宁宁,朱红.2011.临床护理指南丛书-骨科护理手册.北京:科学出版社

宁宁,朱红.2011外科护理新进展.北京:人民卫生出版社

吕厚山.1998.人工关节外科学.北京:科学出版社

阮墨,徐永清.2005.现代康复支具的概念功能及其特点.创伤外科杂志,7(6): 427

孙瑞府，于波涛，孙晓红.2014.下肢骨折深静脉血栓预防.中国伤残医学，22(18): 66，67

唐丹，张兴阳，邓建林，等.2004.应用CPM和康复疗法预防及治疗烧伤后膝关节僵硬及腘窝挛缩畸形的对照研究.中国康复医学杂志，19(3): 202，203

王雪钢，蒋岚杉，白斗，等.2014.急性下肢深静脉血栓患者危险因素分析.中国普外基础与临床杂志，21(10): 1264～1267

辛海霞，国美娥，段元君，等.2010.足底静脉泵预防高龄患者髋周围手术后深静脉血栓护理.实用医药杂志，27(1): 40，41

徐斌，吕厚山.2000.人工髋膝关节置换与下肢深静脉血栓形成.医师进修杂志，23(8): 54，55

夏玲，张兆波.2013.冷疗法在骨科康复中临床应用进展.中国康复医学杂志，29(6): 591～594

徐叶.2009.最新医院骨科临床护理操作规程与护理风险防范及护士长工作必备手册.北京：人民卫生出版社

杨馨.2014.雾化吸入联合振动排痰在呼吸系统疾病护理中的应用.吉林医学，35(17): 38～96

徐叶.2009.最新医院骨科临床护理操作规程与护理风险防范及护士长工作必备手册.北京：人民卫生出版社

殷婷，殷炜.2004.拐杖对骨科患者功能恢复的作用.中国临床康复，8(2): 331

尤世良.2003.助行器的种类及选用.现代特殊教育，11: 43

张叶蓁，徐华.2007.浅谈老年人助行器设计.艺术与设计，6: 107～109

张雪，罗汉华.2010.持续被动运动在临床康复中的研究进展.医学综述，16(3): 420～422

张俊，邵俊杰，蒋立，等.2007.全膝关节置换术后持续性冷疗压迫法疗效分析.国际骨科学杂志，28(4): 264～267

钟俊，彭昊，李皓桓.2013.骨科康复技巧.北京：人民军医出版社

周文婷，宋斌，姜羽，等.2014.振动排痰机在肋骨骨折治疗中的疗效观察.实用临床医药杂志，18(8): 55～57

Barnes L. 1976. Cryotherapy-putting injury on ice. Physician Sportsmed, 7(6): 130 ~ 136

Hochberg J. A. 2001. Randomized prospective study to assess the efficacy of two cold-therapy treatments following carpal tunnel release. Journal of Hand Therapy, 14(3): 208 ~ 215

Kanlayanaphotporn R, Janwantanakul P. 2005. Comparison of skin surface temperature during the application of various cryotherapy modalities. Archives of Physical Medicine & Rehabilitation, 86(7): 1411 ~ 1415

Keskin M, Tosun Z, Duymaz A, et al. 2005. Frostbite injury due to improper usage of an ice pack. Annals of Plastic Surgery, 55(4): 437, 438

Woolf SK, Barfield WR, Merrill KD, et al. 2008. Comparison of a continuous temperature-controlled cryotherapy device to a simple icing regimen following outpatient knee arthroscopy. J Knee Surg, 21(1): 15 ~ 19

第六章　骨科疼痛护理管理

第一节　骨科疼痛病房概述

疼痛是组织损伤或潜在损伤所引起的不愉快感觉和情感体验,广泛出现于各种疾病的病程中。它不仅给患者躯体带来不适,而且对精神、心理、体质等方面也会产生不同程度的影响,主要表现在:急性疼痛可发展为慢性疼痛;可能导致机体功能恢复减慢;会引起患者心律增快、血压升高;会继发一些并发症:如压疮、深静脉血栓、关节僵等,直接影响患者的生活和生存质量。因此,对疼痛的评估和控制至关重要。

骨科疼痛病房并非意味着患者在住院期间一点疼痛都没有,也不是为了止痛而止痛,而是通过规范化的疼痛管理流程、完善的疼痛评估体系,为患者制订个体化的镇痛方案,尽量将疼痛控制在微痛、甚至无痛的范围内,使患者安全、平稳、顺利、舒适地接受相关治疗和功能锻炼。

（李相芬,杨杨,任丽）

第二节　骨科常见疼痛处理措施

【疼痛的分类】

疼痛的分类尚无统一标准,可按照持续时间、神经生理机制、发生深浅部位、表现形式和疼痛性质进行分类（表6-1）。

表 6-1　疼痛的分类

分类方法	类别	说明
按持续时间	急性疼痛	疼痛持续时间＜3个月
	慢性疼痛	疼痛持续时间＞3个月
按病理学机制	伤害感受性疼痛	包括由各种伤害性刺激所导致的躯体痛和内脏痛
	非伤害感受性疼痛	包括神经病理性疼痛和精神性或心理性疼痛。神经病理性疼痛指神经系统本身病变所导致的疼痛，又可分为中枢神经痛和末梢神经痛。心理性疼痛指无明确的伤害性刺激及神经性原因的疼痛
	混合性疼痛	伤害感受性疼痛和非伤害感受性疼痛两种情况并存
按发生部位深浅	浅表痛	程度剧烈，定位准确，多呈局部性
	深部痛	程度较轻，定位不准确，有时伴有牵涉痛，可出现痛觉过敏区
	中枢痛	由于中枢神经系统的病变或功能失调引起的疼痛，疼痛一般较强烈、持久，难以忍受
按疼痛原因	炎性痛	主要是生物源性炎症、化学源性炎症所致的疼痛
	神经病理性痛	起于末梢至中枢任何部位的病损，剧烈、弥散而持久，包括各种神经痛及其综合征、症候群
	癌性疼痛	指由于各种癌症所引起的疼痛。原因分三类：肿瘤直接引起的疼痛、癌症治疗引起的疼痛和肿瘤间接引起的疼痛
	精神心理性疼痛	纯属精神性，有焦躁情绪，可出现个性改变，抑郁症等
	其他	无确切躯体病变，但诉说有顽固的疼痛

此外，还可按疼痛的表现形式分为局部痛、放射痛、牵涉痛；按疼痛性质可分为刺痛、灼痛、酸痛、胀痛、绞痛。

【疼痛评估】

疼痛评估的原则：①相信患者的主诉；②采集全面、详细的疼痛病史，包括疼痛部位及范围、疼痛性质、疼痛程度、疼痛发作的相关因素、疼痛对生活质量的影响、疼痛的治疗史；③注意患者的精神状态及分析有关的心理社会因素；④仔细的体格检查；⑤定期、全面、动态评估患者的疼痛程度；⑥针对不同的群体采用不同的评估方法。

目前在国际上使用的疼痛评价量表种类很多，各有优缺点，临床上可根据患者的特点及实际情况，选择有效、可行的方法。常用的量表有以下几种：

1. 视觉模拟评分法（visual analogue scales，VAS） VAS（图6-1）是在纸上画一条10cm长的直线，一端为0，表示"无痛"；另一端为10，表示"剧痛"；中间部分表示由"无痛"到"剧痛"之间逐渐递增的不同程度疼痛，由患者在上面标记出最能代表其疼痛强度的点。VAS评分法不仅使医生和护士能确切地掌握患者疼痛的程度，而且有利于评估疼痛控制的效果。此法对护士交接班及文件记录都提供了较为确切的信息。虽然VAS是一种简单有效的测量方法，但需要抽象思维，用笔标记线时需要必要的感觉、运动及知觉能力，应用于老年人时不成功应答率较高。因此，VAS不适合于文化程度较低或认知损害者。

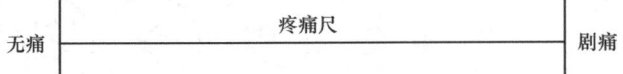

图6-1 VAS视觉模拟评分量表

2. 数字评分法（numeric rating scale，NRS） NRS（图6-2）是采用 0～10 之间的数字表示疼痛强度，其中 0 表示"无痛"，10 表示"剧痛"，让患者自己选出一个最能代表其疼痛强度的数字。NRS 也是目前较为常用、有效的评估方法，尤其适用于老年人和文化程度较低者。

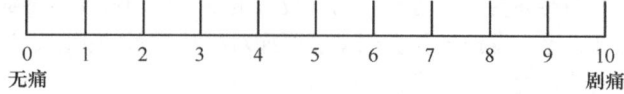

图 6-2　数字评分量表

3. 口述分级评分法（verbal rating scales，VRS） VRS 是由一系列描述疼痛的形容词组成，最轻度疼痛的描述被评为 0 分，以后每级增加 1 分。常用的有四点口述分级评分法（VRS-4）和五点口述分级评分法（VRS-5）。此类方法简单，适用于临床简单的定量测评疼痛强度及观察疗效指标。

4. 面部表情疼痛量表（faces pain scale，FPS） FPS（图6-3）较为客观并且方便，它是在模拟评分方法的基础上发展起来的。它用 6 种不同的面部表情从微笑至哭泣来表达疼痛程度，由患者指出表示其疼痛程度的表情。此法不要求读、写或表达能力，易于掌握，也适用于急性疼痛、老人、语言和表达能力受损的患者的疼痛评估。而且复制又很便宜，护士们可在口袋中携带这种面部表情量表印刷品，以便及时床旁应用，甚至可贴在患者的床头或床边。

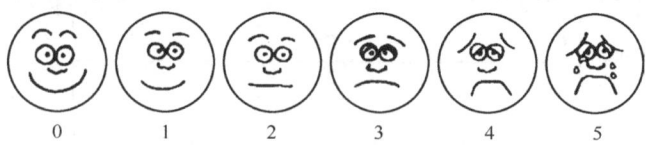

图 6-3　面部表情疼痛量表

5. "长海痛尺"评估法 "长海痛尺"是将数字评分法(NRS)和口述分级评分法(VRS)有机结合起来的一种疼痛评估方法。它在 VAS 的基础上,对疼痛标尺做出具体解释。使患者更容易接受,结果相对更准确,减少了疼痛评估误差。

【疼痛程度分级】

WHO 将疼痛分为五级,即无痛、轻度疼痛、中度疼痛、重度疼痛、极度疼痛。具体见表 6-2。

表 6-2 WHO 疼痛分级

疼痛级别	疼痛程度	疼痛周期	睡眠情况	用药情况
0 级	无痛	—	—	—
Ⅰ度	轻度疼痛	间歇痛	不受干扰	可不用药
Ⅱ度	中度疼痛	持续痛	有影响休息	需用止痛药
Ⅲ度	重度疼痛	持续痛	睡眠严重受干扰	不用药不能缓解疼痛
Ⅳ度	极度疼痛	持续痛	睡眠严重受干扰	不用药不能缓解疼痛

还可参照 VAS 评分和 NRS 评分将疼痛分为轻、中、重、极重四个级别,见表 6-3。

表 6-3 VAS/NRS 疼痛分级

疼痛级别	VAS 评分 /NRS 评分	评分标准
轻度疼痛	1~3 分	1 分:安静平卧不同,翻身咳嗽时疼痛 2 分:咳嗽疼痛,深呼吸不同 3 分:安静平卧不痛,咳嗽深呼吸痛
中度疼痛	4~6 分	4 分:平卧时,间歇疼痛 5 分:开始影响生活质量。安静平卧时持续疼痛,影响睡眠 6 分:安静平卧时疼痛较重,影响睡眠

续表

疼痛级别	VAS 评分 /NRS 评分	评分标准
重度疼痛	7～9分	7分：疼痛较重，翻转不安，疲乏（无法入睡） 8分：持续疼痛难忍，全身大汗 9分：剧烈疼痛，无法忍受
极度疼痛	10分	10分：痛不欲生

【疼痛对骨科患者的影响】

疼痛对骨科患者的影响程度与疼痛程度有关，疼痛越剧烈，对患者的影响越显著。

1. 生理影响 疼痛对机体的生理影响表现在躯体运动、自主神经系统和心理等方面（表6-4）。

表6-4 疼痛对骨科患者的影响

影响方面	具体内容
生命体征	可有血压升高、心率增快、呼吸浅促
功能锻炼	因惧怕疼痛而拒绝或减少功能锻炼
并发症	因活动减少而导致压疮、肺部感染、关节僵硬、肌肉萎缩等并发症发生率增加
自主神经系统	可引起内分泌功能紊乱、胃肠道反应、影响睡眠质量等

2. 心理影响 可引起患者恐惧、焦虑等不良情绪。

3. 社会经济影响 可延长住院时间、增加医疗费用、影响患者正常的生活和社会活动。

【骨科患者疼痛原因】

引起骨科患者疼痛的原因较多，不同原因引起的疼痛其表现也各有特点。

（一）创伤/手术

创伤/手术引起的疼痛属急性疼痛，特点为：

1. 损伤部位疼痛明显。
2. 局部及邻近部位活动时疼痛加重，制动后减轻。
3. 创伤初期疼痛程度重，随着致伤因素解除，疼痛逐渐缓解。
4. 不同手术术后疼痛程度也不相同（表6-5）。

表6-5 骨科常见手术的术后疼痛程度

疼痛程度	骨科手术类型
轻度疼痛	关节清洗术、局部软组织手术、内固定取出术等
中度疼痛	关节韧带重建术、脊柱融合术、椎板切除术等
重度疼痛	骨肿瘤手术、关节置换术、骨折内固定术、截肢术等

（二）炎症

不同的致病菌引起的炎症，其疼痛特点也不相同。

1. 化脓性感染 随炎症程度加重，疼痛程度也加重。常伴有红、肿、热、压痛、局部功能障碍、甚至不同程度的全身中毒症状。

2. 骨与关节结核 疼痛开始较轻，随着骨与关节破坏程度加重而加重，形成全关节结核时，剧痛。局部无红、肿、热等炎症症状，骨质破坏后局部出现压痛与肢体功能障碍。

3. 气性坏疽 患者自觉伤肢沉重或疼痛，随着感染加重疼痛而加重。患者感觉如包扎过紧，甚至出现伤肢撕裂感、割裂感和离体感的剧痛，一般止痛剂无效。常伴有局部剧烈肿胀、压痛、全身中毒症状。

（三）急性缺血

由急性缺血引起的疼痛常见于骨筋膜室综合征、动脉血管痉挛，疼痛特点为：

1. 疼痛发生较急，且迅速进行性加重。
2. 伴有肢体肿胀、苍白、发绀、麻木，被动牵拉指（趾）时可引起剧烈疼痛。
3. 皮温降低，局部动脉搏动减弱或消失，毛细血管充盈时间延长等。
4. 血液循环一旦得以改善，疼痛可迅速缓解；如未及时处理，局部可由于缺血导致组织变性、坏死。

（四）恶性肿瘤

可由肿瘤直接或间接引起疼痛，也可由于癌症治疗引起疼痛。

由肿瘤直接或间接引起的疼痛特点如下：

1. 早期无疼痛，随着肿瘤增长而疼痛逐渐加重，晚期疼痛为剧痛，难以忍受，一般镇痛药物和方法难以奏效。
2. 患者常伴随有贫血、恶病质、衰竭等表现。

（五）神经性疼痛

神经性疼痛的特点为：

1. 局限于某一确切神经分布区域，呈放射状。
2. 疼痛最初为间歇性，逐渐变为持续性。
3. 疼痛时轻时重，总体趋势为进行性加重。
4. 疼痛的发作和轻重常与肢体、位置及运动有关。

（六）截肢后疼痛

1. 被认为与精神心理因素相关。
2. 常呈持续性钝痛，随时间推移可逐渐缓解。

【常见疼痛处理措施】

控制疼痛的方法可分为药物和非药物两大类（表6-6）。

表 6-6 控制疼痛的方法

镇痛方法	具体内容	备注
药物镇痛	局部外用药物	缓解肌筋膜炎、肌附着点炎、腱鞘炎和表浅部位关节炎、类风湿关节炎等引起的疼痛
	非阿片类药物	包括对乙酰氨基酚和非甾体抗炎药（NSAID），适用于轻中度疼痛或重度疼痛的辅助治疗
	阿片类药物	适用于中、重度疼痛
	复方镇痛药	由两个或多个不同作用机制的镇痛药组成，以达到协同镇痛作用
	封闭疗法	缓解关节、筋膜疼痛
	辅助药物	包括镇静药、抗抑郁药、抗焦虑药、肌松药等
非药物镇痛	松弛疗法	通过一定的肌肉松弛训练程序，有意识地控制自身生理心理活动，降低唤醒水平，改善躯体及心理功能紊乱状态
	音乐疗法	缓解患者紧张、焦虑等情绪
	治疗性触摸	放松痉挛的肌肉，改善微循环，增加局部血供，利于炎性物质吸收、代谢，从而缓解疼痛
	神经电刺激疗法	通过放置在相应部位皮肤上的电极板，将脉冲电流通过皮肤刺激神经，以提高痛阈、缓解疼痛
	情感支持疗法	缓解焦虑、不安情绪，以减轻疼痛
	其他	包括暗示、催眠、冷疗、热疗、超短波电疗、磁疗等

（李相芬，杨　杨，任　丽）

第三节　骨科疼痛病房管理

在2010年10月11日世界镇痛日座谈会上,徐建国教授提出中国将借鉴国际疼痛管理经验,建立"无痛病房",又称"疼痛关爱病房"。"疼痛关爱病房"是一种先进的疼痛管理体系,指医生护士在与患者进一步合作的基础上,通过完善的评估体系,为患者制订个性化的镇痛方案,尽量将疼痛控制在微痛甚至无痛的范围内,同时向患者及家属进行疼痛科普宣传,帮助患者正确认识疼痛。这样不仅使患者安全、舒适地度过围手术期和功能康复期,还大大提高医护人员和患者之间的信任和满意度。

现今人们已经意识到疼痛是一种疾病,并且还能带来很多严重的并发症。国际上,疼痛已成为继体温、脉搏、呼吸、血压之后的第五大生命体征。从2010年来,全国多所医院骨科已开展建立"疼痛关爱病房",运用多样化宣传方式普及疼痛知识,以减轻或消除疼痛为目的,使患者在无痛或尽可能轻的疼痛中获得治疗和康复锻炼,从而改善患肢功能,提高患者的生活质量。

【疼痛关爱病房的建设及核心】

近年来,更多的疼痛关爱病房不断在建设,并且取得了成功。每个病房的管理体系都有所不同,但都包括了一些必要的支撑体系,如完善的镇痛管理制度、合理的镇痛方案、完善的镇痛设备、专业水准的医护团队等等。

因此,"疼痛关爱病房"的基本建设需要做好以下几方面:

1. 确立"疼痛关爱病房"的管理制度,明确各级人员的具体责任。

2. 制订"疼痛关爱病房"诊疗规范与流程。

3. 制订疼痛的相关评估表与镇痛效果观察表等记录表单。

4. 加强宣传力度,使"无痛理念"深入人心。

5. 加强医护人员疼痛相关知识的培训与职业素质教育。

6. 完善必备的硬件设施。

近年来,"疼痛关爱病房"的建立体系在不断改进,叶霞等通过对无痛病房概念、模式、管理及疼痛护理方式的全面阐述,指出无痛病房的建立,需要以医护人员的共同参与和多学科的合作为基础,需要有一套完善科学的管理制度、操作流程及评价体系为支撑,规范有效的疼痛护理方法与机制,是患者获得疼痛治疗与护理的重要保证。

"骨科疼痛关爱病房"核心:完善的疼痛评估体系,个体化、多模式的超前镇痛方案、良好的医患沟通和健康教育。在这三大核心中,我们在超前镇痛方案上取得了很大的进步,但是我国至今还没有一套完善的疼痛评估体系。

【骨科疼痛关爱病房工作内容】

疼痛常规评估流程:"评估"→"处理"→"再评估",循环执行直至患者明显感到疼痛减轻,舒适度得到提升。

(一)评估

1. 评估方法 ①患者自评,即患者自身填写疼痛等级;②他评,即护理人员评价;③自评结合他评,即患者先自评,护理人员结合自己观察进行综合评价。临床上我们多采用"自评结合他评"的方式进行评估,但要以患者自评结果为主,对于有精神疾病、吸毒史、意识障碍的患者,我们多采用"他评"的方式进行评估。

2. 评估工具　一般我们都采用"数字等级评定表(NRS)"进行疼痛评估,对于交流困难的患者,如儿童、老年人、意识不清或不能言语准确表达的患者,运用 Wong-Baker 面部表情量表进行评估。

3. 评估记录　护士应每天对每位患者进行疼痛评估,一日 2～4 次,并将评估结果作为生命体征进行记录,根据评估结果,按标准线向医生汇报。

4. 重点评估时刻　①入院,记录患者疼痛程度及相关疼痛信息,若发现有疼痛感的患者,应立即报告医生,进行追踪处理;夜间查房,这样能有效提高患者睡眠质量,甚至是病房内其他患者的睡眠质量也能得到有效保证;②术前,疼痛管理体系提倡超前镇痛,这样患者能更好地配合手术,提高手术的成功率,同时我们也要考虑到镇痛药对凝血功能的影响,如阿司匹林等;③术后,是疼痛高发期,也可能是患者疼痛程度最高的时候,正确的疼痛评估能减少因疼痛引起的术后并发症;④功能锻炼前,疼痛直接影响患者对功能锻炼的配合程度,影响患肢功能,积极处理疼痛,能使患者更主动配合功能锻炼。

5. 评估要点　疼痛评估不仅应评估患者静息状态时的疼痛,还应评估患者深呼吸时、咳嗽时、床上翻身、下床行走时的疼痛,并评估疼痛对患者睡眠的影响程度。

(二)疼痛处理

1. 医生应根据患者的手术类型及疼痛评估结果制订围手术期镇痛方案,并动态评估和调整。

2. 应综合采用多模式镇痛手段,如分阶梯镇痛治疗、心理干预、体位支持、音乐疗法等,全面关注患者,尤其是用药后的不良反应。

3. 不同患者对疼痛和镇痛药物的反应存在个体差异,因此要注重个体化镇痛,以应用最小的剂量达到最佳的镇痛效果为最终目的。

(三) 再评估

密切关注患者疼痛治疗后的效果,再次进行疼痛评估,若没达到预想效果及患者期望目标,则再进入循环。

【超前镇痛模式的进展】

目前骨科术后常规镇痛处理是在患者诉疼痛时才给予镇痛药物,其弊端一是由于给药时间差及镇痛药物起效需要时间,患者需要承受一段时间疼痛;二是疼痛刺激可导致中枢神经系统出现病理性重构,导致疼痛过敏,从而降低镇痛药物效果。超前镇痛可消除常规镇痛弊端,目前在骨科应用广泛。

围手术期镇痛、围手术期出血和应激性溃疡是目前骨科围手术期讨论和关注的焦点。沈彬等研究评估了围手术期使用选择性 COX-2 抑制剂塞来昔布,对 TKR 后疼痛和功能康复的影响,指出在骨科手术术前 3 天开始使用塞来昔布 200mg 每日 2 次镇痛治疗,术后首剂 400mg,随后 200mg 每日 2 次继续治疗,持续 6～8 周,有利于完善镇痛,提早开展膝关节功能锻炼,尽早康复,期间适当加用阿片类药物补充镇痛。在围手术期应用塞来昔布不影响血小板功能,不增加围手术期出血风险,更可显著降低围手术期应激性溃疡的发生。杨金星等也研究了超前镇痛在骨科术后疼痛治疗中的应用,结果显示塞来昔布 400mg 术前晚间顿服,术后帕瑞昔布每 12 小时 40mg 肌内注射应用 2 天,可显著减轻患者术后疼痛,药物不良反应轻微,值得临床推广。

【疼痛知识的宣传】

从入院起，医护人员就应采取多样化宣传方式向患者及家属介绍疼痛相关知识，告知疼痛治疗的重要性，正确合理使用镇痛药物的使用方法及如何预防不良反应的发生等，鼓励患者主动表达疼痛感受，为疼痛治疗方案的制定提供依据。

【不足与展望】

"疼痛关爱病房"已在国内陆续开展，开展至今已积累一定经验，但目前仍无具体的衡量标准，特别是疼痛评估的方法、疼痛记录表，镇痛方案的制订等方面。随着优质护理服务的开展，要想进一步完善"疼痛关爱病房"的建立，还需将疼痛关爱工作融入优质护理服务中，根据病房自身特点，加入个性化服务，建立疼痛管理 PDCA 循环，不断完善改进病房疼痛管理体系。同时也要注重医护人员与患者及家属的良好沟通和良好的患者教育。

制订完善"疼痛关爱病房"标准管理体系是"疼痛关爱病房"未来发展方向，有了标准管理体系才能真正地规范"疼痛关爱病房"的建设，才能进一步开展个性化"疼痛关爱病房"。

（李相芬，任　丽，刘晓艳）

第四节　骨科疼痛管理现状及前沿进展

【骨科疼痛管理现状】

（一）骨科疼痛管理目的

1.缓解或解除患者疼痛，提高患者生活质量。

2. 提高患者对医疗护理效果的满意度。

3. 促使患者尽早开展康复锻炼，改善运动功能。

4. 有助于降低术后并发症，减少药物不良反应。

（二）疼痛管理标准

美国医疗机构从2001年1月1日起开始执行《疼痛管理新标准》。新标准的项目包括：

1. 承认患者对疼痛有适当评估和接受处理的权利。

2. 对所有患者确认有无疼痛，如有疼痛，应评估疼痛的性质和程度。

3. 用简单方法定期再评估和追踪疼痛，并记录评估结果。

4. 判定医护人员评估、控制疼痛的能力，保持熟练程度，对新参加工作人员应定向培训，传授评估、控制疼痛方面的知识。

5. 医院内必须建立措施和手续，以利于执行有效止痛药的处方或医嘱。

6. 向患者及其家属介绍有效管理疼痛的知识。

7. 对计划出院的患者，探讨控制患者症状的必要性。

此外，新标准还明确规定了疼痛患者的权利和责任。

目前国内尚无相关标准出台，但随着人们对生活质量的关注与重视，以及对疼痛认识的不断提高，疼痛管理必将会更加规范。

【骨科疼痛处理原则】

根据2008中华医学会骨科学分会拟定的《骨科常见疼痛的处理专家建议》，疼痛的处理原则应当包括五方面,见表 6-7。

表 6-7 疼痛处理原则

原则	内容
重视健康教育	加强对患者的健康教育与沟通,改变患者及其家属对麻醉药的认知态度,取得配合
选择合理评估	对急性疼痛而言,疼痛评分方法需简单
尽早治疗疼痛	提倡超前镇痛,在伤害性刺激发生前给予镇痛治疗
提倡多模式镇痛	使用不同作用机制的药物,发挥镇痛协调或相加作用
注意个体化镇痛	镇痛方法宜因人而异,用最小剂量达到最佳镇痛效果
避免不必要的刺激	如噪音、强烈的光线刺激、过高或过低的室内温、湿度、不舒适的体位均可增加患者的疼痛感

【骨科常见的镇痛药物】

骨科常见镇痛药物见表 6-8。

表 6-8 常见的镇痛药物

镇痛剂分类	药物名称	止痛强度	给药途径
非阿片类	阿司匹林、布洛芬、吲哚美辛、萘普生、对乙酰氨基酚等	轻到中度	口服
弱阿片	可待因、曲马多、布桂嗪	中度疼痛	肌内注射
	可待因、氧可同、曲马多		口服
强阿片类	吗啡、哌替啶、美沙铜	中度至重度	肌内注射
	吗啡、美沙铜		口服
	吗啡、芬太尼、舒芬太尼		微泵泵入
	芬太尼透明贴片		经皮肤
辅助药物	卡马西平、奔妥英钠、阿米替林、多吕平、帕米膦酸二钠等	疼痛的任何阶段	

【骨科围手术期疼痛管理】

（一）术前镇痛（超前镇痛）

术前镇痛是指在伤害性刺激作用于机体前采取一定措施，防止神经中枢敏感化，减少或消除伤害引发的疼痛，可避免中枢神经系统过度兴奋，从而减少术后镇痛药用量，抑制神经可塑性的形成，即在疼痛发作之前进行镇痛。

术前镇痛的注意事项：

1. 术前疼痛知识宣教，包括疼痛的产生机制及描述、镇痛的处理、术前镇痛的益处与方法。

2. 部分患者由于原发疾病需术前镇痛治疗，使用时应考虑到药物对出血的影响。

3. 预见性评估时机的把握。在可能诱发切口疼痛的诊疗操作及患者功能锻炼前给予预见性疼痛评估，医生根据评分结果给予预防性镇痛药物治疗。

4. 让患者及家属参与疼痛管理。

5. 护士要熟悉患者的治疗和活动计划，尽量将各项诊疗操作集中进行，以发挥镇痛药的药物最大效益。

6. 同时充分考虑患者的个体差异（年龄、性别）、手术本身的复杂性、手术长短、大小等。

（二）术中镇痛

术中镇痛由麻醉科医生承担，应把握超前镇痛的用药种类、给药途径、时间点和量的控制。

（三）术后疼痛的管理

术后疼痛属于急性疼痛的一种，是术后最常见、最主要的症状，持续时间短，但较剧烈，对心、脑、肺、胃肠功能都有较大影响，术后镇痛是提高患者生活质量的重要环节。

术后镇痛的注意事项:

1. 评估手术部位与疼痛来源之间的关系,评估疼痛的强度,选择合适的镇痛药物及给药途径。

2. 预防镇痛药物的并发症(便秘、恶心、呕吐)。

3. 定时评估镇痛效果,调整镇痛方案,确保患者镇痛期间的安全。静脉用药后 5~15 分钟、肌内注射 30 分钟、口服用药 1 小时应评估治疗效果。

4. 疼痛评估应包括静息疼痛和运动时的疼痛强度,只有运动时的疼痛强度减轻了才能保证患者躯体功能最大的恢复。

【目前影响疼痛管理的因素】

目前,国内外对疼痛管理的重视程度日益增加,但是在一些地区、一些医院,疼痛管理仍做得不够到位,有多方面因素(表6-9)。

表6-9 影响疼痛管理的因素

影响因素	具体内容
患者因素	对使用镇痛药物认识有误区:怕成瘾、怕不良反应 不能准确表达疼痛程度 担心经费
医护人员因素	对疼痛评估不够重视、不准确、不及时 观念有误区 缺乏相关镇痛知识、评估方法有误 忽略患者个体差异 疼痛评估缺乏常规性
医院卫生管理体系因素	医患、护患交流沟通不足 疼痛管理未形成成熟体系 医院没有疼痛管理专职人员 护士工作量大,无暇顾及
社会因素	对"疼痛应对"传统观念的影响

【骨科"无痛病房"的建设】

由于疼痛是影响功能锻炼的重要因素之一,在骨科进行"无痛病房"建设是现代骨科学的发展必然趋势。建立"无痛病房"目的是减轻或消除疼痛,使患者在无痛或尽可能轻的疼痛中获得治疗和康复锻炼,改善功能,提高生活质量;其理念在于"一切以患者为中心,一切为了解除患者的疼痛"。

【骨科"无痛病房"工作内容】

"无痛病房"的建设目前没有统一规范,但是工作内容大致相近。

(一)疼痛评估

1. 疼痛评估流程,大致流程为:"评估"→"处置"→"再评估"。

2. 患者入院后或手术后,护士应及时对患者进行疼痛评估,此后将疼痛评估作为生命体征,进行每日常规评估测量并记录。根据疼痛评估结果,按照制订的标准线向医生汇报。

3. 当患者镇痛效果不满意或主诉疼痛时,也应及时进行评估,并报告医生。

4. 医生根据护士的评估结果进行记录,并且每日查房时也要对患者疼痛进行评估并记录。

5. 进行了镇痛治疗的患者,在治疗后护士应动态追踪效果并记录。

6. 疼痛评估不仅应评估患者的静息状态,还应评估患者深呼吸时、咳嗽时、下地行走时、功能锻炼时的疼痛,并评估疼痛对睡眠的影响程度。

（二）疼痛处理

1. 疼痛处理应包括术前、术中、术后三个阶段。

2. 医生根据患者的具体情况制订个体化镇痛方案，并动态评估和调整。

3. 应制订功能锻炼的镇痛方案，以促使患者早期康复锻炼。

4. 镇痛方案应包括：疼痛治疗目标、治疗方法、效果评估、可能出现的问题及处理等。

5. 综合采用多模式镇痛手段，全方位关注患者，特别还要注意用药后的不良反应。

（三）患者健康宣教

从入院起，医生、护士就应向患者及家属进行多途径、多方位的疼痛知识宣教，告知患者疼痛治疗的重要性、评估疼痛的配合要点、正确合理使用镇痛药的方法、如何预防不良反应的发生等，使患者能够了解疼痛的相关知识，并主动参与到疼痛评估与处理活动中，能够敢于表达、并准确记录每天的疼痛感受，为疼痛的治疗提供准确依据，以指导临床镇痛方案的制订和实施。

【支撑体系】

"骨科无痛病房"的建设需要一系列支撑体系，具体包括完善的镇痛管理制度、合理的镇痛方案、健全的镇痛技术、人性化的镇痛护理服务、完备的镇痛设备、高水准的医疗护理队伍等。

因此，"无痛病房"的建设需要做好以下几方面：

1. 确立"无痛病房"的管理制度，明确各级人员职责。

2. 加强宣传动员，使"无痛理念"深入人心。

3. 制订"无痛病房"诊疗规范与流程。

4. 制订疼痛的相关评估表与镇痛效果观察表等记录表单。

5. 加强医护人员的疼痛相关知识培训与职业素养教育。

6. 完善必备的硬件设施，如烤灯、循环冰桶。

【不足与展望】

由于"无痛病房"在国内开展时间并不长，因此尚无成熟的经验，且没有衡量标准，因此，规范无痛病房建设、制订镇痛标准、建立完善的评估体系将会是无痛病房未来的发展方向。

（李相芬，任　丽，刘晓艳）

参 考 文 献

郭士文，陈文进，张继歧. 2007. 超前镇痛机理与研究现状. 中国临床实用医学，5(1): 77，78

胡晓红. 1999. 有效的疼痛控制. 国外医学：护理学分册，18(6): 282

连庆泉，李军. 2015. 围手术期疼痛治疗的新理念. 现代实用医学，17(2): 116

吴锦明，张利萍. 2005. 重视术后疼痛护理. 国外医学：护理学分册，24(7): 393

王松，英卫东，李建生. 2014. 超前镇痛在术后镇痛中的应用进展. 实用肝脏病杂志，17(4): 434，435

第七章 关节镜手术患者的护理

第一节 关节镜技术的应用

【概述】

关节镜技术是内镜技术的一个分支。关节镜手术是微创外科在骨科领域的重大进展之一，是关节外科的发展方向。我国关节镜技术的临床应用已有30余年历史，追溯到20世纪70年代末，我国内地引进了关节镜设备和技术，开创了关节镜下的微创诊断和手术治疗，有些医院有了专门的关节镜医生，还有些医院成立了专门的关节镜治疗中心。关节镜主要用于治疗膝关节内的各种运动损伤，如半月板损伤、前交叉韧带断裂、骨性关节炎等。

近年来，关节镜技术的应用越发广泛，手术范围已由原来的膝关节迅速扩大至肩、肘、腕、髋、踝、手指等关节及关节外等。关节镜手术以其创伤轻、伤口小、恢复快，成为临床工作中重要的检查诊断方法和治疗手段。随着关节镜技术的迅速发展，其护理观念也不断更新，包括术后体位、疼痛处理、康复锻炼等都有了更进一步的研究。

【关节镜发展历史】

20世纪初，起源于日本。

20世纪70年代后，在美国等国家得到长足的发展。

1982年，在沈阳召开第一期全国关节镜学习班。从此以后，该项技术在我国广泛开展起来。

有学者将关节镜技术、骨折内固定与人工关节置换并称为 20 世纪骨科领域的三大重要进展。

【关节镜技术介绍】

关节镜的基本构造是一个光学系统（图 7-1），中央是采集图像的棒镜系统，周围是导入光源的光导纤维，外面是金属保护鞘。通过在皮肤上建立 0.5～1.0cm 微小切口，将关节镜放入关节内，并在其后方接驳摄像和显示设备，可直接观察关节内形态和病变。另外再在皮肤上建立 2～3 个小孔，通过使用特殊操作器械，对关节内疾病进行治疗，从而避免许多关节切开手术。

关节镜技术是关节外科的重要组成部分，充分体现了现代外科微创化的发展趋势。

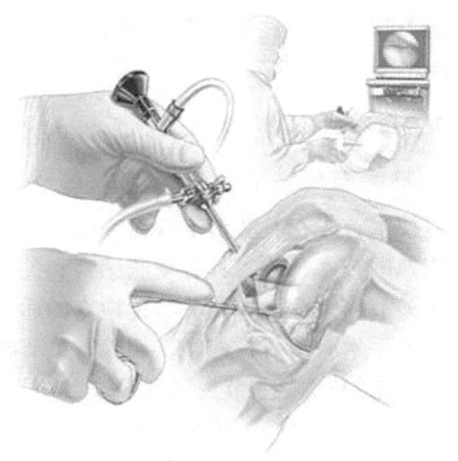

图 7-1　关节镜技术

【关节镜技术特点】

1. 诊断准确，其准确率达 98%，经济有效。

2. 切口小、美观，皮肤瘢痕小，可避免晚期因关节表面和运动部位的瘢痕而引起的刺激症状。

3. 创伤小、痛苦小、手术安全、术后反应较小、恢复快、患者易于接受，手术后常见的并发症明显减少。

4. 基本不影响关节周围肌肉结构，术后早期即可进行功能锻炼，避免长期卧床引起的并发症，减少医疗费用，减轻护理工作量。

5. 适应证广，禁忌证相对少，一般可适用于关节内的各种疾病。

6. 关节镜技术可动态观察关节内的疾病是如何在关节运动时产生症状的；关节内的软骨结构、滑膜、软骨盘、韧带和关节面等的损伤在X线上往往难以发现，但在关节镜下却能清晰可见。

7. 可施行以往开放性手术难以完成的手术，如半月板部分切除术等。

【关节镜技术应用】

（一）膝关节镜技术应用

关节镜技术首先在膝关节上获得突破，膝关节镜技术是较为成熟的技术。除了具有皮肤感染和关节骨性强直外，任何关节内病变，均是关节镜检查的适应证。膝关节镜的传统手术有半月板修整、切除、关节游离体取出术、关节内粘连松解、关节炎清理术等，半月板全切主张用逆行切除法。近年膝关节镜手术热点主要集中在：①半月板镜下缝合术；②自体关节软骨移植术；③早期骨性关节炎患者的半开放处理；④半月板和交叉韧带的同种异体材料移植等。

（二）肩关节镜手术应用

肩关节镜技术是继膝关节镜后被广泛运用的关节镜

技术，目前最常用于肩峰撞击综合征、冰冻肩的治疗，由于双铆钉技术和无结铆钉等新技术配合传统的 out-inside 技术的广泛采用，肩关节内的大部分手术已经能够达到全镜下治疗，对于特殊运动员和严重的复发性肩关节脱位患者仍建议用传统术式进行修复。

（三）其他关节镜手术应用

考虑到降低麻醉风险和患者的医疗费用，局麻下关节镜手术得到了很好的发展。在除膝关节镜、肩关节镜技术外，其他关节镜技术主要有：

1. 踝关节镜如踝关节撞击综合征。踝关节撞击综合征通过踝关节镜能很好地消除疼痛和活动障碍。

2. 肘关节镜如肘关节游离体。肘关节镜一直被认为是危险程度较高的操作，现在临床上多用于肘关节游离体取出。

3. 髋关节镜如缺血性股骨头无菌性坏死。髋关节的关节镜技术亦在进一步探索中，除了关节腔清理，还可关节镜直视下行股骨头多孔道钻孔减压术，对缺血性股骨头无菌性坏死的治疗是一个很好的术式。

4. 其他关节镜技术如颞下颌关节、腕关节、指关节等小关节。

（四）关节外的关节镜手术应用

关节镜技术的运用不仅仅局限在关节内，目前还突破了传统的关节界限，并在不断探索中。主要报道有：

1. 全关节镜下取 9 孔股骨钢板手术。

2. 全镜下弹响髋、腕管综合征、跟腱断裂手术，达到较满意效果。

3. 关节镜配合下进行股骨下段骨折逆行交锁髓内钉

固定术，入钉口定位准确，对关节损伤极小，并兼顾了外形上的美观要求。

4. 椎间盘镜则是管道原理的另一类发展。许多大中型医院都很好地开展了关节镜下关节外手术的探索。

【康复护理在关节镜技术的重要性】

关节镜技术的优势之一，就是尽可能地减少手术的损伤。术后的康复训练能减轻疼痛、肿胀，促进功能恢复。

（一）康复锻炼原则

应循序渐进、个体化、早期地、尽可能主动地进行康复训练。

（二）康复护理目的

通过康复护理，旨在改善维持关节运动范围，维持及增强肌肉力量，提高关节稳定性，促进患肢神经肌肉功能恢复，提高生活质量及独立生活能力。

（三）康复护理要点

康复训练要根据手术情况和术后不同时段制订个性化的康复计划，不同的阶段，其康复活动的目的不同，则康复的内容也不同（表7-1）。

表7-1 关节镜术后康复内容

阶段	康复内容	目的
早期	以患肢主动舒缩活动为主，其他部位关节也应进行相应康复锻炼	促进患肢血液循环，消除肿胀，防止肌萎缩
中期	在指导下进行患肢关节活动	防止肌萎缩与关节僵直
晚期	以进行负重训练为主	促进关节活动范围及肌力的恢复，早日恢复正常功能

总之，随着新技术和新方法的推广和应用，关节镜手术治疗效果也将进一步提高，其安全可靠性、低创伤性将得到医学界普遍重视。随着医学发展、医务人员及患者出于微创目的、术后功能恢复的要求及美容等方面的需要，关节镜手术在骨科及运动医学科将呈普及趋势，适用范围将进一步拓展。

【前沿进展】

（一）人工膝关节重建假体材料与设计的选择

传统的膝关节假体材料一般为聚乙烯。存在的问题是聚乙烯磨损可产生微颗粒，导致假体无菌性松动，为解决这一问题，高交联和超高交联聚乙烯因其较低的磨损率被用于制作膝关节假体。传统多孔涂层膝关节假体已被证实有良好的临床效果，但这些植入物存在低孔隙率、摩擦性能欠佳、高弹性模量等缺点，而一种新的生物材料——多孔钽金属可解决这些局限。大量研究显示，多孔钽金属具有良好的生物相容性、优越的抗腐蚀性能和理想的摩擦系数，在膝关节重建手术中的应用近期临床疗效满意，但尚需进一步研究证实其是否可提供长期的生物学固定和稳定性。

假体设计临床可根据患者病情，通过计算机进行个体化膝关节假体设计，尤其对于膝关节严重畸形和膝关节周围肿瘤的患者，个体化设计可增加假体与骨的适配度，提高假体植入后的稳定性，更好地恢复膝关节解剖学及运动学特性，减少假体松动的发生。

（二）韧带重建材料

膝关节韧带重建移植物的选择一直是近年研究热点，与重建手术效果密切相关。常用的移植物有自体移植物、同种异体移植物和人工韧带三大类。各存在以下特点：

1. 自体移植物 取材方便、组织愈合快、无免疫排斥反应和疾病传播风险等优势，但同时也有供体部位组织缺损、取材量有限、容易出现取材部位并发症等缺点。

2. 同种异体移植物 膝关节多发韧带损伤时自体组织移植往往难以满足韧带重建的需要，因而同种异体移植物越来越受到关注，但存在排异反应等。

3. 人工韧带移植物 近年来，国内使用 LARS 人工韧带的患者逐渐增多，相对于自体和同种异体移植物，人工韧带具有无取材部位并发症、无免疫排斥、无传播疾病等潜在风险的优点，但韧带与骨界面结合、关节内的韧带部分表面与滑膜结合及移植后本体感觉重建仍存在问题。

（三）半月板移植材料

半月板在传导膝关节载荷、维持稳定、分散能量方面具有重要作用，半月板缺失将导致关节退变和骨性关节炎，尽可能保留或部分保留半月板已达成共识，半月板移植则可避免关节软骨的退变。常用的半月板移植材料主要有同种异体半月板和人工半月板假体。

（四）软骨修复材料

关节置换对于软骨缺损和退变只是一种机械性重建，最理想的重建方法是生物学修复。常用的软骨修复材料主要包括自体骨软骨、自体软骨细胞和同种异体骨软骨等。各存在以下特点：

1. 自体骨软骨移植是将非负重及非重要关节的骨软骨植入软骨缺损区，目前临床上多采用镶嵌式骨软骨移植术。

2. 自体软骨细胞具有分离培养简便、同源性好的优点，移植后能恢复正常关节软骨组织，有较好的临床疗效。

3. 同种异体骨软骨在修复骨软骨缺损过程中发挥越来越重大的作用，尤其适用于对大块及特定形态结构部位缺损的修复，但易产生免疫排斥反应，目前仍是亟待解决的问题。

（崔亚西，彭　丹，李鹏程）

第二节　膝关节镜的治疗

【概述】

膝关节作为人体最大的关节，包括胫股关节和髌股关节两个关节面，在日常活动中两个关节面不仅受力大，其运动形态也较人体其他关节复杂。因此也说明，膝关节是人体最容易损伤或老化的关节之一。随着膝关节内损伤的治疗由传统向微创观念的转变，微创技术在骨科领域的应用日益广泛。最近20年，关节镜技术在关节内损伤的诊治方面取得了惊人的进展，手术适应证广泛，尤其是在膝关节疾病的诊治上获得突破，现膝关节镜技术已是较为成熟的技术。

【膝关节镜发展历史】

膝关节镜在关节镜中发展最早，随着其不断发展，膝关节镜在临床上的应用也日趋广泛（表7-2）。

表7-2　膝关节镜发展历程

年代	膝关节镜的发展经历
1918年	日本Kenji Takagi首先应用7.3mm直径的膝关节镜

续表

年代	膝关节镜的发展经历
1921年	Bircher报道用氧气或二氧化碳进行膝关节扩张的膝关节镜
1925年	Kreuscher报道用膝关节镜诊断半月板损伤
1931年	制出了3.5mm带透镜系统的膝关节镜,用生理盐水进行膝关节灌注扩张
1962年	Watanoble利用关节镜为一位大学篮球运动员行半月板切除术,是关节镜用于运动医学领域的开端
1967年	Watanoble将称为光导纤维的冷光源引入渡边22号关节镜,之后又出版了关节镜图谱,对关节镜技术的发展和推广均做出了巨大贡献
20世纪70年代	关节镜技术的应用和研究进入高潮,同时将黑白和彩色电视相继引入关节镜监视系统,能在显示屏上清晰显露关节内情况
近20年来	随着电子计算机、光学技术和精密器械的发展,关节镜系统日趋成熟,极大提高了关节内病变的诊断水平和治疗水平

【适应证】

膝关节镜手术的适应范围相对较广,主要包括诊断性关节镜术、切开手术前的检查、术前评价、术后观察及关节镜下手术治疗。

(一)诊断性关节镜术

诊断性关节镜用于非侵入性检查手段不能明确诊断的关节内疾病。如膝关节内紊乱(半月板损伤,游离体,滑膜嵌入等),关节内不明原因的肿痛、滑膜炎症(痛风、类风湿、色素绒毛结节性滑膜炎、滑膜炎、结核等)的检查与活检,关节软骨损伤的检查等,也可用于膝关节急性损伤的早期检查，以明确损伤部位，确定治疗方案。

（二）切开手术前的检查

膝关节疾病在采取切开手术前，可利用关节镜检查，明确疾病的性质、病变的部位及损伤程度，有利于指导切开手术，同时可避免不必要的切开探查，减少手术的盲目性，尤其在急性损伤的切开手术中对进一步手术处理具有指导作用。

（三）切开手术前的关节情况评估

用于切开手术前全面了解关节内病损的程度、评价预后、指导下一步治疗方案。

（四）手术后关节情况评价

主要用于关节软骨修复与移植术后的观察、半月板缝合修复后的观察、交叉韧重建术后的观察、膝关节内骨折术后复位情况的观察等。

（五）关节镜下手术治疗

由于关节镜具有损伤小、视野清膝、放大的优势，因此膝关节镜下能够进行的手术种类很多，就目前国内外关节镜技术水平看，除有明确指征需做关节置换或关节骨肿瘤的手术外，无论关节的急、慢性疾患均可用关节镜（表7-3）。

表7-3 膝关节镜的手术治疗范围

分类	具体内容
膝部急性损伤	半月板损伤
	前交叉韧带损伤
	后交叉韧带损伤
	化脓性膝关节炎

续表

分类	具体内容
膝部慢性损伤	滑膜囊、纤维囊、侧副韧带损伤 膝部骨折的治疗 骨性关节炎 慢性滑膜炎 膝关节绞索征 髌骨不稳定 膝关节强直畸形

【禁忌证】

1. 关节局部皮肤感染时，感染可由关节镜带入关节，因此不宜行关节镜治疗。

2. 关节骨性强直时，关节无屈伸活动，没有关节间隙，关节镜无法置入。

【前沿进展】

（一）膝关节镜术后冷疗的研究进展

膝关节镜是一种微创手术，但微创并不等于无创。创伤不可避免地会带来组织的充血、肿胀，这是机体对创伤的自然反应。如何减少组织损伤，如何加快膝关节镜术后组织修复的速度，尽快促进膝关节功能恢复，则是摆在膝关节镜术后护理的重点、难点。刘颖等将运动损伤救治中广泛使用的 RICE 原则应用于关节镜术后护理，取得满意效果。RICE 原则即 REST（卧床休息）、ICE（冷疗）、COMPRESSION（加压包扎）和 ELEVATION（患肢垫高），其中的冷疗和加压包扎在膝关节镜术后护理实践的具体措施上还存在一定的争议。

（二）连续冷疗与间断冷疗的争议

临床观察发现：冷疗1小时后，会发生10～15分钟的小动脉扩张，即为冷疗的"继发效应"，继发效应是机体避免长时间接触冷源导致对组织的损伤而引起的防御反应。因此，有专家建议做冷疗不可超过1小时，两次冷疗之间至少应间隔1小时，因为在传统的持续冷敷中，组织不能更好地复原，易产生继发效应加重组织肿胀。若长时间冷敷，患者肢体容易冻僵产生麻木感，常因不能耐受寒冷而自行取下冰块，造成组织收缩和复原的时间不等，加重关节周围组织损伤，降低冷敷效果。采用间断冷敷可使组织在停止冷敷的间歇复原，防止产生继发效应而抵消应有的生理效应。

但也有专家研究发现虽然早期血管收缩可以继发反应性血管舒张，由于冷疗的原因，总的血流仍然呈减少状态。因此，认为膝关节镜术后冷疗可明显缓解疼痛，且持续冷敷优于每日2次间断冷敷。Woolf等采用连续温度控制的冷疗装置在膝关节镜术后患者连续冷疗两周，结果发现较同期单纯冰袋治疗患者在夜间疼痛减轻上有明显意义。临床上，究竟采取连续冷疗还是间断冷疗，目前尚未达成共识，但无论连续冷疗还是间断冷疗，冷疗的温度很重要。

（三）冷疗过程中是否加压的争议

正常情况下组织间液和血浆之间不断通过毛细血管壁进行液体交换，使组织液的生成和回流保持动态平衡。这种平衡主要受制于血管内外的流体静压、腔体渗透压及淋巴回流等几个因素的相互作用。

通常认为冷疗过程中使用加压有可能导致局部血液、淋巴回流障碍。不恰当的压力甚至可能影响动脉血供，从而导致肢体远端更加肿胀，以至缺血坏死的可能。

但国外有学者研究跟腱损伤患者联合冷疗和加压治疗，结果发现联合治疗能增加局部微循环的血氧饱和度，优于单独冷疗。还有试验证实，加压通过减少局部血流量，减少关节腔内出血，从而减轻肿胀；冷疗则通过促使毛细血管收缩，微血管通透性降低，减轻局部充血肿胀。加压联合冷疗在减少血流量和减轻肿胀起协同作用，适度的压力包扎还可防止形成皮下血肿造成的瘢痕增生、组织粘连。

国内也有专家在下肢静脉曲张患者术后使用间歇充气压力治疗仪的过程中，发现间歇充气能有效防治术后肢体胀痛。其原理为术后疼痛与创伤后的炎性反应及肿胀有关，使用间歇性充气治疗对肢体的压迫作用可增进淋巴循环和静脉循环，促进组织渗出液及致炎产物吸收，减少了炎性产物对外周感受器的刺激，从而使疼痛减轻。另外，还有研究发现间歇充气装置通过周期性的充气及排气，促使肢体产生搏动性血流，可以提高下肢回心血流速度，改善术后肢体血流缓慢现象，防止凝血因子的聚集及对血管内膜的黏附。也就是说，冷疗联合间歇性加压在减轻肿胀、缓解疼痛上可能有协同作用。

（四）微创人工膝关节置换术

微创人工膝关节置换术的核心是减少手术对周围组织的损伤和对生理功能的干扰，关键是保护伸膝装置，髌股关节不必脱位，髌骨被拉向外侧，为了更好地显露术野，术后可及早进行功能锻炼，更好地恢复关节功能。

微创人工膝关节置换不同于小切口手术，后者仅是达到外形美观，而前者强调尽量减少软组织损伤，除手术入路改良外，还必须配合微创手术器械和相应的微创操作技术。微创技术在单髁置换、双侧单髁置换、髌股关节置换及髌股关节置换加单髁置换手术中得到了良好运用。微创人工膝关节置换术的临床应用虽日益增多，但初次开展时应持谨慎态度，需具备丰富的常规人工膝关节置换术经验方可进行，不可盲目追求小切口，否则可能加重手术创伤，增加并发症。

（五）微创骨折复位固定技术

膝关节周围骨折临床较常见，包括股骨远端骨折和胫骨近端骨折，容易出现感染、关节僵硬和骨不连等并发症。近年来越来越强调术中减少软组织剥离，通过间接复位和经皮固定的方法加强对骨折部位血运的保护，可明显减少并发症的发生。经皮微创钢板接骨术是微创骨折修复术的典型代表，从复位技术和固定技术两方面明显减少手术创伤。微创固定系统是根据"生物学固定"原理，配合经皮微创钢板接骨技术研发的治疗膝关节周围骨折的新型内固定系统，临床疗效良好，尤其在固定复杂骨折和骨质疏松性骨折时有独特优越性。

【特别关注】

1. 术后疼痛的观察及处理。
2. 膝关节镜手术后的康复指导。
3. 术后并发症的早期观察及处理。

（崔亚西，彭　丹，黄　怡）

第三节　肩关节镜的治疗

【概述】

肩关节（图7-2）是上肢运动的重要关节，从狭义上讲指盂肱关节，但从广义上讲，包括盂肱关节，胸锁关节，肩锁关节三个解剖学关节。肩胛胸壁间关节、肩峰下滑囊（肩峰下关节）两个关节样结构及喙锁间的韧带样连接相互协调，以保证肩关节完成各种复杂的功能活动。当上述各种结构中的任何一环节出现故障，都会影响或者改变肩关节的正常活动。肩关节中以盂肱关节最为重要。

肩关节镜的应用始于1958年，随着运动创伤患者的增多和人们生活水平的提高，近年来该技术得到了迅速的发展。目前，肩关节镜已成为治疗肩峰下撞击症、肩袖损伤、肩锁关节病变、肱二头肌腱和盂唇损伤、肩关节不稳等疾患的有效手段。肩关节镜技术可以在直视下观察肩关节内部及肩峰下的一些病变，以明确诊断，弥补了传统X线、CT、MRI的不足，并可直接在镜下进行手术或指导开放手术方法的选择，在肩关节镜下进行手术，保持关节原有的解剖生理结构，创伤小，准确率高，且术后恢复快，肩关节镜技术已经成为许多肩关节疾病的最佳治疗方法。

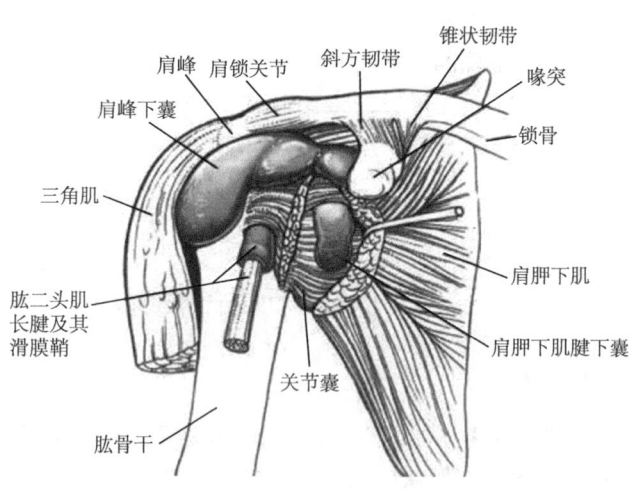

图 7-2　肩关节解剖图

【适应证】

1. 肩关节紊乱症，怀疑盂唇损伤者。
2. 顽固性肩峰下疼痛或功能障碍，冈上肌有撕裂或肩峰下滑囊病变者。
3. 非典型性肩关节疼痛，疑有软骨损伤或软骨性游离体。
4. 对肱二头肌腱长头腱的损伤，关节镜能做出准确的判断。
5. 既往肩关节手术失败者，需用肩关节镜全面判断肩关节情况者。

【禁忌证】

1. 切口周围有感染。
2. 神经、肌肉等因素引起的撞击症。
3. 有出血倾向者。
4. 肩关节有粘连者。
5. 因肩关节不稳定而继发撞击症者。

【前沿进展】

（一）肩关节镜治疗肩袖损伤的研究

肩袖损伤是中老年常见的肩关节疾患，其发病率占肩关节疾患的17%～41%。肩关节镜是1958年开始应用于临床，随着肩关节镜技术的进步，肩袖的治疗也取得长足发展。从过去的开放、微切口到全关节镜下修复，甚至过去认为不可修复的肩袖损伤也得到了修复。肩关节镜下治疗肩袖损伤逐渐成为临床关注的热点。有学者认为，与开放性手术相比，关节镜下肩袖修补术不仅可以同样达到稳定、无张力缝合肩袖，而且还具有许多优点：

1. 协助诊断，依赖于关节镜的动态观察，这就是有的患者术前虽然做了磁共振成像和肩关节造影却不能确诊，在手术中才发现是肩袖损伤的原因。

2. 把握病情，为治疗方案的制定提供依据。关节镜将临床检查、症状、治疗过程与直视下所见的情况结合起来，可以正确地把握病情，给治疗方案的选择提供依据。另外在手术过程中让患者直接看到病变部位，可以减少医患纠纷，使患者更好地配合治疗。

3. 关节镜下还可以同时探查和处理盂肱关节内的疾患。

4. 关节镜下可以更清楚地暴露肩袖撕裂的部位。

5. 在肩峰成形术中，关节镜下操作可以保留三角肌在肩峰的止点，避免剥离三角肌止点后可能引起的三角肌止点不愈合，同时术后康复也因此加快。

6. 关节镜下可以更精确地进行软组织松解，从而获得肩袖无张力固定，有利于肩袖愈合。

7. 关节镜手术属于微创手术。术后疼痛轻、可以早期功能锻炼、术后瘢痕少，更加符合美学观点。

8. 关节镜下修补可以减少术后肩关节粘连的可能。

国外有专家认为，关节镜辅助下小切口肩袖修复术的优点是最大限度保留了三角肌在肩峰附着点，手术创伤小、视野广、对关节内干扰小，有利于术后关节功能的练习与康复。然而，关节镜下手术需要更多的手术设备，可能需要更长的手术时间，对手术医师的技术水平要求更高。

又有研究中发现，两种手术在总体改善上无显著分别，而开放手术在疼痛缓解和功能改善上好于关节镜手术。但是这些关节镜下手术的不足很可能与操作者未能正确掌握镜下手术操作技术有关。关节镜下治疗肩袖损伤是未来的发展方向，它不仅视野宽阔，能全面明确病因，而且创伤小，术后康复快。

（二）有关肩关节镜手术的康复研究

康复护理计划的实施是确保手术成功的关键。关节镜的手术操作技术、康复运动程序的选择和患者的配合，是保证治疗最终获得成功的三个重要环节。根据关节镜手术创伤小、住院时间短的特点而设计的个体化锻炼计划，使患者易于接受，并能正确、最大限度地进行功能锻炼。以达到早期康复的目的。

早期进行被动和主动脉锻炼，以改善血液循环和淋巴循环，牵伸挛缩组织，松解粘连，防止术后出现肩周炎、肩关节的粘连，可较快地改善和恢复肩关节的功能。使手术成功得到保障。在整个护理过程中经常与患者、家属进行交流沟通，做好心理护理，加强宣教，让患者明白功能锻炼的重要性，充分调动患者的主动性、积极性。

疼痛是一种不愉快的感觉及情绪体验，经不同途径给药较好地控制疼痛，让患者舒服愉快，降低因疼痛引起的不良反应，使患者易于接受，并能正确地、最大限度地进行功能锻炼。

功能锻炼是一种治疗程序，可以改善血液、淋巴循环，牵伸挛缩组织，松解粘连，防止术后出现肩周炎、肩关节的粘连。早期关节内与关节外软组织尚未形成粘连或有粘连尚未完全纤维化，锻炼的难度不大，应鼓励患者尽早进行被动锻炼和主动锻炼，可较快地改善和恢复肩关节的功能，但必须制订个体化的功能锻炼，掌握尺度，循序渐进。康复锻炼操作要从简单到复杂，幅度从小到大。术前操练使患者掌握手法要领，有利于术后实施。同时要注意患者的个体状况，掌握训练强度，循序渐进，防止训练过度而造成关节损伤。

【特别关注】

1. 关注肩关节镜术后并发症。
2. 注意肩关节镜术后患肢体位的摆放。
3. 重视术后患者的功能锻炼。

（李　沭，崔亚西，刘　莉）

第四节　膝关节镜检患者的护理

【概述】

膝关节镜是应用于膝关节腔内部检查的一种内镜，借助它可以直接观察到膝关节内滑膜、软骨、半月板与韧带，特别是镜下关节腔内取滑膜为明确诊断提供了病理依据。它在各种滑膜炎的诊断、治疗及科研工作中起着不能代替的作用，不只为关节病提供直观的信息，同时可在非开放性手术条件下进行关节内病变组织的切除和修复，具有诊断率高、痛苦少、恢复快、减少术后并发症和手术费用等优点。随着现代科技的发展，关节镜应用范围不断扩大，不仅应用在膝、髋、肘、踝等大关节，微型窥镜还能插入手、足等较小关节腔完成诊疗。目前，国内很多医院已经有了专门的关节镜科，前景十分广阔。

【膝关节镜检查、治疗的适应证】

1. 确定病损部位及程度　如半月板撕裂、关节软骨面损伤、脂肪垫病变、滑膜病变、交叉韧带损伤等。

2. 检查　关节内异物和游离体等。

3. 直视下取活检 将可疑病变组织送病理检查，提高诊断率。

4. 关节腔冲洗 对骨性关节炎、类风湿性关节炎等病损，可用生理盐水反复冲洗关节腔，使关节症状得到缓解。

5. 关节内手术 摘除游离体，切除小的关节肿瘤，修整半月板，削去增生的脂肪垫等。

6. 确定诊断 对临床及关节造影不能明确诊断的膝关节病损，可行关节镜检查，明确诊断。

7. 证实临床诊断 可以避免不必要的手术或使手术指征更加可靠，使手术方式及切口选择合理。

【禁忌证】

1. 关节局部或附近有皮肤感染时，感染可由关节镜带入关节，因此不宜行关节镜检查及治疗。

2. 关节骨性强直时，关节无屈伸活动，没有关节间隙，关节镜无法置入。

【膝关节镜检术前准备】

1. 普鲁卡因皮试，如有过敏反应可改用其他局麻药。

2. 清洁皮肤，更换干净衣服。

3. 向患者介绍膝关节镜检查特点、优点、过程及术中可能出现的情况，消除患者紧张心理，以利于配合检查。

4. 遵医嘱术前预防性使用抗生素。

5. 精神过于紧张者可给予镇静剂。

6. 物品准备，膝关节镜、手术刀、手术剪、探针、持物钳、篮式钳、Kerrison咬骨钳、半月板切割刀和削刨器、"Y"形灌洗管、无菌注射器、手套、生理盐水等。

7. 术前应教会患者术后功能锻炼方法。

膝关节镜检术后康复治疗是保障手术成功的重要环节。根据患者的知识水平和接受能力，利用形式多样的教育方法，向患者及家属详细讲解各种功能锻炼的要领，使患者正确领会并掌握。术前患者需掌握康复锻炼内容见表 7-4。

表 7-4　术前患者需掌握的康复锻炼内容

锻炼名称	具体方法	频率	目的
踝关节屈伸锻炼	踝关节用力、缓慢、全范围的跖屈、背伸活动（图 7-3）	15分钟/次 3～4次/天	促进血液循环，消除肿胀，预防下肢深静脉血栓
下肢肌肉等长收缩锻炼			
股四头肌收缩练习	仰卧或坐卧，患肢固定，膝关节伸直，绷紧大腿肌肉，持续 10 秒后，放松 10 秒，如此反复。以检查髌骨不能上下滑动为有效	10～20分钟/次 3～4次/天	增强下肢肌力，预防深静脉血栓
腘绳肌等长收缩练习	足跟垫一软枕，患侧膝关节用力下压，使大腿后侧肌肉绷紧及放松	5～10分钟/次 2～3次/天	增强下肢肌力，预防深静脉血栓
直腿抬高练习	仰卧，健侧膝关节屈曲，患侧膝关节伸直，踝关节功能位，抬高患肢，抬腿高度为 10～20cm，持续 10 秒（图 7-4）	5～10分钟/次 2～3次/天	增强下肢肌力，预防深静脉血栓

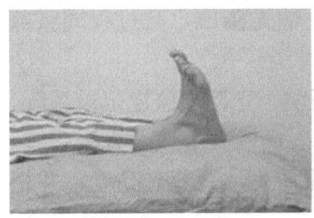 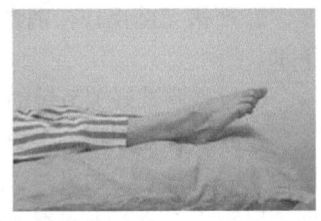

图 7-3 踝关节背伸跖屈运动

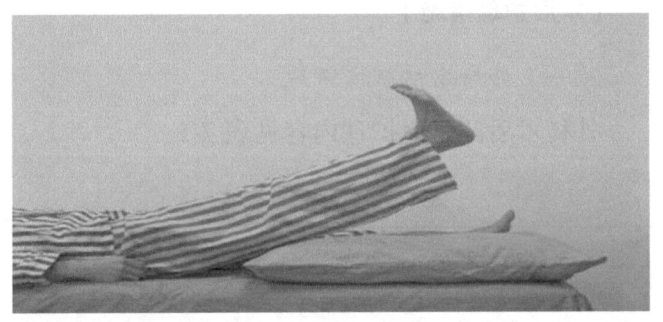

图 7-4 直腿抬高练习

【术中配合及护理】

1. 患者取仰卧位，膝关节屈曲，下垫一块海绵。

2. 大腿部使用气囊止血带，除非关节内出血活跃，影响视野，一般不充气止血。

3. 患侧大腿用固定器固定。

4. 根据患者情况及检查需要行局部麻醉、硬膜外麻醉或者全身麻醉。如果为了诊断，患者能够合作，手术医生有丰富的关节镜操作经验时可选用局部麻醉；如果手术操作超过 1 小时，又需使用止血带，则应选用硬膜外麻醉；如需进行关节内手术，而手术医生较缺乏关节镜实践经验，应选用全身麻醉。

5. 严格无菌操作,消毒、铺无菌巾,其过程同膝部手术。

6. 检查调试好关节镜的照明、光源、监视记录系统。

7. 在髌骨上方作一小切口,插入关节镜及光源系统,接通光导纤维束,打开冷光源开关,调节光亮度,并根据需要给予关节腔手术器械等。

8. 检查中以生理盐水做持续关节冲洗。

【术后护理措施】

(一)外科术后护理常规

外科术后的常规护理内容见表 7-5。

表 7-5 常规护理内容

要点	护理内容
全麻术后护理常规	了解麻醉和手术方式、术中情况、切口和引流情况 持续低流量吸氧,严密监测生命体征
伤口观察及护理	观察伤口有无渗血渗液,若有,应及时更换敷料
各管道观察及护理	输液管保持通畅,留置针妥善固定,注意观察穿刺部位皮肤,尿管按照尿管护理常规进行,一般术后第 1 日可拔除尿管,拔管后注意关注患者自行排尿情况
疼痛护理	评估患者疼痛情况,有镇痛泵患者,注意检查管道通畅评价镇痛效果是否满意,遵医嘱给予镇痛药物 提供安静舒适的环境

(二)引流管护理

引流管的护理内容见表 7-6。

表 7-6 引流管护理内容

要点	内容
通畅	定时挤捏管道,使之保持通畅,勿折叠、扭曲、压迫管道
固定	妥善固定,向家属宣教勿牵拉以免脱落
观察并记录	观察引流液性状、颜色、量;正常情况下一般手术当天引流液为暗红色,若短时间内引流出大量鲜红色液体应通知医生处理
关节腔冲洗的护理	遵医嘱使用生理盐水和抗生素进行关节腔冲洗,观察冲洗液的性状、颜色,准确记录冲洗液量和引流液量

（三）体位

除麻醉护理常规对体位的要求外,还应抬高患肢15°~20°,膝下垫小软枕,膝关节屈曲5°。此体位有利于各韧带松弛,膝关节相对稳定,也有利于患肢静脉回流,以减轻肿胀并缓解疼痛。

（四）局部处理

术后膝关节用弹力绷带包扎。观察局部渗血情况,可局部冷敷,以达到消肿止痛、减少术后出血的目的。

（五）观察患肢感觉、运动及血循环

术后弹力绷带加压包扎影响血液循环,加之运动少,血液循环慢,易发生深静脉血栓和严重肿胀,甚至导致骨筋膜室综合征。因此护理人员应注意弹力绷带包扎松紧适宜,并加强对患肢感觉、运动及循环状况的观察,发现异常及时通知医生并进行处理。

（六）康复训练指导

术后康复锻炼的内容见表 7-7。

表 7-7 术后康复训练指导

时间	指导
早期康复训练（术后1周内）	原则轻度功能锻炼，以不疲劳为宜。具体如下： 术后 24 小时根据病情患者可做股四头肌等长收缩及腘绳肌联合收缩、踝关节跖屈与背伸、足趾运动 术后 2～3 天根据病情可进行直腿抬高运动，使股四头肌肌力恢复，增加膝关节稳定性。同时进行膝关节度的恢复，可根据患者病情应用 CPM 机进行膝关节度练习
中期康复训练（术后1～2周）	根据病情重点膝关节活动度逐渐增加到 120°（图 7-5，图 7-6），开始进行股四头肌抗阻力锻炼；踝部的抗阻力视患者情况，由小到大逐渐增加 一般要求股四头肌肌力达 4 级以上时，方可扶拐下床行走
后期康复训练	术后 3～4 周鼓励患者逐渐增加股四头肌抗阻力锻炼和踝部抗阻力锻炼，使患肢肌力和活动度恢复正常 术后 2 个月开始全面的功能锻炼，如骑自行车、跑步、游泳等，避免剧烈运动 完全恢复需 6 个月

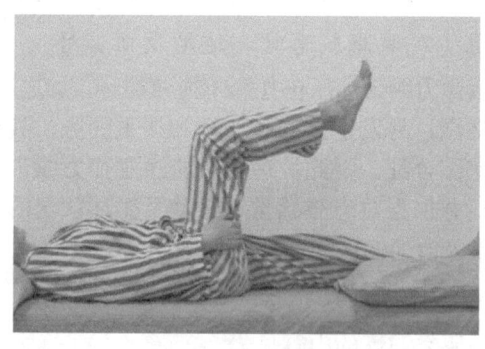

图 7-5 关节活动度练习

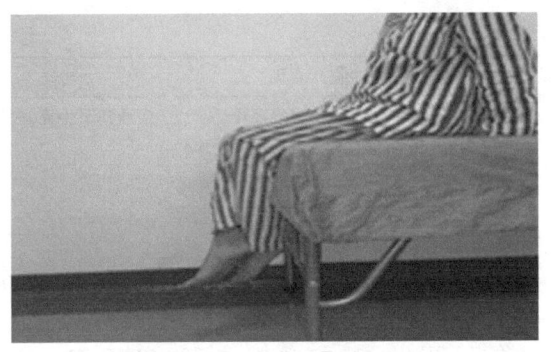

图 7-6 坐位屈伸膝关节锻炼

（七）健康宣教

膝关节镜术后患者的出院宣教内容应包括：进食营养丰富的饮食、正确的康复锻炼方法及复查时间等。

【膝关节镜检术后并发症的观察及处理】

1. 并发症的观察及护理内容 见表 7-8。

表 7-8 并发症的观察及处理

常见并发症	临床表现	处理
关节腔积血	小量积血的症状不明显 大量出血表现为膝关节疼痛进行性加重，肿胀明显，伤口渗血多	小量积血可自行吸收 大量出血时，应立即通知医生，根据病情行穿刺抽积血，加压包扎，局部冷敷
感染	膝部红、肿、热、痛，体温升高。如处理不及时，可造成膝关节功能障碍	通知医生检查伤口，根据情况行关节穿刺、涂片，使用敏感抗生素

续表

常见并发症	临床表现	处理
关节腔积液	膝关节处肿胀感,疼痛不明显,无明显全身症状,一般术后4～8小时出现为滑膜刺激后反应,膝关节张力大,肿胀明显,浮髌试验阳性	应通知医生穿刺抽吸
粘连性关节炎	一般表现为关节腔积血及痛阈低,患者拒绝短期内活动膝关节	鼓励患者早期功能锻炼
深静脉血栓	表现为小腿后方疼痛,小腿及踝关节肿胀明显,患肢远端皮色发青,皮温低,足背动脉搏动弱	抬高患肢20°～30°,制动并遵医嘱抗凝治疗
神经损伤	超时间使用止血带,导致感觉、运动障碍,通常可恢复 手术中牵拉损伤腓总神经分支,可引起小腿外侧及足背疼痛麻木 手术中误伤关节囊周围神经引起相关部位运动感觉障碍	密切观察病情,有异常时立即通知医生处理

2. 操作意外 如器械断裂,应在关节镜的直视下取出。

【关节镜的保养及保存】

整个窥镜的各部件必须严格清理干净,妥善保护好窥镜部分和其他检测部分。

1. 关节镜头用擦拭纸擦拭,并用软套管保护。

2. 关节镜、灯泡、电源导线、电源插座可用甲醛熏蒸24小时。

3. 光缆、切割刀、剪、刨削器、穿刺线、纤维光镜等用戊二醛浸泡15分钟。

4. 摄物钳、篮式钳、灌注吸引管等器械用毛刷刷干净后上油，高压灭菌，要特别注意保持关节的灵活。

5. 照相机使用时可用消毒布套保护。

【特别关注】

1. 膝关节镜检术后疼痛的观察及处理 膝关节镜检作为镜下微创手术，虽避免了传统开放式手术带来的大伤口，患者仍会在术后感到疼痛，据报道术后膝关节滑膜创伤性炎症反应所致的关节肿胀疼痛仍为其常见的并发症之一。理想的关节镜检术后镇痛技术应做到：作用特定、时效长、易于操作及安全性高。目前，有多种具备不同作用原理的镇痛药物及技术，可用于减缓关节镜检术后疼痛，并证明是有效的。这些技术包括药物镇痛、局部麻醉技术、非药理性技术。护士应教会患者正确地表述自己的疼痛，然后得到及时的处理。目前有很多镇痛药剂和技术可用于关节镜检术后的疼痛治疗，但只用一种药物或方法很难实现疼痛的完全缓解。推荐使用多模式或"平衡的"镇痛术，其涉及减量的阿片及非阿片镇痛药剂，这些成分通过不同原理作用于痛觉传导通道的不同范围。

2. 术后并发症的早期观察及处理 见表7-8。

3. 术后患者的康复指导 见表7-7。

（崔亚西，李 沭，李 静）

第五节 运动创伤康复护理

【概述】

运动创伤是指在运动过程中发生的各种创伤，包括急性和慢性损伤。受伤的部位与运动项目及专项技术特点有关，如体操运动员受伤部位多是腕、肩及腰部，与体操动作中的支撑、转肩、跳跃、翻腾等技术有关。网球肘多发生于网球运动员与标枪运动员。现代运动医学已从过去为专业运动员服务和主要进行运动创伤的紧急救治，发展成内涵十分广泛的独立学科。体育运动不再是少数人的专利，而成为全民的活动。而运动创伤的特点与其他类型的创伤又有不同，为慢性伤多，小创伤多，累积伤多，发病部位又较多集中于关节部位。运动创伤虽然多数不会造成危及生命的后果，但是却严重影响患者运动能力甚至日常生活能力，导致生活质量严重下降。从事运动创伤治疗的医务工作者的主要任务是使患者能够尽快恢复运动能力。这就要求医务人员对患者进行及时准确的判断及恰如其分的治疗。比较其他科学，运动创伤更加重视功能的恢复，这也是运动医学的魅力所在。因此，在运动医学的学科发展方向中有一个特别重要的内容，那就是运动康复学，运动康复学是运动医学密不可分的一部分。

【运动创伤的分类】

1. 按受伤的组织分类 可分为皮肤损伤、肌肉损伤、肌腱和韧带损伤、关节损伤、滑囊损伤、软骨损伤、骨损伤、神经损伤、血管损伤和内脏损伤。

2. 按受伤组织是否与外界相通分类 可分为开放性损伤和闭合性损伤。

3. 按受伤的病程分类 可分为急性损伤（指一瞬间遭受暴力打击）和慢性损伤（急性损伤迁延成的慢性损伤和劳损）。

4. 按伤情轻重分类

（1）受伤后仍能按原计划进行训练或不丧失工作能力为轻伤。

（2）伤后不能按原计划进行训练，患部要停止运动或丧失工作能力 24 小时以上，需治疗的损伤为中等损伤。

（3）伤后完全不能训练或需住院治疗的损伤为重伤。

【运动创伤发生的原因】

1. 运动专项技术因素。各运动项目都有自己的技术特点，人体各部位所承担的负荷是不同的，受力也是不均衡的，所以不同的专项运动可能会对其相应负荷重的部位造成各种损伤。例如，篮球运动员膝关节容易受伤；标枪运动员肩部易受伤等。

2. 人体解剖生理因素。人体的结构从解剖和生物力学的角度看，还存在着一些不适宜运动的薄弱环节。这些薄弱环节在有些运动中容易发生损伤，如肩关节的关节盂小而浅，而肱骨头大，周围韧带力量较薄弱，在做肩部的大幅度运动中或突然摔倒时上臂撑地，极易造成肩关节脱臼。

3. 思想认识及准备活动方面的因素。

4. 技术上的缺点和错误。

5. 运动负担量过大。

6. 身体功能不良。在睡眠或休息不好，患病带伤或伤病的初愈阶段，生理机能和运动能力下降，在这种情况下若参加剧烈的运动，将会因肌肉力量较弱，反应迟钝，身体协调性下降导致损伤的发生。

7. 其他：动作粗野或违反规则，场地、服装方面的缺点，不良天气等因素。

【常见的运动创伤】

1. 肌肉、肌腱、韧带的慢性小损伤 如肌肉筋膜炎、肌腱腱鞘炎等。

2. 关节软骨损伤 其主要病理表现为软骨的退行性变，如髌骨软骨病、足球踝、投掷肘等，其中60%以上系逐渐劳损所致，小部分系一次损伤造成骨软骨骨折继发而成。

3. 骨组织劳损 最常见的是应力性或疲劳性骨膜炎与骨折，可发生于胫腓骨、跖骨、脊椎椎板、髌骨、足舟骨、距骨、第1、2肋骨等，其中胫腓骨最多，跖骨、椎板次之。

4. 骨软骨炎

5. 神经血管损伤

【运动创伤的分期治疗原则】

（一）一般急救须知

运动创伤只有极少数病例危及生命，需要紧急救治。如果伤病者的心跳和呼吸停止、严重出血或人事不省时，此时会危及到伤者生命。因此挽救伤者生命的三个基本需要是：气道畅通、足够的呼吸、充分的血液循环，即心肺复苏的"ABC"原则（airway、breathing、circulation）。

（二）急性期（RICE原则）

1. 休息（rest） 让伤者以最舒适的姿势休息，并保护其不再被伤。

2. 冰敷（ice） 通常在急性受伤后24～48小时内要使用冰敷，待红、肿、热、痛消失后，便可转为热敷。

所以，冰敷的时间要按个别受伤情况而定。而受伤后越早冰敷效果越佳。冰敷的方法可用扭干的湿毛巾包住冰袋或冰块，敷在患处即可。通常冰敷的时间每次为10分钟左右（切勿太久，否则血管反而扩张，令肿胀加剧），然后移开冰袋或冰块，5～10分钟后再冰敷一次，如此重复3～4次。若受伤当日，每2～3小时，重复以上步骤至受伤症状受控制为止。冰敷可减少疼痛及防止患处肿胀。

3. 压迫（compression） 在受伤部位休息及冰敷后，便可以以棉垫包裹，并用弹力绷带加压包扎，以固定及预防或缓解水肿。但要留意绷带也不可以绑得太紧，否则妨碍血液流通。

4. 抬高（elevation） 当上述的RIC步骤都完成后，便应将患处抬高至高于心脏位置，促进血液回流。

（三）稳定期

治疗重点是促进血肿和渗出液的吸收，理疗、按摩等方法可改善局部血循环、减少粘连，有助于改善症状。其次就是支具保护，局部制动至创伤愈合。

（四）恢复期

渐进地进行受伤肢体肌力、关节活动度、平衡及协调性、柔韧性的训练。再辅以物理治疗，促进瘢痕软化，防止挛缩。

【运动创伤的康复原则】

1. 功能恢复的针对性原则：康复应针对患者的职业、年龄、生活状态等不同而有所区别。

2. 对于一般患者，重点是恢复日常生活和工作能力。

3. 但对于专业运动员要做到尽快治愈，患肢功能尽可能完全恢复，以便尽快恢复正规训练。对于专项运动员，针对某些运动素质、肌肉功能及柔韧性的特殊要求，需进行专项运行所需要的平衡、协调性的训练。

【运动创伤的康复护理】

康复护理是在康复医学理论指导下，配合康复医疗对康复对象实施的一般和专门护理技术，是伤病治疗中的重要组成部分，是恢复各种功能必不可少的手段。运动创伤康复护理是通过预防功能障碍、促进功能恢复、进行功能代偿或代替，从而达到恢复运动系统功能的目的。康复护理应涵盖心理、生理、社会功能等多方面的内容，注重患者的个体特征，做好针对性康复护理工作。根据康复护理的原则："任何疾病发作时，康复护理即已开始"。因此，所有实际护理的基本原则是设法使一个人的疾病康复，使之恢复成对社会、国家及家庭有用的人，护士的每一个行动或护理程序，都是直接针对患者的具体问题而进行的。

（一）提供良好的康复环境

环境性质决定患者的心理状态，它关系着治疗效果及疾病的转归。适宜的室温（18～20 ℃）、合适的湿度（50%～60%）、良好的通风、充足的光线、消除噪声、优美的环境、健康和快乐的气氛、适当的休息和睡眠及充分的营养，能使病残者产生信任和安全感，进而维持较佳的心身状态，使机体功能得到很好的调节，解除生理及心理方面的紧张，从而愉快地接受康复治疗及护理。

（二）心理护理

由于突然的运动创伤，大部分患者心理应激反应突出，常有焦虑、恐惧、烦躁等心理反应，应根据患者个体情况采取针对性护理，如通过启发、疏导、暗示、支持、成功案例分享等方式鼓励患者战胜疾病、配合治疗。

（三）预防下肢深静脉血栓

严重的运动创伤存在手术创伤、长期卧床等诸多下肢深静脉血栓形成的危险因素，应避免行下肢静脉穿刺，遵医嘱予抗凝治疗，按计划功能锻炼，注意观察下肢有无肿胀、感觉障碍等异常现象。

（四）预防压疮

运动创伤病情严重的患者需长期卧床，尤其应重视压疮预防工作，保持患者床单元清洁干燥，定时更换体位，有条件者可使用气垫床。

（五）预防肺部感染

指导患者深呼吸及有效咳嗽，体弱及年龄偏大者可用吸管吹气泡练习深呼吸，2次/天，20～30下/次；每2小时协助翻身叩背1次，促进排痰；遵医嘱予雾化吸入治疗，多饮水。

（六）预防泌尿系感染

运动创伤中骨盆骨折后尿潴留、排尿不畅及侵入性操作都可引起泌尿系感染。应保持尿管通畅，鼓励患者多饮水，每日饮水量1500～2000ml；保持会阴部清洁干燥，每天会阴护理2次；行耻骨上膀胱造瘘的患者，应保持造瘘口周围皮肤和敷料干燥；观察尿液的颜色、性状等，注意关注各项实验室检查指标。

（七）饮食护理

鼓励患者多食富含纤维素、高蛋白饮食，多食新鲜蔬菜及水果，多饮水，忌烟酒、忌刺激性食物及易胀气食物,保持大便通畅。

(八)康复锻炼

1. 下肢肌肉等长收缩锻炼 见表7-9。

表7-9 下肢肌肉等长收缩锻炼

锻炼名称	具体方法	频率	目的
踝关节屈伸锻炼	踝关节用力、缓慢、全范围的跖屈、背伸活动	15分钟/次 3~4次/天	促进血液循环,消除肿胀,预防下肢深静脉血栓
下肢肌肉等长收缩锻炼			
股四头肌收缩练习	仰卧或坐卧,患肢固定,膝关节伸直,绷紧大腿肌肉,持续10秒后,放松10秒,如此反复。以检查髌骨不能上下滑动为有效	10~20分钟/次 3~4次/天	增强下肢肌力,预防深静脉血栓
腘绳肌等长收缩练习	足跟垫一软枕,患侧膝关节用力下压,使大腿后侧肌肉绷紧及放松	5~10分钟/次 2~3次/天	增强下肢肌力,预防深静脉血栓
直腿抬高练习	仰卧,健侧膝关节屈曲,患侧膝关节伸直,踝关节功能位,抬高患肢,抬腿高度为10~20cm,持续10秒	5~10分钟/次 2~3次/天	增强下肢肌力,预防深静脉血栓

2. 上肢肌肉的康复锻炼 上肢创伤伤后初期支具固

定时做握拳练习改善肘部的血液循环,加强其内外侧肌肉的力量。去除支具固定后,患者主动地伸屈肘练习,被动地或抗阻伸加被动地屈肘或外展。被动活动肩关节,包括器械练习法:上肢前后摆动和滑车举肩,手指爬壁压肩法和扶持下蹲,弯腰行上肢划圈,上肢转动等。

(九)疼痛的护理

对运动创伤引起的疼痛应进行相应的治疗。一旦组织受到损伤,其疼痛阈值就会降低,从而使正常时不会引起的疼痛不同程度地发生。护士应鼓励患者主动描述疼痛的部位、性质,按时进行疼痛评分等,根据疼痛评分的分值采取不同的镇痛模式。

1. 非药物镇痛 如前所述,"RICE"原则中,冰是一种最好的止痛剂,它不仅缓解疼痛,降低致痛代谢,还会限制损伤向周围区域扩散。理疗可以起到消炎镇痛、促进损伤组织修复等作用。利多卡因直流电离子导入、经皮电神经刺激(TENS)疗法、干扰电等电疗,可起到缓解疼痛的作用。经皮脊髓电刺激(TSE)疗法是近年来发展的一种新方法,可以通过短时间刺激产生较长时间的止痛效应。超声波、微波、蜡疗等都可提高痛阈,具有抑制疼痛反射,降低肌梭兴奋性,放松肌肉等作用。

2. 药物镇痛 已有研究表明,非类固醇类抗炎药用于软组织损伤的效果较好,并不像以前所认为的那样会抑制愈合过程。现在比较常用的是COX-2抑制剂。虽然临床上常把它作为关节炎治疗药物,但因为它具有起效快、药效持续时间长等优点,比较适用于运动创伤后的疼痛治疗。许多研究表明,COX-2抑制剂对于缓解疼痛很有效,而且起效快,没有阿片类药物的不良反应。特别是与阿片类药物合用时,可以减少阿片类药物的用量,并起到很好的缓解疼痛的效果。但要注意避免出现对药物的依赖性，且长期服用易出现胃部不适。

【前沿进展】

在创伤修复中，迅速的封闭创面主要可通过植皮，或靠创缘或创面残存的基底细胞通过增殖与分化形成新生的皮肤。近年来，有研究表明，采用生长因子加速受创皮肤基底细胞的增植与分化，可以达到迅速封闭创面的目的。碱性成纤维细胞生长因子（basic fibroblast growth factor，bFGF）具有诱导毛细血管胚芽形成，促进肉芽组织生长等作用，同时对皮肤的修复与再生也应该有显著作用。张民福等在60例急性运动创伤中应用碱性成纤维细胞生长因子（bFGF）治疗运动创伤伤口，证明碱性成纤维细胞生长因子在加速创面愈合及预防瘢痕增生方面疗效明显优于对照组。在手术切口愈合的早期即应用bFGF，以发挥其促进毛细血管形成和纤维细胞增殖的作用，加快伤口愈合。其又作为趋化调理因子趋化炎性细胞，通过后者的吞噬及酶解作用抑制或杀灭创面细菌，从而发挥其抗感染作用。此外bFGF趋化成纤维细胞等组织修复细胞在创面聚集增殖，可为后期的组织修复做好准备，bFGF可明显缩短手术切口的愈合时间，降低切口并发症的发生率，有一定的实用推广价值，在多种创面的愈合中有着广泛的应用潜力。

【知识拓展】

关节镜的起源与发展

关节镜的发展史是内镜发展史的一部分。

古代希伯来文献中记载的阴道窥器和庞贝古城废墟中发现的直肠镜是人类探索体腔内部最早的证据。1806

年，Botzini 在维也纳的 Joseph 外科医学研究院展示了他的"光梯"：他设计的装置由两根简单的管子组成，用一根蜡烛做光源。烛光通过其中的一根管子反射进入患者的膀胱，而医生则通过另一根管子来观察膀胱内部。

1853 年，Désormaux 制作了一种膀胱内镜，在一个小火罐内将松节油和乙醇混合燃烧，产生的光亮通过一根较粗大的管子经镜子反射进入膀胱，同时也通过这根管子来观察膀胱内部。1876 年，Max Nitze 发明了第一台现代膀胱镜，用电加热水冷却鹅羽内包裹的白金环充当膀胱内部的光源。1880 年，Edison 发明了白炽灯，不仅解决了以往所有的照明问题，而且为内镜科学的发展树立了一座里程碑。

随着膀胱镜兴旺发达，而起初被称作"关节内镜"或"关节腔探测器"的关节镜也就成为了自然的演变和发展。

东京大学的 Kenji Takagi 教授被公认为是成功地将内镜用于膝关节的第一人。1918 年，他用膀胱镜在尸体上观察膝关节内部。1919 年，他使用 7.3mm 的膀胱镜探查了一名患者的膝关节，但离膝关节镜的实际应用还相距甚远。几年后他发明了关节镜的专用器械并按顺序编号，1931 年，直径 3.5mm 的 1# 关节镜研制成功，成为现代光学关节镜设备的雏形。在探索过程中，Takagi 教授发明了 12 款具有不同视角，不同直径和不同聚焦能力的关节镜（1～12# 关节镜），还发明了与他的关节镜配套使用的活检钳和烧灼器。

与此同时，在西方，Eugen Bircher 于 1921 年将 Jacobeus 腹腔镜和气体介质用于膝关节，并称之为"关节内镜"。他用气体（一氧化碳）扩张膝关节，并用关节镜诊断创伤性关节炎和急性半月板损伤。

第二次世界大战之后，Kenji Takagi 教授的学生 Masaki Watanabe 继承了他的研究工作。Watanabe 是关节镜外科发展史中最重要的人物之一，他继承和发展了关节镜理论和技术，改进了关节镜及操作系统，他研制的 21# 关节镜被认为是真正成功的能专门用于检查关节的内镜系统，使在关节镜下施行手术成为可能。1955 年，Watanabe 在关节镜下做了滑膜黄色巨细胞瘤切除术，并在 1962 年完成首例关节镜下半月板切除术。1957 年，他出版了第一部关节镜图谱，随后在 1969 年又修订再版。因其在关节镜外科领域的杰出贡献，Watanabe 被誉为"现代关节镜之父"。

时至今日，关节镜技术的概念已经发生了根本性的变化，关节镜早已不仅仅是一种辅助的关节检查手段，而是关节外科和运动医学领域中主要的治疗手段。关节镜下手术及关节镜辅助的切开手术不仅成功地用于大多数膝关节伤病的诊治，而且已经越来越多地应用于肩、肘、腕、髋、踝等关节，手术范围不断扩大。在现代骨科中，关节镜手术已经成为不可或缺的日常手术。

（李鹏程，刘 莉）

参 考 文 献

白雪 . 2008. 肩袖损伤经关节镜下修复后综合康复疗效观察 . 中国矫形外科杂志，16(14): 1111

崔国庆，敖英芳 . 2006. 肩关节镜技术与临床应用 . 继续医学教育，20(12): 45

杜克，王守志 . 1995. 骨科护理学 . 北京：人民卫生出版社

方永刚，桂鉴超，王黎明，等 . 2007. 射频皱缩刀在不同工作模

式下对腋神经表面温度的影响.中国组织工程研究与临床康复,11(13):6203

郭蕾.2008.肩关节镜手术的路径式配合.常州实用医学,24(4):257

郭轶含,郑群怡,倪磊,等.2008.膝关节镜术后冷敷镇痛的效果研究.中华护理杂志,43(9):324,325

何国础.2004.肩关节镜的临床应用.中华临床医学杂志,5(5):55

雷光华.2009.膝关节功能重建进展.中国修复重建外科杂志,(23)9:1025～1029

李百川,张明.2002.关节镜技术的历史与新进展.华夏医学,16(4):597～599

李百川,张明,徐友高,等.2008.中老年原发性冻结肩及肩袖钙化症的肩关节镜治疗.中国骨与关节损伤杂志,23(5):365

刘鹏,徐月仙,程晓冬,等.2007.肩关节镜下肩袖修复术的手术配合.护士进修杂志,22(5):467

刘雄文,黎庆初.2008.关节镜技术治疗膝关节内损伤的应用进展.微创医学,3(2):137～139

刘颖,李爱珍.2008.RICE原则在关节镜术后护理的应用.中国误诊学杂志,8(14):3311,3312

楼敏,李霞萍.2010.肩关节镜治疗肩关节疾病的手术配合.全科医学临床与教育,8(1):116

罗凯燕,喻姣花.2005.骨科护理学.北京:中国协和医科大学出版社

宁宁,朱红.2010.外科护理新进展.北京:人民卫生出版社

宁宁.2004.骨科康复护理学.北京:人民军医出版社

潘留梅,郑瑶洁,瞿玉兴.2008.肩关节镜手术护理体会.中国矫形外科杂志,16(17):1357

钱不凡.1997.膝关节镜外科和肩关节镜外科进展.中国骨伤杂志,17(1):15

沈祖强,高树人,孙新明.2003.膝部疾病的微创治疗进展.中国中西医结合外科杂志,9(6):475,476

童小锋，吴群燕．2008.肩关节镜手术的康复计划．浙江临床医学，8(8)：893

王俊荣，牛清．2005.半月板损伤关节镜术后两种冷敷方法的效果观察．齐鲁护理杂志，11(12)：1751，1752

王维彬，王立德．2003.钬激光在关节镜手术中的应用进展．中国内镜杂志，9(5)：47，48

王亚萍．2005.肩关节镜手术的护理配合．上海护理，5(4)：431

吴艳．2007.肩关节镜手术的术中配合及护理．护士进修杂志，22(9)：820

吴在德，吴肇汉．2004.外科学．6版．北京：人民卫生出版社

胥少汀，葛宝丰，等．2005.实用骨科学．北京：人民军医出版社

薛庆云，黄公怡，张耀南．2008.肩关节镜对肩部疾病的辅助诊断和治疗．中华骨科杂志，18(4)：19

杨斌．2007.肩关节镜治疗肩袖损伤之研究．医学综述，13(27)：1381

杨洁，胡三莲．2006.肩关节脱位关节镜术后患者的康复训练．护士进修杂志，21(7)：622

俞晓杰，吴毅．2004.运动创伤的康复治疗进展．国外医学骨科学分册，25(2)：71～74

郑冲．2006.肩关节镜治疗新进展．中国矫形外科杂志，14(23)：1795

朱红芳，李云霞．2005.肩关节镜手术的护理38例．中国实用护理杂志，21(1)：39

张民福，许春鹏．2007.急性运动创伤中应用碱性成纤维细胞生长因子促伤口愈合的疗效观察．福建体育科技，26(4)：34，35

Confalonieri N, Manzotti A, Montironi F, et al. 2008. Tissue sparing surgeryin knee reconstruction: unicompartmental (UKA), patellofemoral(PFA), UKA+PFA, bi-unicompartmental (Bi-UKA) arthroplasties. J Orthop Traumatol, 9(3): 171～177

Kirkley A, Birmingham T B, Litchfield RB, et al. 2008. A randomized trial of arthroscopic surgery for osteoarthritis of the knee. N Engl J Med, 359 (11): 1097 ~ 1107

Knobloch K, Grasemann R, Spies M, et al. 2008. Midportion achilles tendon microcirculation after intermittent combined cryotherapy and compression compared with cryotherapy alone: a randomized trial. Am J Sports Med, 36 (11): 2128 ~ 2138

Kregor PJ, Stannard JA, Zlowodzki M, et al. 2004. Treatment of distal femur fractures using the less invasive stabilization system: surgical experience and early clinical results in 103 fractures. J Orthop Trauma, 18 (8): 509 ~ 520

Kullenberg B, Ylipaas, Soderlund K, et al. 2006. Postoperative cryotherapy after total knee arthroplasty: a study of 86 patients. J Arthroplasty 21(8): 1175 ~ 1179

Leopold SS. 2009. Minimally invasive total knee arthroplasty for osteoarthritis. N Engl J Med, 360(1): 1749 ~ 1758

Makino A, Aponte TL, Muscolo DL, et al. 2002. Arthroscopic-assisted surgical technique for treating patella fracture. Arthroscopy, 18(6): 671 ~ 675

Pallister I, Iorwerth A. 2005. Indirect reduction using a simple quadrilateral frame in the application of distal tibial LCP-technical tips. Injury, 36(9): 1138 ~ 1142

Schütz M, Müller M, Regazzoni P, et al. Use of the less invasive stabilization system (LISS) in patients with distal femoral fractures: a prospective multicenter study. 2005. Arch Orthop Trauma Surg, 125 (2): 102 ~ 108

Scuder GR, Tenholde M, Capeci C. 2004. Surgical approaches in mini-incision total knee arthroplasty. Clin Orthop Relat Res, (428): 61 ~ 67

Stahelin AC, Sudkamp NP, WeilerA. 2001. Anatomic double bundle posterior cruciate ligament reconstruction using hamstring tendons. Arthroscopy, 17(1): 88 ~ 97

Tanavalee A, Thiengwittayaporn S, Itiravivong P. 2005. Results of the 136consecutive minimally invasive total knee arthroplasties. J

Med AssocThai, 88 (Suppl)4: 74～78

Woolf SK, Barfield WR, Merrill KD, et al. 2008. Comparison of a continuous temperature-controlled cryotherapy device to a simple icing regimen following outpatient knee arthroscopy. J Knee Surg, 21(1): 15～19

第八章 人工关节置换患者的护理

第一节 概 述

【人工关节置换术的发展】

人工关节置换术应用于临床已有一百多年的历史，对于改善关节疾病患者的生存质量有极大的意义。人工关节可用于肩、肘、腕、髋、膝、掌指关节等，因髋关节和膝关节承重和磨损较多，髋膝关节置换术也是开展较早的，20世纪70年代我国就已经展开髋关节和膝关节置换术，由于当时人工关节的材料、型号及技术的限制，关节置换手术有很多缺陷，但也为现在关节外科的发展奠定了基础，随着研究的不断深入，自20世纪90年代起我国的关节置换术也有了长足的发展，逐渐与国际先进水平接轨。

对于经正规非手术治疗无效的关节疾病的患者来说，关节置换手术是一种安全、有效地缓解疼痛和重建功能的方法。根据以往报道指出，人工膝关节置换术的临床优良率在90%以上；肘关节置换术治疗类风湿关节炎的疗效显著优于滑膜切除术，特别是改善关节运动能力更为优良；近年来随着Swanson假体的研发，人工掌指关节置换术的近远期疗效均得到了明显改善，在缓解疼痛及改善关节方面具有明显优势。

【人工关节假体材料】

人工关节置换假体的材料多种多样，最初有不锈钢、钴铬钼合金、钛合金的金属材料，但金属的生物相容性较差，金属离子的致畸、致癌作用都造成其普遍应用的局限性；之后有聚乙烯、超高分子质量聚乙烯等聚合物，金属-聚乙烯配伍便成为人工关节领域中的黄金标准，但是，关节的磨损大，不适用于活动量大的患者，而且患者常常因为假体的松动需要翻修或进行二次手术，给其身体造成了极大的痛苦；经过不断的研究，20世纪70年代陶瓷材料开始应用于关节置换手术当中，目前应用较广泛的氧化铝陶瓷已经发展到第四代，拥有更加优良的亲水性、生物相容性，在硬度、抗磨损、抗弯折性能上都有较大提升，具有广阔的研究与应用前景。

【人工关节置换术围手术期的镇痛】

1995年美国疼痛协会把疼痛定为继体温、脉搏、呼吸、血压四大生命体征之后的第五生命体征。关节置换手术后常常都会有较严重的疼痛，Maud. Joelsson 的研究表示，患者在手术刚结束时的疼痛多是一种烧灼感和异物感，而术后康复训练时的疼痛是最严重的，这与其他报道都是相一致的。手术后的疼痛，一方面会造成患者心理上的极大痛苦，另一方面会延长患者的卧床时间，加大了深静脉血栓、坠积性肺炎的发生率，也不利于术后的康复锻炼。

为缓解患者的疼痛，现在有多种多样的镇痛方法，不同于传统观念的"止痛药会有依赖性""手术后的疼痛是正常的，要忍耐"我们现在提倡使用超前镇痛、音乐镇痛、喜好镇痛、多模式镇痛及神经阻滞等方法减轻疼痛。很多学者认为，在研究各种镇痛方法的同时，更要注重对合理的服务机制的探求，Bawal 和 Berggren 提出的以护士为基础、麻醉医师为指导的急性疼痛服务体

（NBAS-APS），被认为是目前最佳的术后疼痛管理模式。熊英等改良了NBAS-APS模式，建立了以护士为基础，以麻醉医师和专科医师共同指导的改良的急性疼痛服务模式（NBASS-APS），充分发挥专科医生和护士的配合及护士的作用，结果显示手术患者首次下床时间、睡眠时间及疼痛评分相较于NBAS-APS组和传统止痛组都有所改善。詹雪等将系统化疼痛管理模式应用于行关节置换术的患者，在科室内成立疼痛教育小组，采取了多种方式多模式镇痛，取得了较好效果，患者术后疼痛明显减少，睡眠质量提高，首次功能锻炼开始时间及出院时间也明显提前。

对于围手术期的患者，使用镇痛药物可以减轻患者的疼痛，常规药物主要有非甾体抗炎镇痛药（NSAID）、局部麻醉药、阿片类药物及N-甲基-D-天冬氨酸（NMDA）受体拮抗剂等新型药物，樊满武的研究回顾分析了关节置换术后的镇痛药物使用，发现非甾体抗炎药作为镇痛药价格低廉，疗效较好，且可以减少阿片类药物的相关并发症；芬太尼是目前复合全麻中最常用的镇痛药，对于术中麻醉、术后镇痛也有着良好的作用，明显减轻患者的疼痛感。

【人工关节置换术围手术期的康复】

人工关节置换术的效果不仅仅与手术有关，与术后康复治疗也有密切关系，多个研究认为术后早期进行康复治疗对于患者近远期的关节功能恢复都有重要意义。术后康复治疗可以促进血肿和渗液的吸收，减少关节内粘连和痉挛，促进血液循环，减轻患肢水肿。

（一）术前指导

向患者讲解人工关节置换术的适应证、优点，减少患者的焦虑，稳定患者情绪；嘱患者进食高热量、高蛋白、高维生素饮食，增加营养，利于手术后的恢复；指导患者做深呼吸、咳痰、床上大小便训练、术后康复动作指导等。

（二）术后护理

任爱红等应用循证护理方法自制"图文式康复锻炼指导册"对行髋、膝关节置换术的患者进行康复锻炼，第一阶段以加强股四头肌、臀肌的等长收缩和踝关节背伸、跖曲运动为主；第二阶段以加强肌肉的等张收缩和关节的主、被动活动为主，包括直腿抬高运动、屈髋屈膝运动、下地功能锻炼等。结果显示相较于传统功能锻炼组，患肢肿胀、疼痛，以及关节活动度都有了明显改善，患者的满意度也有所提高。方汉萍等的研究还包括了对患者的生活自理能力的锻炼，例如，使用助行器上下楼梯、完成日常活动等。郑金文等研究认为术后早期应用 CPM 进行被动训练能够在早期提高患者膝关节活动度，并且痛苦更小，患者更易接受。对于何时开始康复治疗，方汉萍等认为对于患者关节假体的稳定性、关节功能恢复、松脱，早期（术后 1～3 天）开始康复治疗要优于晚期（术后 10 天）开始，在保证生命体征平稳的前提下，康复训练于术后第 1 天开始为最佳，但部分患者不可耐受，所以要依据患者情况而定。有研究表明对于康复期的患者，不断对其进行疼痛再评估是非常重要的，可以帮助患者在无痛的条件下进行有效康复锻炼，这点是非常重要的，因为疼痛会导致患者抗拒康复训练。

（李剑霞，文守琴，李玲利）

第二节 人工髋关节置换患者的护理

【概述】

现代人工髋关节外科技术，是举世公认的人工材料在人体中使用最成功的一项外科技术。人工髋关节置换术的治疗效果经过三十多年的临床实践，已经得到充分的肯定并已经发展成为一种可靠的治疗手段。人工关节置换术主要目的是缓解患者髋关节疼痛、增加髋关节的活动度、纠正下肢不等长、增加髋关节的稳定性和矫正髋关节畸形，从而恢复和改善关节的运动功能，提高了患者的生活质量；但人工关节有其本身的使用寿命，并且患者术后容易发生并发症，这也是人工髋关节置换术的缺点。

【适应证】

人工髋关节置换术的适应证见表 8-1。

表 8-1 人工髋关节置换术的适应证

要点	内容
原则	患者的关节面有明确被破坏的 X 线
	患者有中度到重度持续性疼痛
	经过长期保守治疗，症状得不到实质性改善
常见疾病	退行性骨性关节炎
	继发性骨性关节炎：包括股骨头无菌性坏死、髋臼发育不良、创伤性关节炎
	炎症性关节炎：包括类风湿性关节炎、强直性脊柱炎髋关节受累、系统性红斑狼疮髋关节受累、结核性髋关节炎治愈后关节活动障碍者
	老年人股骨颈骨折（Garden Ⅲ 型以上）

【禁忌证】

人工髋关节置换术的禁忌证见表 8-2。

表 8-2　人工髋关节置换术的禁忌证

分类	内容
绝对禁忌证	患者一般健康状况差,不能耐受麻醉与手术者
	髋关节内有感染病灶、髋关节周围肌肉瘫痪
	关节周围软组织有感染性病灶
	关节结核活动期
	神经肌肉疾病影响到髋部周围肌肉者
	因其他严重疾病估计术后患者不能下地行走者
相对禁忌证	骨质快速破坏的任何疾病
	神经性关节病
	外展肌力缺如或相对功能不足
	快速进展的神经性疾病
	骨骼发育未成熟者

【手术入路及假体界面选择】

手术入路及假体界面选择见表 8-3。

表 8-3　人工髋关节手术入路与假体界面的选择

分类	要点
手术入路	前外侧入路、外侧入路、后外侧入路、经大转子入路
假体界面选择	陶瓷对陶瓷界面、陶瓷对聚乙烯界面、金属对聚乙烯界面、陶瓷对金属界面、金属对金属界面

【主要护理问题】

1. 恐惧、焦虑　与患者对疾病不了解及担心手术效果与并发症有关。

2. 舒适改变　与疼痛及躯体移动受限有关。

3. 清理呼吸道低效 与呼吸道分泌物过多、黏稠有关。

4. 有组织灌注不足的危险 与术前、后禁饮禁食及术中失血、失液有关。

5. 相关知识缺乏 与患者缺乏髋关节置换术功能训练及缺乏对术后注意事项的了解有关。

6. 潜在并发症 髋关节假体脱位、感染、深静脉血栓。

【护理目标】

1. 患者恐惧、焦虑的程度减轻,积极配合治疗及护理。

2. 患者自诉不适感减轻或消失,能主动配合功能锻炼。

3. 患者呼吸道通畅,无上呼吸道感染症状。

4. 患者住院期间的生活需要得到满足。

5. 患者了解加强营养和保证充足睡眠的重要性。

6. 患者了解功能锻炼的重要性,掌握功能锻炼的方法,并积极主动配合康复训练。

7. 患者切口愈合良好,未发生任何并发症,或并发症及时得到处理。

8. 患者髋关节功能及活动性良好,患者能够生活自理。

9. 患者掌握术后注意事项、定期门诊随访的时间及时机。

【术前护理措施】

(一)术前健康宣教

1. 多饮水,预防感冒及尿路感染。

2. 预防皮肤破损,积极治疗手足癣。

3. 戒烟酒，吸烟、喝酒会引起毛细血管痉挛，影响术后康复。

4. 停止服用非甾体药物，如阿司匹林、布洛芬、双氯芬酸（扶他林、戴芬）等，以防止出血或影响肾功能。

5. 床上练习使用大、小便器：避免术后尿潴留、便秘的发生。

6. 减轻体重，肥胖容易导致患者出血风险增加、术后假体脱位、伤口脂肪异化、关节磨损及异位骨化等问题。

（二）术前准备

髋关节置换术的术前准备内容见表8-4。

表8-4 髋关节置换术的术前准备内容

要点	内容
术前常规准备	术前1日行药敏试验、备梯形枕、更衣、术前宣教、必要时备血
	手术当日术前补液扩容，长期口服降压药者，术晨用少量清水将当日药物吞服，准备术中带药，与手术室工作人员做好交接，根据医嘱术前半小时使用抗生素1剂
心理准备	评估患者基本情况，给予不同患者不同的心理疏导
	向患者介绍手术的必要性、手术方式和注意事项
	向患者介绍同种疾病患者术后恢复情况，以增加患者对手术的认识及信心
	倡导尊重和关爱护理，寻求社会支持系统的帮助，鼓励患者倾诉自己的想法
术前检查	凝血功能、血型、输血前全套
	红细胞沉降率、C反应蛋白、炎性因子、肝肾功能、血气分析
	胸片、腹部B超、双下肢动静脉彩超、心电图
	骨盆平片、患侧髋正、斜位片，必要时可做CT、MR

续表

要点	内容
全身情况的评估	了解有无异常的实验室检查指标；女性患者是否在月经期
	了解患者有无全身隐匿性感染，如龋齿、鼻窦炎、中耳炎等
	了解患者有无肺部感染、泌尿系统感染
	了解患侧肢体皮肤，有无疖、痈、脚癣等
	了解患者用药情况，是否服用非甾体药物及激素
	评估患者既往有无出血史、肝病史
	营养状况评估
积极控制并存疾病	了解患者有无高血压、糖尿病，适当控制血压、血糖值
	了解患者3个月内有无心绞痛或心肌梗死发生
康复锻炼	呼吸训练：指导患者正确咳嗽、深呼吸的方法；指导患者练习正确咳痰的方法
	指导患者合理饮食，以提高机体抵抗力
	指导患者行踝泵运动、股四头肌收缩锻炼及患肢屈髋、伸髋和髋外展训练，有助于增强肌力和关节活动
	对患者讲解并指导助行器或拐杖的正确使用方法，以便术后更好地掌握使用
	给患者发放人工髋关节置换康复手册，使患者通过图示能更牢固地掌握功能锻炼的方法

【术后护理措施】

（一）常规护理

1. 生命体征的观察 患者术毕回病房后及时给予床旁心电监护、持续低流量吸氧，做好与手术室护士交接工作，了解手术经过，包括术式、麻醉，术中失血、输液、输血情况。定时监测血压、脉搏、呼吸及血氧饱和度，并详细记录，若有异常及时报告医生处理。

2. 伤口及引流管的观察 密切观察伤口敷料的渗血情况，如有渗出或污染，应立即更换；保持引流管引流通畅，防止扭曲、折叠、堵塞，并密切观察引流液的色、质、量，如发现引流液的量 > 50～100ml/h 时，应及时报告医生，必要时暂时夹闭引流管，夹管时应注意观察髋部、大腿外侧及腹股沟处有无肿胀，防止引流液积聚在创腔；切口间断冰敷，注意观察冷疗效果，防止患者冻伤。

3. 患肢的观察 密切观察患肢的皮肤颜色、温度及足背动脉搏动情况；观察患肢的感觉、运动功能及肿胀情况；使用抗凝药物期间，要密切观察患者有无出血征象，如伤口渗血增加、皮下血肿、鼻出血、黑便等。

4. 尿量的观察 安置保留尿管者，妥善固定引流袋，防止脱落、折叠，保持引流通畅，观察尿液颜色，必要时记录每小时尿量，若每小时 < 50ml，应报告医生，并适当加快补液，行尿道口护理 2 次/天，防止引流袋内尿液逆流，鼓励多饮水，防止尿路感染；根据情况，选择适宜的拔管时间及拔管方法，拔管后应观察患者每次自解小便的量、颜色和性状，检查膀胱是否有残余尿，评估拔管后患者是否出现尿路刺激征症状；未安置尿管者，术毕回病房后及时协助床上使用便器自解小便，叩诊患者下腹，检查膀胱充盈情况，若膀胱充盈小便不能自解者，应及时报告医生处理，根据病情协助下床床旁自解或安置保留尿管，准确记录 24 小时出入量。

5. 呼吸道护理 根据病情尽早摇高床头，或协助患者半坐卧位，拍背鼓励其有效深呼吸及咳嗽、咳痰；痰液黏稠不易咳出者，必要时行雾化吸入治疗。

6. 饮食护理 患者全麻清醒后，咳嗽有力者，尽早给予饮水、进食；手术当日进食软食，为了促进食欲和防止低钠，饮食需选择较咸的食物；术后 1 日恢复正常饮食，应多进食高蛋白、高维生素、富含纤维的蔬菜、水果等；必要时请营养师会诊，给予营养液加餐。

7. 术后疼痛护理 进行疼痛相关知识宣教，包括疼痛关爱病房的目的、疼痛的危害、患者的权利和义务、疼痛评分方法、药物治疗方法及非药物治疗方法；正确评估疼痛的原因、性质；正确、规范地使用止痛药。

（二）体位与功能锻炼

髋关节置换术后体位与功能锻炼见表 8-5。

表 8-5 髋关节置换术后体位与功能锻炼

时间	体位与功能锻炼方法
手术当日	患者根据病情采取卧位或半卧位 梯形枕置于双大腿间，保持患肢于外展中立位（图 8-1） 两大腿间夹软枕可向健侧轴向翻身，侧卧位（图 8-2） 患肢抬高，大腿下垫软枕 患者麻醉清醒后即可行踝关节背伸（图 8-3）、跖屈（图 8-4）、伸膝训练（图 8-5），每小时 10～20 次 健肢屈膝抬臀训练，每小时 5～10 次，防止压疮发生
术后 1 日	患者卧位或半卧位，患肢保持外展中立位 指导患者加强伸膝锻炼，同时行屈髋（图 8-6）和髋外展练习（图 8-7） 复查 X 线片后，根据病情下床站立训练
下床活动后	根据患者病情制订下床活动时间及频率 患者下床时，可自行双手撑住床面抬起上身，或借助拉绳抬起上身 患者上下床体位移动时，保持患肢外展中立位，预防脱位 患者扶助行器行走时，指导患者行走时加强伸膝、屈髋练习 患者行走时预防跌倒 术后 72 小时内，患者行走后上床应抬高患肢，预防患肢肿胀 指导练习使用拐杖行走及上下楼梯

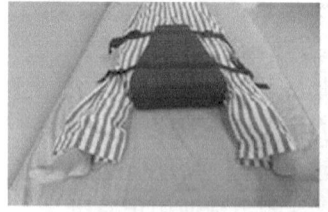

图 8-1　仰卧位

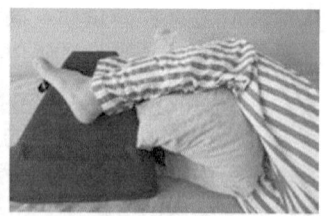

图 8-2　健侧卧位

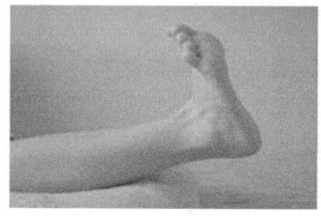

图 8-3　踝关节背伸

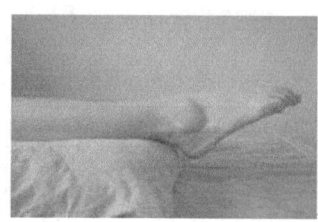

图 8-4　踝关节跖屈

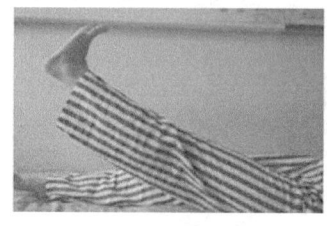

图 8-5　伸膝训练

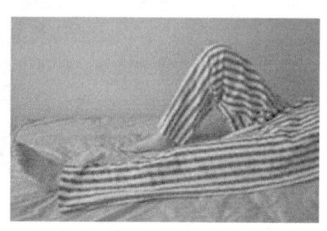

图 8-6　屈髋训练

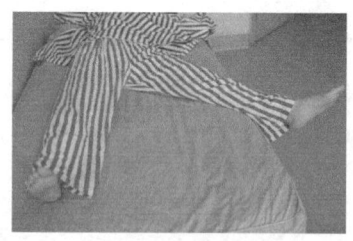

图 8-7　髋外展训练

（三）术后健康教育

髋关节置换术后健康宣教要点及主要内容见表8-6。

表8-6　髋关节置换术后健康宣教

宣教要点	主要内容
注意事项	避免患肢不良姿势，如内收、内旋、双腿交叉、跷二郎腿、过度弯腰、双腿下蹲等（图8-8）
	患者不坐矮板凳、低沙发
	患者排便时使用坐便器
	患者如有感冒、拔牙或内镜检查等要服抗生素3天
	患者伤口如出现疼痛、红肿、发热、渗血、渗液应立即就诊
活动	患者扶拐行走4～6周，注意预防跌倒
	患者继续加强屈髋、伸髋、髋外展锻炼
随访	患者术后第1、2、3、6、9、12月定期门诊随访
	患者术后1年后每年门诊随访1次
	患者复查时带上出院证，注意主治医生门诊时间

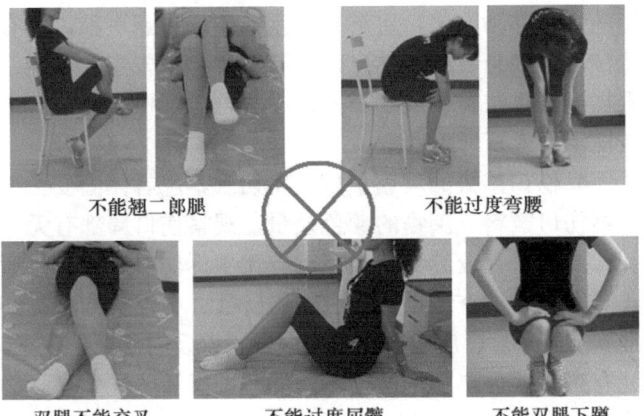

不能翘二郎腿　　　不能过度弯腰

双腿不能交叉　　不能过度屈髋　　不能双腿下蹲

图8-8　髋关节置换术后禁忌动作

（四）并发症的观察及护理

1. 全身并发症的观察与护理　肺部并发症主要包括肺不张、肺水肿和肺部感染；心脏并发症主要包括心绞痛、心肌梗死、充血性心力衰竭和心律不齐；胃肠道并发症主要包括麻痹性肠梗阻、应激性胃出血。护理上要密切观察患者呼吸、心律、血压、体温的变化，注意有无腹胀、恶心、呕吐，观察呕吐物的性质和量，严格掌握和控制老年患者的液体量和速度，但鼓励患者多饮水2000～3000ml/d，记录24小时尿量，保持出入量和电解质平衡。

2. 血管和神经损伤的观察护理　术后要密切观察患肢皮肤颜色、温度、感觉和活动情况，若有异常立即报告医生对症处理，必要时行手术探查松解。

3. 关节脱位的观察护理　关节脱位时患者主诉臀部或腹股沟疼痛，髋部异物突出感，肢体不等长，X线片可见假体移位。护理上要注意正确搬运患者，教会患者正确的体位移动方法，讲解日常生活中的注意事项，疑有脱位时，嘱患者卧床休息，患肢制动，报告主管医生，根据病情手法复位或切开复位，复位后，根据病情行患肢皮牵引或石膏固定。

4. 伤口感染的观察护理　密切观察患者体温变化，观察伤口敷料分泌物的颜色及量，观察伤口局部有无红肿、皮温是否较健侧高，患者有无主诉伤口疼痛，注意监测实验室检查结果，如白细胞计数、中性粒细胞、红细胞沉降率、C反应蛋白，遵医嘱正确及时使用抗生素，疑有感染做分泌物细菌培养，同时选择敏感抗生素，必要时行伤口扩创，冲洗引流。

5. 深静脉血栓的观察护理　术后密切观察患肢有无肿胀情况，肢端皮肤颜色、温度及有无异常感觉、有无被动牵拉痛。术后未下床者或主动锻炼较差者给予持续下肢静脉泵治疗。疑有深静脉血栓者，应保持患肢制动，禁止使用下肢静脉泵，禁止按摩、挤压及热疗，行彩色多普勒检查辅助诊断，遵医嘱正确使用抗凝剂，用药期间要观察患者有无出血征象，定时检查凝血功能，同时观察患肢疼痛、肿胀有无减轻，每周复查1次彩色多普勒检查。

【前沿进展】

计算机导航手术

近年来，伴随计算机技术的进步及仿生学的研究，计算机导航辅助手术已经从脊柱外科领域逐渐推广到关节外科。人工关节置换，对假体放置的位置、倾斜和旋转的角度、力线的掌握、截骨位置的选择都需要精确的定位，长期以来都是靠医生的双眼来掌握，不可避免地会产生误差。而且医生的手术经验直接关系到手术的效果，学习周期较长。然而在计算机导航的帮助下，手术医生可以严格控制误差，把握假体位置的准确性，使其精确匹配，从而减小松动、磨损和骨溶解发生的机会，延长人工关节的使用寿命，提供更好的关节功能。目前，临床主要在关节置换术中应用非图像依赖导航系统，通过操作过程中的注册、定位来明确手术操作的角度、截骨量等。计算机导航能帮助医生进行精确的手术，但是不能替代医生进行手术切口、暴露、截骨等具体的操作，所以手术成败的关健还是医生本身。目前计算机导航在膝关节置换中使用较多，在髋关节置换术中，精确的定位会为假体的长期使用创造良好条件。在微创手术中使用计算机导航配合，可以弥补微创技术视野狭小的缺点，随着软件和硬件设施的改善，操作的熟练及外科医生的正确认同，该类手术具有良好的使用前景。

（何富乔，张泽琼，李玲利）

第三节　人工膝关节置换患者的护理

【概述】

膝关节是人体最大、最重要的关节之一，它由股骨远端、胫骨及髌骨所构成，关节内有半月软骨及韧带，可承受身体重量，执行各种动作。膝关节的病损将严重影响患者的活动功能，降低其生活质量。

膝关节置换术利用人工膝关节假体取代已严重损坏而不能行使正常功能的膝关节表面，从而达到缓解关节疼痛、矫正畸形、恢复关节功能、提高患者生活质量的目的。膝关节置换术前、后 X 线片见图 8-9、图 8-10。

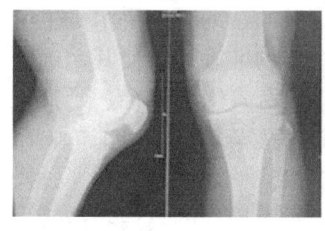
图 8-9　膝关节术前正侧位

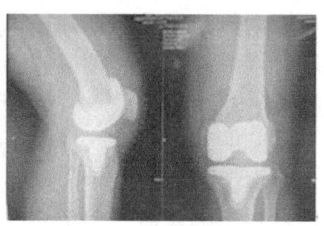
图 8-10　膝关节术后正侧位

【膝关节置换的目的】

1. 缓解膝关节疼痛。
2. 恢复膝关节稳定性。
3. 矫正膝关节畸形。
4. 改善膝关节功能。

【适应证】

1. 退变性膝关节骨关节炎。
2. 类风湿性膝关节炎。
3. 严重的创伤性膝关节炎。
4. 感染治愈后继发的膝关节骨关节炎。
5. 原发性或继发性膝关节软骨坏死性疾病。
6. 血友病性膝关节炎。
7. 涉及膝关节的肿瘤,切除后无法获得良好的关节功能重建者。

【禁忌证】

1. 急性或慢性感染性疾病、活动性结核感染、出血性疾病。
2. 膝关节肌肉瘫痪或神经性关节病变者。
3. 膝关节周围软组织严重瘢痕化或没有足够的健康软组织覆盖者。
4. 患者全身情况或糖尿病未经正规内科治疗得到控制者。
5. 可预见的导致手术危险和术后功能不良的病理情况。
6. 患者肢体血供不足或患有重度周围血管病。

【主要护理问题】

1. 焦虑/紧张 与担心手术效果及预后有关。
2. 疼痛 与膝关节病变和手术创伤有关。
3. 舒适改变 与疼痛和术后强迫体位有关。
4. 相关知识缺乏 与患者缺乏功能锻炼相关知识及缺乏对术后注意事项的了解有关。
5. 潜在并发症 感染、静脉血栓、假体松动等。

【护理目标】

1. 患者焦虑/紧张的心理负担减轻,能够积极配合治疗和护理。

2. 患者自诉不适感减轻或消失。

3. 患者掌握功能锻炼的方法,并积极配合康复训练。

4. 患者了解加强营养和保证充足睡眠的重要性。

5. 患者未发生任何并发症,或并发症已得到及时处理。

6. 患者掌握术后注意事项,定期门诊随访。

【术前护理措施】

膝关节置换术前护理措施见表8-7。

表8-7 膝关节置换术前护理措施

要点	内容
心理准备	评估患者基本情况,给予不同患者不同心理疏导
	向患者介绍手术的目的意义、手术方式及手术注意事项
	向患者介绍同种疾病患者术后恢复情况
	鼓励患者倾诉自己的想法
术前检查	凝血功能、血型、输血前全套
	红细胞沉降、C反应蛋白、肝肾功能
	胸片、腹部B、心电图
评估全身情况	了解患者C反应蛋白、红细胞沉降率等指标
	了解患者有无全身隐匿性感染,如龋齿、中耳炎等
	了解患者有无肺部感染、泌尿系感染等
积极控制并存疾病	如高血压、糖尿病等
健康教育	鼓励患者多饮水,食用新鲜高维生素、高蛋白食物,预防感冒、腹泻
	鼓励患者减轻体重:避免因肥胖导致初血增加、术后脱位、关节磨损及异位骨化等问题

续表

要点	内容
健康教育	鼓励患者戒烟：吸烟会引起毛细血管痉挛，影响术后康复
	患者停止服用非甾体药物：如阿司匹林、布洛芬、双氯芬酸（扶他林、戴芬）等，以防止出血或影响肾功能
	指导患者床上练习使用大、小便器：避免术后尿潴留、便秘的发生
康复锻炼	指导患者练习咳嗽、深呼吸动作，并教会患者掌握有效咳痰的方法
	指导患者练习股四头肌收缩锻炼方法，踝关节的屈伸锻炼（图8-11）
	指导患者行伸膝抬高（图8-12）和主动屈膝训练
	向患者讲解、示范和指导助行器或拐杖的正确使用方法
	通过示范、多媒体、图示、手册等方式使患者更牢固地掌握功能锻炼的正确方法

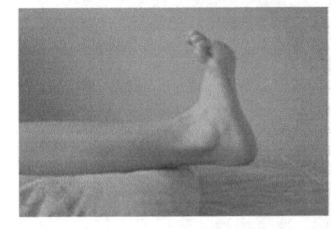 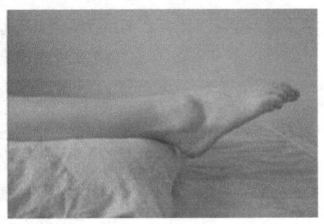

图 8-11　踝关节屈曲锻炼

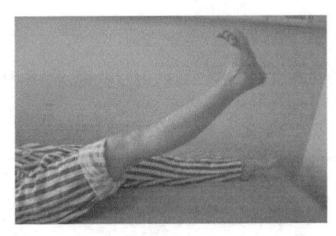

图 8-12　伸膝锻炼

【术后护理措施】

(一)膝关节置换术后护理常规

膝关节置换术后护理常规见表 8-8。

表 8-8 膝关节置换术后护理常规

要点	内容
呼吸道护理	根据患者病情尽早半坐卧位 给予拍背、鼓励患者深呼吸、咳嗽、咳痰 痰黏不易咳出者,必要时行雾化吸入治疗
饮食护理	患者全麻清醒后,咳嗽有力者,可尽早给予饮水、进食 患者手术当日可进食软食,为防止低钠,可选择较咸的食物 患者术后第 1 日恢复正常饮食,多进食高蛋白、高维生素、富含纤维素的蔬菜、水果等 每日保证鸡蛋、瘦肉、鱼肉等的摄入
伤口的观察护理	观察患者伤口敷料的渗血情况,如有渗出或污染,应及时更换敷料 切口冰敷,注意观察冷疗效果,防止出现冻伤
患肢的观察护理	观察患肢的颜色、温度,检查足背动脉搏动情况 评估患肢的感觉、运动功能,观察患肢肿胀情况 使用抗凝药物期间,注意观察患者有无出血征象,如伤口渗血增加、皮下出血、鼻出血、解黑便等

(二)保留尿管护理

膝关节置换术后保留尿管护理见表 8-9。

表 8-9 保留尿管护理

要点	措施
保持尿管通畅	妥善固定尿袋,防止尿袋脱落或折叠 连接管道要防止弯曲、折叠

续表

要点	措施
观察引流物	观察患者尿液颜色 记录尿量,必要时记录 24 小时尿量 关注出入量的平衡,尿少或无尿都要通知医生,并适当加快补液、输血速度
尿道口护理	给予尿管护理,2 次 / 天 鼓励患者多饮水,防止泌尿系感染
拔尿管护理	评估患者病情,根据医嘱正确拔除尿管 拔管后应观察患者自解小便的量、颜色 倾听患者主诉,判断是否有膀胱刺激征发生 叩诊患者下腹部,检查膀胱是否有残余尿量

(三)体位与功能锻炼

膝关节置换术后体位与功能锻炼见表 8-10。

表 8-10 体位与功能锻炼

时间	体位与功能锻炼方法
术后当日	患者麻醉清醒后应根据病情尽早半坐卧位或坐位 患肢抬高,膝支具固定于伸直位,小腿中下 1/3 垫一软枕 患者行股四头肌收缩锻炼、踝关节屈伸活动 20 次 / 小时,持续 5 秒 / 次
术后 1～2 天	根据病情选择半坐卧位或坐位 嘱患者加强股四头肌等长收缩锻炼、踝关节背伸跖屈练习 指导患者行被动伸膝抬高练习,2 次 / 天,每次 10 个动作 根据病情,行主动卧位伸屈膝锻炼(图 8-13),患者也可坐在床边,双腿下垂悬吊,在床边行直腿抬高、踝关节背伸跖屈锻炼及伸屈膝锻炼(图 8-14),3～4 次 / 天

续表

时间	体位与功能锻炼方法
术后3天	根据患者病情,协助患者下床行走,行走时需扶助行器,防跌倒(图8-15) 指导患者主动伸膝练习及主动屈曲膝关节锻炼
术后4天	根据病情,适度延长患者行走时间,防跌倒 嘱患者行走时应加强伸膝运动,加强膝关节的屈曲练习 正确使用助行器辅助行走,防跌倒意外 出院前患者膝关节主动屈膝至少达100°,伸膝$0 \sim -5°$

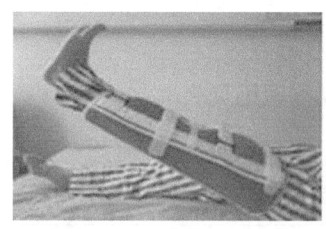
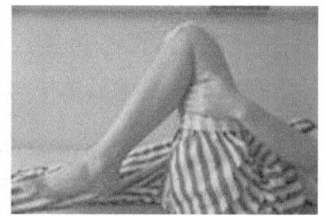

图 8-13 卧位主动伸屈膝锻炼

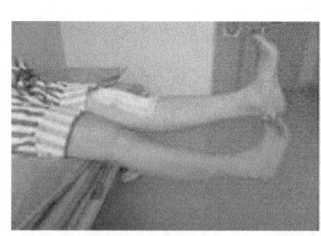
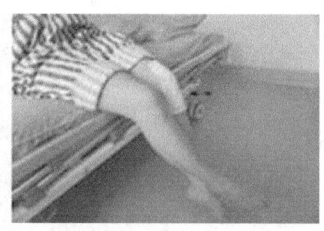

图 8-14 坐位主动伸屈膝锻炼

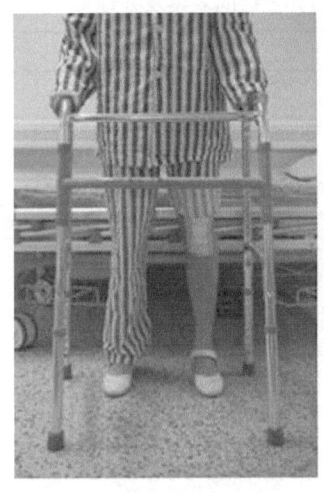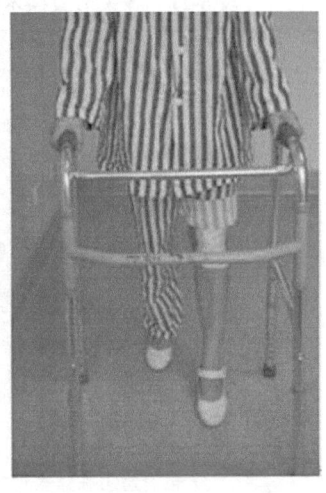

图 8-15 助行器辅助下下床行走锻炼

（四）出院健康宣教

1. 按康复计划进行功能锻炼，防止跌倒外伤。强调出院后继续加强功能锻炼，提醒患者注意日常生活安全，嘱患者出院后继续行膝关节屈伸功能锻炼。

2. 嘱患者加强营养、合理饮食、控制体重。

3. 术后扶拐 4～6 周后，可改用手杖辅助行走。

4. 嘱患者若伤口有渗血渗液、疼痛明显、肿胀、发热等，都需立即就诊。

5. 出院后患者若有感冒、拔牙、肠镜检查等任何可能引起感染的情况，需口服抗生素至少 3 天。

6. 出院后 1、2、3、6、9、12 个月门诊复查，以后每年门诊随访一次。

【并发症的观察及处理】

膝关节置换术后并发症的观察及处理见表 8-11。

表 8-11 膝关节置换术后并发症的观察及处理

并发症	临床表现	处理
感染	关节疼痛、肿胀 患侧皮温较健侧稍高 伤口有渗液、红肿，重者伤口破溃流脓、有窦道 患者伴有发热、全身不适等症状 实验室检查：白细胞计数和中性粒细胞增多，红细胞沉降率增快	密切观察患者生命体征变化，注意观察伤口有无红、肿、热、痛等症状 观察患肢皮温、伤口敷料分泌物的性质、颜色和量 分泌物做细菌培养，选择敏感抗生素抗感染 伤口扩创、冲洗、引流 感染重者需取出假体，并二期手术
深静脉血栓	患肢肿胀、疼痛 患肢皮肤发绀 也有患者临床表现并不明显	怀疑有深静脉血栓者，应行患肢制动 急诊做彩色多普勒检查以辅助诊断 遵医嘱使用抗凝剂 观察患肢疼痛、肿胀症状有无减轻 每周复查一次彩色多普勒检查

【特别关注】

1. 饮食指导。
2. 术前、术后患者的呼吸训练和患肢功能锻炼。
3. 术后并发症的预防及护理。

【知识拓展】

膝关节成形术的发展史

19 世纪中叶为膝关节成形术的早期探索阶段，当时研究者们试图通过修整病变膝关节面，以达到改善关节功能的目的。治疗方法是切除病损关节面，用生物或人造材料置入关节间隙，进行"隔膜型"的膝关节成形术。

因该术式只隔开了被破坏的关节软骨面，没有矫正关节的畸形和重建关节的稳定性，所以临床效果差。

经过大约100年的发展，20世纪中叶现代膝关节成形术雏形逐渐形成，本时期膝关节假体的发展主要表现在两方面：一是完全限制型（铰链式）膝假体；二是非限制型（非铰链式）假体。由于当时材料、膝关节生物力学理论知识等条件不成熟，非限制型研制工作受到了极大的限制，其发展速度明显滞后于限制型假体。

20世纪70年代，随着相关学科的飞速发展，人工膝关节置换术迎来了发展的黄金时期。这一阶段，无论是手术适应证、治疗效果，还是手术器械更新与技术提高、假体设计等方面都有了明显的进步。

（何富乔，文守琴，李玲利）

第四节　人工肩关节置换患者的护理

【概述】

人工肩关节置换术是在置换人工肱骨头的同时，使用假体置换肩胛盂的表面，用金属和超高分子质量聚乙烯等部件来代替患者的受损关节，使患者肩关节功能恢复，以减少患者肩关节功能障碍的一种替代手术。人工肩关节置换术主要用于肱骨头，特别是肱骨近端粉碎性骨折。

【适应证】

1. 肩胛盂和肱骨头不匹配引起的疼痛。
2. 盂肱关节关节炎及激发的关节功能丧失者。

3. 需要改善肩关节功能和增加肩关节活动度,而肩袖正常者。

4. 肱骨近端肿瘤,病段切除术后骨广泛损伤和软组织损伤者。

5. 严重的肩关节炎,如类风湿、骨关节炎、创伤性关节炎、肱骨头坏死伴有肩袖变性、挛缩或断裂者。

6. 严重陈旧性骨折、脱位伴有肩袖损伤、瘫痪者。

7. 由于肩关节囊增厚、变性、挛缩致关节囊功能不全,特别是老年人伴有肩袖功能异常,软组织手术无效者。

8. 关节融合术、成形术或非限制人工肩关节置换术失效后的患者可改行限制性人工肩关节置换术。

【禁忌证】

1. 肩袖和三角肌功能均丧失或瘫痪者。
2. 患者有活动性感染。
3. 患者有神经性疾病导致肩部肌肉完全瘫痪。
4. 精神异常、衰老、未控制的乙醇中毒或不能配合治疗者。
5. 患者有肩关节的神经营养性疾病。

【主要护理问题】

1. 术后疼痛 与手术创伤及术后强迫体位有关。

2. 焦虑/紧张 与患者担心手术效果及患者活动受限所致的生活质量下降有关。

3. 知识缺乏 与患者缺乏肩关节置换术功能锻炼及缺乏术后自我护理知识有关。

4. 潜在并发症 感染、关节脱位和假体松动、肩关节僵硬、神经血管和臂丛神经损伤。

【护理目标】

1. 患者主诉术后疼痛减轻。
2. 患者抑郁/焦虑程度减轻,能积极配合治疗及护理工作。
3. 术后患肢肩关节活动性好,即肩关节伸屈、外展、旋转及抬高动作能够达到日常生活自理要求。
4. 保持患者生命体征稳定。
5. 术后未发生相关并发症,或并发症发生后患者能及时得到治疗与处理。

【术前护理措施】

肩关节置换术前护理内容见表 8-12。

表 8-12 肩关节置换术前护理措施

要点	主要内容
心理护理	针对患者存在的心理问题,采取支持性的心理措施,给予患者心理疏导
	向患者介绍疾病相关知识,消除患者顾虑,使患者树立战胜疾病的信心
	向患者提供有关手术及康复训练的资料,使其配合手术
	调动患者的社会支持系统,使患者亲属及朋友积极主动地配合、支持患者,使患者更加顺利地完成治疗与康复
体位训练	指导患者行正确的深呼吸及咳嗽练习
	指导患者练习床上使用便器
	指导患者变换体位的方法
	嘱患者行术侧肢体被动和主动运动训练
	指导患者做术侧肢体的抬高位训练
术前常规准备	完善各种术前检查,如心电图、B超、出凝血试验等
	术前抗生素皮试,遵医嘱带入术中用药
	术前备皮,保持全身和局部皮肤清洁,观察关节周围皮肤的条件,禁忌皮肤破损,用肥皂水清洗手术区域皮肤,避免做患侧肩部注射操作

续表

要点	主要内容
术前常规准备	术晨更换清洁病员服,建立静脉通道
	严格查对,病房护士与手术室人员共同做好患者的交接工作

【术后护理措施】

(一)术后护理常规

肩关节置换术后护理常规见表 8-13。

表 8-13 肩关节置换术后护理常规

要点	主要内容
全麻术后护理常规	了解麻醉方式和手术方式,了解术中情况,切口和引流情况
	密切观察患者病情,予以心电监护,严密观察患者神志、意识、面色、血压、脉搏、呼吸及血氧饱和度、心率、尿量等,并做好记录
	床档保护,防止患者坠床
尿管观察及护理	保持管道通畅,妥善固定,防折叠、逆流
	患者病情允许时,建议术后第 1 日拔除尿管,拔管后应关注患者自行排尿情况,记录 24 小时出入量
疼痛护理	做好疼痛健康宣教,评估患者疼痛情况
	根据患者病情及患者意愿使用自控镇痛泵,使用自控镇痛泵时,应保持管道通畅,定时评估镇痛效果
	遵医嘱给予超前镇痛和多模式镇痛
	为患者提供安静舒适的环境
基础护理	做好患者的口腔护理、尿管护理、翻身、雾化、清洁等工作

(二)引流管护理

引流管护理见表 8-14。

第八章 人工关节置换患者的护理

表 8-14 引流管护理内容

要点	主要内容
通畅	定时挤压管道,使之保持通畅 勿折叠、扭曲、压迫管道
固定	每班检查引流管的固定情况 患者活动时应注意保持引流管的有效长度,防止引流管脱出
观察并记录	观察引流液的性状、颜色、量并记录 引流液如有异常,应立即通知医生并协助处理
拔管	病情允许时,引流管于术后第 1 天拔除

(三)专科护理内容

肩关节专科护理内容见表 8-15。

表 8-15 肩关节置换术的专科护理

要点	主要内容
患肢及伤口护理	观察伤口渗血情况,如有渗液,应及时更换敷料 密切注意患肢皮温、血运、皮肤颜色、感觉、是否肿胀及桡动脉搏动情况,若患者出现手指麻木、肢体青紫、出血、皮温降低、桡动脉搏动不能扪及等症状时,应及时报告医生并及时协助处理
体位护理	术后垫高患肢,屈肘 90°,保持肩关节中立位 患者麻醉清醒后,根据患者病情应尽早半卧位或健侧卧位,保持术侧肩关节中立位,侧卧位时应向健侧卧位,屈肘 90°,避免患侧卧位,以免患侧肩关节受压,发生杠杆作用而致肩关节脱位 半卧位或站立位时,术侧肩关节用臂托保护固定于中立位,上臂下垂,屈肘 90°,前臂自然放在胸前,以避免肩部的三角肌前侧肌纤维过度紧张

(四)功能锻炼

肩关节置换术后功能锻炼见表 8-16。

表 8-16 肩关节置换术后功能锻炼

时间	锻炼方法
第一阶段 （术后 1 天）	指导患者进行深呼吸、咳嗽练习 患者麻醉清醒后，指导患者主动活动手指各关节及腕关节 肘关节被动屈伸运动，10 次/天，指导患者健肢协助患肢最大限度地伸屈患肢肘关节
第二阶段 （术后 2～7 天）	行肌肉静力收缩运动，远端关节运动和邻近关节的抗阻运动 拔除引流管后开始行肩部肌肉主动收缩运动 病情允许时，可行肩关节外旋和前屈活动，从 20°开始，每天增加 10° 练习患肢抬高直到举过头，2～3 次/天，30 分钟/次（图 8-16）
第三阶段 （术后 8 天后）	行肩关节及邻近关节无负重活动，主动锻炼为主 耸肩练习：指导者一手托肘关节，一手扶上臂做向上耸肩，于最高位置保持 5 分钟放松 1 次，2～3 次/天 含胸练习：健侧手臂托患侧肘关节保护，在不引起疼痛的情况下做双肩向前收缩动作，最大位置保持 5 分钟放松 1 次，3～4 次/天，以后每日逐渐增加频次

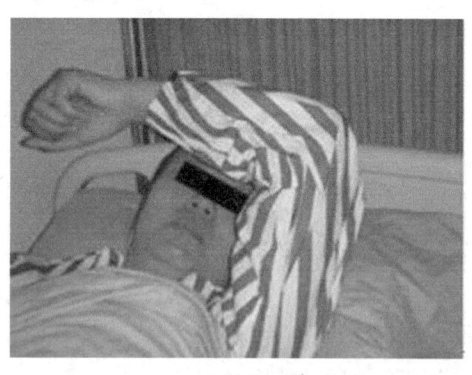

图 8-16 肩关节锻炼

（五）出院宣教

肩关节置换术患者出院宣教内容见表 8-17。

表 8-17　肩关节置换患者出院宣教内容

要点	主要内容
休息	避免患肢剧烈运动，避免做挥动手臂的动作，以免引起置换关节的脱位、松动、甚至假体柄折断等 鼓励患者尽早使用患肢完成日常生活活动
饮食	加强营养，嘱患者多食用富含蛋白质、维生素、钙、铁等的食物 增加患者抵抗力，维持适当体重，以减少对关节的负重
随访	嘱患者定期复诊，出现异常情况应及时就诊 及时治疗患者的全身隐匿病灶，如呼吸道感染，泌尿系感染，扁桃体炎，牙痛等

【并发症及护理】

并发症的处理及护理见表 8-18。

表 8-18　肩关节置换术后常见并发症及其护理

常见并发症	临床表现	处理
出血	伤口有新鲜血液渗出 患者出血量多时可出现血压下降、心率增快等失血性休克的表现	安置心电监护，观察患者生命体征、心率和尿量的变化 观察伤口敷料情况 保持引流管通畅，记录引流物的性质、量、色
脂肪栓塞	患者可出现意识模糊、胸闷气紧等症状 尿液中可检查出脂肪滴	观察并记录患者的神志、呼吸及尿量的变化 予以心电监护、加压面罩吸氧等处理
感染	切口红、肿、热、痛 体温升高	密切观察患者体温的变化，观察患者伤口分泌物的颜色及量

续表

常见并发症	临床表现	处理
感染	切口疼痛加剧,血常规白细胞计数升高	观察局部伤口有无红、肿、热、痛现象 分泌物应做细菌培养,选择敏感抗生素抗感染治疗 伤口扩创,冲洗引流 严重感染者需取出假体,行二期手术
关节脱位	术侧肢体疼痛、短缩,患肢功能障碍、活动受限	应患肢制动,并配合医生进行处理
神经/血管损伤	术侧肢体感觉异常,出现过敏或麻木 术侧肢体血液循环不畅,肢端苍白或发绀	严重者需手术探查、修复
肩关节置换术后功能障碍	肩部肌肉乏力,关节疼痛不适,僵直、活动受限	术后早期患者可进行正确的功能锻炼,以减少肌肉萎缩,维持肩关节良好的稳定性
肩胛盂假体松动	肩关节疼痛、功能下降 X线片显示假体下沉或周围透亮区完整并且超过2mm	必要时可再次手术治疗

【特别关注】

1. 肩关节镜患者术后的体位。
2. 术后患者的功能锻炼。

【前沿进展】

Boileau 等国外医学学者认为,人工肩关节置换手术后遗症应该尽量对行大结节截骨等进行有效地预防和避免。肩关节置换术后结果好坏的决定性因素是其物理治疗及康复训练。多种因素影响着治疗方法选择，既有患者的生物年龄和骨折严重程度的深刻影响，又有个人对生活质量的要求程度的影响。Demirhan及Autunaetal等国外医学学者也发现，决定肩关节置换术成败的一个关键因素就是大小结节的复位和固定情况。全肩关节置换术在半肩关节置换术的基础上将关节盂假体进行了再植入，在肱骨外科颈粉碎性骨折的治疗中，该方法并没有半肩关节置换术应用得广泛，它只在肱骨颈粉碎性骨折伴关节盂破坏的情况下适用。

1951年，Boronetal成功完成了盂肱关节丙烯酸假体置换术。Arman等国外医学学者认为，应该依据患者年龄、期望活动度、关节盂的形态、骨折病因、肩袖损伤情况等合理选择运用半肩关节置换术还是全肩关节置换术。

（侯晓玲，詹瑜佳，李玲利）

第五节　人工踝关节置换患者的护理

【概述】

人工全踝关节置换术（TAA）是指运用生物相容性人工假体取代病损关节的治疗方法。它是治疗多种踝关节疾患，替代踝关节融合术的有效方法。其优点在于能尽快重建踝关节功能和维持正常步态，具有良好的中远期疗效。近20余年，踝关节置换术在国外已广泛开展，随着置换者的增多、人工材料的革新和科学技术的进步，人工踝关节假体已发展到第三代。目前临床上使用最多的人工踝关节STAR假体即属于第三代假体。我国开展人工踝关节置换术不到10年，均采用STAR假体，因此广泛应用仍需持谨慎态度。

【适应证】

1. 创伤性关节炎、骨性关节炎、类风湿性关节炎。
2. 踝关节退变，踝关节疼痛残留功能极差者。
3. 距骨骨质尚好且踝关节周围韧带稳定性完好者，内外翻畸形＜10°者。
4. 后足畸形可以矫正者。
5. 踝关节融合术后要求恢复踝关节活动者。
6. 踝部大骨节病。
7. 其他踝关节病，如血友病性关节炎。

【禁忌证】

1. 类风湿踝关节炎患者，后足外翻畸形＞10°者。
2. 踝关节有＞3°的内翻或外翻畸形者。
3. 踝穴骨质被破坏或有部分缺如或骨质严重丢失。
4. 严重骨质疏松症者。
5. 难以控制的活动期踝关节炎。
6. 神经元性疾病导致的足部感觉丧失者，如小腿远端或足部感觉缺如者。
7. 距骨坏死塌陷。
8. 踝关节区域的深部感染或胫骨感染。
9. 小腿肌肉功能丧失及踝关节侧副韧带损伤。
10. 对术后运动程度要求较高者。
11. 患者对术后康复没有信心或不能配合术后康复训练者。

【主要护理问题】

1. 焦虑 与患者担心术后功能恢复有关。

2. 舒适的改变 与术后创伤性疼痛及体位改变有关。

3. 自理能力缺陷 与术后肢体固定后活动及肢体功能受限有关。

4. 知识缺乏 与患者对手术、功能锻炼及并发症预防等相关知识了解不足有关。

5. 潜在并发症 切口愈合不良，内外踝骨折，深静脉血栓，感染及假体松动或脱位等。

【护理目标】

1. 患者对术后康复充满信心，焦虑程度减轻或消失。
2. 患者疼痛得到控制或消除，能按计划锻炼并休息良好。
3. 患者自理能力逐渐恢复。
4. 未发生手术相关并发症。
5. 患者掌握术后功能锻炼的基础知识和并发症预防的注意事项。

【术前护理】

术前护理主要内容见表 8-19。

表 8-19 踝关节置换术前护理

要点	主要内容
心理护理	建立良好的护患关系，讲解手术的安全性、手术方法和麻醉方式及术后注意事项
饮食指导	患者术前 7 日禁烟，术前清淡易消化饮食，提倡高蛋白、高纤维、高热量饮食摄入；全麻患者术前禁食、禁饮
术前准备	指导患者配合完善术前检查，练习床上大小便，术前 1 日做好个人卫生、修剪指甲；教会患者咳嗽，预防肺部感染；指导抬臀、下肢肌肉等长收缩、直腿抬高活动等；示范和指导患者正确使用助行器、拐杖

【术后护理】

(一) 术后常规护理

踝关节置换术后常规护理见表 8-20。

表 8-20 踝关节置换术后护理常规

要点	主要内容
麻醉术后护理	了解麻醉方式、手术方法、患者术中情况、术后切口和引流情况,监测患者意识、生命体征、出入量,必要时低流量吸氧
伤口护理	观察伤口渗血、渗液情况,若有少量出血或渗液,可更换敷料,若有大量出血或渗液,除更换敷料还应打开敷料观察伤口情况,必要时予加压包扎
管道护理	做好氧气管、输液通道、尿管、血浆引流管的护理
疼痛护理	在保证患者有个安静舒适环境的前提下,要求护理操作动作轻柔、熟练 准确及时评估患者的疼痛性质、时间、程度 按疼痛关爱病房的要求给予患者充分镇痛,遵医嘱使用镇痛药物
病情观察	重点观察患肢远端血液循环情况,如皮温、皮色、足背动脉搏动,足趾活动情况 注意观察患肢感觉运动情况 有血浆引流管道者,应注意观察管道引流情况及引流液性状、颜色、量
石膏固定的护理	患肢予石膏后托固定于踝关节并背伸 90°,预防脱位 注意足跟部皮肤保护,预防压疮

(二) 功能锻炼

踝关节置换术后功能锻炼见表 8-21。

表 8-21 踝关节置换术后功能锻炼

时间	锻炼内容
早期 (手术当日至术后 3 天)	踝关节的屈伸练习 股四头肌等长收缩练习 直腿抬高练习

续表

时间	锻炼内容
中期（术后3天～2周）	直腿抬高练习 屈膝练习 行走练习 患肢行CPM锻炼
后期（术后2～8周）	平地行走和上下楼梯练习

注：功能锻炼应根据每个患者的具体情况而定，建议训练量由少到多，循序渐进，以不引起患肢疼痛肿胀为度。

（三）健康宣教

1. 合理饮食，进食营养、易消化食物。
2. 药物应遵医嘱按时服用。
3. 保持适当体重。
4. 出院后定期随访。

【并发症及护理】

踝关节术后常见并发症见表8-22。

表8-22 踝关节置换术后主要并发症的临床表现及处理

并发症	临床表现	处理
切口愈合不良	患肢肿胀、疼痛、伤口渗液	术后48小时行红外线灯照射伤口 抬高患肢 增强患肢营养
深静脉血栓	患肢肿胀、疼痛 患肢皮肤发绀 部分患者临床表现不明显	疑有深静脉血栓者，应患肢制动处理 急诊做彩色多普勒检查以辅助诊断 遵医嘱使用抗凝剂 观察患肢疼痛、肿胀症状有无减轻 每周复查一次彩色多普勒检查

续表

并发症	临床表现	处理
感染	局部伤口红、肿	密切观察患者体温的变化
	患侧皮温较健侧稍高	观察伤口敷料及分泌物的颜色及量
	患者主诉伤口疼痛明显	观察局部伤口有无红、肿、热、痛现象
	患者伴发热、全身不适	分泌物做细菌培养,选择敏感抗生素进行抗感染治疗
	重者伤口破溃流脓	创口浅层感染清创、换药等处理即可治愈
	实验室检查:白细胞计数和中性粒细胞增多,红细胞沉降率加快	深部感染患者需取出假体,行二期手术
假体松动或脱位	疼痛及影像学资料的表现	改善假体设计,提高手术的精准性。预防骨质疏松
		控制患者体重、减轻假体承受的应力
		功能锻炼应循序渐进,应按计划进行

【特别关注】

1. 术后患者体位。
2. 术后患肢功能锻炼情况。

【前沿进展】

随着假体设计的改善,手术技术的提高,全踝关节置换技术已有了很大的提高,使得人工全踝关节置换术成为不逊于踝关节融合术的治疗方案。由于国内人工全踝关节置换起步较国外晚,目前国内尚缺乏对假体设计的前瞻性研究及术后患者远期的随访结果研究。同时,对踝关节动态生物力学及步态的相关研究仍是人工全踝关节置换术的重点研究方向。

（李凤兰，欧阳朝威，李玲利）

第六节 人工颈椎间盘置换患者的护理

【概述】

颈椎位于头、胸与上肢之间，是脊柱中体积最小、灵活性最大、活动频率最高的节段，颈椎病常发生在下段颈椎，即 $C_3 \sim C_7$。此段颈椎的棘突短而分叉，横突有孔，为椎动脉穿过。每个椎间关节由5个部分组成，即椎间盘、两个钩椎关节和两侧关节突关节。颈部的旋转活动主要在寰枢关节，伸屈活动主要在下颈段。颈椎间盘突出症是在颈椎间盘退变的基础上，因轻微外力或无明确诱因而导致椎间盘突出，使脊髓和神经根受压而产生的相应症状。

自20世纪50年代以来，颈前路减压植骨融合术（anterior cervical discectomy and fusion，ACDF）一直被认为是治疗颈椎间盘突出引起的脊髓病变和神经根病变最有效的手段，但随着研究的深入，其引起的并发症逐渐被人们重视，迫使人们开始探索新的手术方式，即人工颈椎间盘置换术（total disc replacement，TDR），TDR通过在椎间隙植入一个可以活动的装置代替原来的椎间盘，以实现保留病变节段颈椎运动功能，减少相邻节段出现继发性退变的目的。TDR能够结合前路减压和椎体间关节成形的特点，即保持前路的减压效果和保持颈椎正常的活动度，弥补了ACDF的不足。

【适应证】

1. 颈椎间盘退变导致的脊髓型和（或）神经根型颈椎病，伴有或不伴有颈部疼痛，需要手术处理 1~3 个节段。

2. C_3~T_1 节段的颈椎间盘突出合并神经根性症状或颈椎间盘突出合并脊髓压迫症状，非手术治疗的患者至少 6 个月以上没有好转，则必须手术处理。

3. 必须有 CT、脊髓造影或磁共振等影像学所支持的脊髓压迫征象。

4. 患者必须表现出异常的脊髓或神经根体征，包括感觉或运动区的异常，以及反射。

5. 18~65 岁患者。

【禁忌证】

1. 强直性脊柱炎、风湿性关节炎、后纵韧带骨化或是弥漫性特发性骨肥大症。

2. 严重骨质疏松者。

3. 严重颈椎不稳定者。

4. 胰岛素依耐性糖尿病。

5. 颈椎感染者。

6. 长期应用类固醇者。

7. 病态肥胖症。

8. 妊娠。

9. 单一的颈部疼痛症状。

【护理问题】

1. 焦虑/恐惧 与患者对手术的恐惧、担心预后有关。

2. 低效性呼吸形态 与术后体位和术中牵拉有关。

3. 舒适的改变 与疼痛有关。

4. 生活自理能力下降 与患者术后体位有关。

5. 潜在并发症 喉头水肿、喉上神经、喉返神经损伤、感染、假体脱落等。

【护理目标】

1. 患者焦虑、恐惧程度减轻、积极配合治疗及护理。
2. 患者呼吸功能得到改善。
3. 患者躯体移动协调性增强。
4. 患者主诉不适感减轻或消失。
5. 患者生活基本能自理。
6. 术后未发生相关并发症，或并发症发生后能及时得到治疗与处理。

【术前护理措施】

（一）术前常规护理内容

颈椎间盘置换术前常规护理见表8-23。

表8-23 颈椎间盘置换术前常规护理

要点	内容
心理护理	向患者解释颈椎间盘置换手术的优越性、手术方式及注意事项
	鼓励患者表达自身感受
	教会患者自我放松的方法（如听音乐，看有助身心愉悦的书籍等）
	向患者讲解成功病例，鼓励患者及家属参与病房组织的医患联谊会让患者树立战胜疾病的信心
护理评估	评估患者社会及家庭支持能力，鼓励患者家属和朋友给予患者充分的关心和支持
	评估患者家族史、吸烟史
	了解患者既往病史
	了解患者与骨质疏松相关的个人特征（包括白发、皮肤白化、小骨架）
	了解患者有无置换术的禁忌证
	指导患者戒烟

续表

要点	内容
术前常规准备	术前遵医嘱帮助患者完善各项常规检查 术前患者应禁饮禁食、男患者需剃胡须，女性长发患者可将长发挽成发髻置于头顶部 术晨应更换病员服，取下所有金属物品、配饰（如手表、戒指、项链）及活动性义齿 术前应行药敏试验，术晨建立静脉通道（一般情况下，留置针是埋在下肢，这样远离手术视野，便于术者操作），术前使用抗生素防感染 术晨与手术室人员进行患者、药物核对后，将患者送入手术室

（二）术前功能锻炼

颈椎间盘置换术前功能锻炼见表 8-24。

表 8-24　颈椎间盘置换术术前功能锻炼内容

要点	内容
呼吸功能锻炼	指导患者进行缩唇呼吸练习：先闭紧双唇，用鼻孔深吸气，吸气末，双唇做吹口哨口型，小量和长时间呼气，直至呼气末。吸呼气比为 1：2 指导患者行有效咳嗽、咳痰的方法，以利痰液排出 如有慢性支气管炎，则需先治疗慢性支气管炎后手术
气管推移训练	气管推移训练的目的在于减缓术后术中牵拉造成的气管、食管疼痛等不适感觉 指导患者用自己 2～4 指的指腹放置于颈右侧胸锁乳突肌颈血管鞘与内侧的气管、食管内脏鞘之间的间隙，然后持续地由右向左（因为手术入路是在颈右侧，利于术者操作）推移过中线，循序渐进渐渐增加至 30～60 分钟，患者训练时注意切勿损伤皮肤，并告知患者起初进行此练习时，有可能会有呛咳情况发生，属正常现象，随着练习次数及时间的增加，呛咳症状会减轻或消失

续表

要点	内容
体位训练	患者取仰卧位,两肩胛部垫一个枕头,使颈部稍后伸但不要过度后伸,以免加重症状,直至坚持 1～2 小时
颈托佩戴方法	向患者讲解使用颈托的目的,并演示正确的使用方法,便于术后正确使用 颈托佩戴方法见本手册第五章第三节相关内容

【术后护理措施】

(一) 术后护理常规内容

颈椎间盘置换术后护理常规见表 8-25。

表 8-25 颈椎间盘置换术后护理常规

要点	内容
饮食护理	患者全麻清醒 6 小时后流质或半流质饮食 饮食温度应稍凉,不宜过烫,以免增加术后出血量 术后第 1 天患者可恢复正常饮食,注意细嚼慢咽,以免呛咳,不宜食用牛奶、豆制品、甜食等
管道观察及护理	输液管应保持通畅,留置针妥善固定,注意观察患者穿刺部位皮肤情况 血浆引流管应妥善固定并定时挤压 观察引流液量、颜色、性质,如短时间内出血量＞50ml 或(和)引流液颜色为淡血性,应及时告知医生 尿管应按照尿管护理常规进行,一般术后第 1 无可拔除尿管,拔管后应关注患者自行排尿情况
体位护理	患者术后当天一般采取仰卧位,保持颈部制动 睡枕高度一般为一个肩宽,避免颈部过度屈伸和旋转 患者翻身侧卧时需由医护人员协助,若患者翻身时出现呼吸困难,应立即将患者放平,给予氧气吸入,观察呼吸情况,及时通知医生并处理 搬动患者时应用颈托固定颈部,以保持颈部中立位

续表

要点	内容
颈部伤口的观察和护理	患者术后持续低流量氧气吸入,密切观察患者呼吸、血氧饱和度、神志、血压等变化
	密切观察手术切口敷料情况,如有渗血、渗液,应及时更换敷料
	患者床头应备气管切开包、负压吸引器和吸痰盘
	观察颈部有无肿胀、气管是否居中、有无声音嘶哑、饮水有无呛咳、伸舌是否居中,以判断术中患者有无神经损伤
	若患者出现呼吸困难、烦躁、发绀等症状时,应立即敞开伤口、剪开缝线、清除血肿,必要时做好气管切开的准备
	患者痰多不易咳时,及时给予吸痰处理,防止患者发生窒息,必要时可给予雾化吸入治疗
神经系统的观察和护理	检查患者四肢感觉及运动功能的恢复情况
	术后严密观察神经系统症状,定时进行唤醒试验

(二)术后功能锻炼

颈椎间盘置换术后功能锻炼见表 8-26。

表 8-26 颈椎间盘置换术后功能锻炼

时间	方法
术后当天	即可摇高床头 15°~30°,有效深呼吸、咳嗽、咳痰
	主动屈伸旋转肢体各关节,进行肌肉按摩,保持关节于功能位
术后 1~2 天	患者进行拇指对指、握拳、伸指训练,增强手的灵活性及握力
	行直腿抬高、足背跖屈、股四头肌等长、等张练习,活动量以患者不疲劳为度
术后 3 天	患者可在颈托保护下下床活动(注:为防止体位性低血压的发生,可采取"3、3、3 原则",即摇高床头半坐卧位 30 分钟;再在床沿坐 30 分钟,最后再起立站 30 分钟)

续表

术后3天	行"颈六步操"练习,即颈部前倾、后仰、左偏、右偏、左旋、右旋活动(做此操时可去掉颈托,如图8-17),活动应缓慢进行,循序渐进

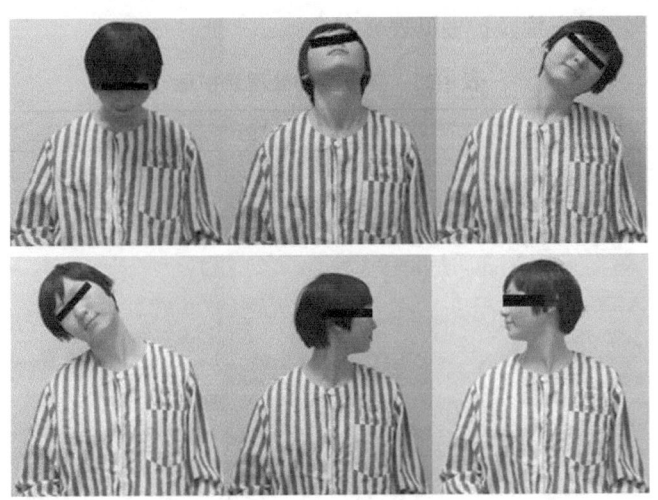

图 8-17 颈六步操

(三)健康宣教

1. 指导患者勿做颈部过度屈伸及左右过度扭曲的动作。

2. 患者半年内不提重物、禁止剧烈活动或从事重体力劳动。

3. 患者外出及坐车时佩戴颈托保护,防止颈椎骤然过屈、过伸。

4. 患者掌握正确的颈部保健知识。

5. 患者定时门诊复查，术后第 1、3、6、12 个月门诊复查，出现不适及时就医。

6. 患者加强营养，增强机体免疫力，防止局部及全身感染，预防感冒。

【并发症及护理】

并发症及护理见表 8-27。

表 8-27 并发症的处理及护理

常见并发症	临床表现	处理
脊髓神经根受损	双下肢的感觉、运动功能及括约肌功能减退或消失 局部切口触压痛明显等	保守治疗：用神经营养药 大剂量激素用药
人工颈椎间盘滑脱	颈部疼痛	正确的体位护理，颈部制动，颈部应保持中立位 术后 3～5 天病情稳定者应行 X 线摄片 向患者宣教预防滑脱的重要性 对患者采用轴线翻身 患者外出或坐车时戴颈托保护
出血及神经损伤	颈部肿胀、呼吸困难、声音嘶哑、发音低沉、吞咽呛咳	严密观察伤口渗血情况及早发现并通知医生处理 根据患者情况打开伤口拆线或行气管切开
脑脊液漏	头晕、头痛、血压偏低、恶心、呕吐 早期引流液为淡血性，逐渐变为透明清亮的液体	取头低足高位 对症处理
椎间隙感染	体温异常，局部伤口出现红、肿、热、痛	密切观察患者全身情况和生命体征的变化 观察局部伤口及皮肤情况，合理使用抗生素

续表

常见并发症	临床表现	处理
食管漏	呃逆、吞咽困难、稽留热或弛张热 漏口较大时，易从引流管中发现食物残渣	口服亚甲蓝溶液可以确诊，确诊后需置胃管并禁食，应用敏感抗生素

【特别关注】

1. 术后患者呼吸情况。
2. 术后早期并发症的发现。
3. 四肢功能状况。
4. 术后康复指导。

【前沿进展】

人工颈椎间盘置换术的最大优势在于狭窄间隙获得有效减压的同时也重建了节段的运动功能，使整个颈椎运动力学特征最大程度地接近于术前生理状态。但是人工颈椎间盘置换术的研究及应用时间不如腰椎，尚缺乏长期临床资料，存在影响长期疗效的潜在因素：①假体磨损，各种人工颈椎间盘假体在临床应用前均经过严格的磨损分析，虽然都取得令人满意的结果，但由于体外试验时间都不长，且体内外环境存在很大差异，目前尚不清楚假体在体内的磨损程度；②假体是否会沉降，TDR临床应用时间较短，大多数接受颈椎间盘置换手术的患者年龄相对年轻，且把骨质疏松作为手术禁忌证，因此尚未见椎间盘假体沉降的报道；③是否会出现手术节段活动度下降，相应节段退变；④是否能长久缓解症状。作为保留运动功能的椎间关节，假体稳定性和运动功能的保存还要经受时间的考验。临床实践中应加深对其作用和意义的认识和思考，应探索颈椎间盘的运动规律，为新型颈椎间盘的设计和研究提供实验数据和临床依据，并用循证医学的方法来揭示其确切疗效。

【知识拓展】

髋关节置换术的发展史

人工关节的研究是在关节成形术的基础上发展起来的。这一想法最初来源于骨折不愈合所造成的假关节，其断端的长久磨损可造成断端呈类似关节样的改变。根据这一经验，人们设计了关节切除术。1880年，Oilier利用关节周围组织包括肌肉做成了新关节面，借以减轻患者疼痛。以后陆续应用了筋膜、皮肤及猪膀胱等进行隔开型关节成形术。

1891年，Gluek采用象牙制的球和臼植入人体形成关节，开创了人工关节置换的先河。1895年，Robert Jones采用了金箔关节成形术。这些尝试虽然没有成功，却说明早在100多年前人们即提出了人工关节置换术并进行了宝贵的尝试和探讨。

1937年，Smith Petersen采用了生物惰性较好的钴铬钼合金（vitallium）制成的金属杯并进行推广使用。1939年，Wiles设计了全金属的全髋关节，治疗了6例患者，他被称为现代髋关节置换的先驱。1941年，Moore和Bohlman设计了自锁型人工股骨头，其柄为直柄型并带有自锁孔。同时期，Thompson设计出实心柄型人工股骨头。这些关节成为以后Muller、Harris、Aufranc和Turnera等设计全髋关节的参照。Urist改变了关节成形的间隔原则，他首先将髋臼杯用钉子固定在髋上，成为今天髋臼设计的雏形。

（文守琴，李剑霞，李玲利）

参 考 文 献

成翼娟.1998.整体护理理论基础与实践.成都：四川科学技术出版社

杜克，王守志.1995.骨科护理学.北京：人民卫生出版社

冯传汉，张铁良.2004.临床骨科学.北京：人民卫生出版社

樊满武.2013.骨科关节置换术围手术期镇痛药的应用情况观察.中国医药指南，11(26): 209，210

方汉萍，杜杏利.2006.全髋关节置换术后不同时间开始康复训练的效果研究.中华护理杂志，41(1): 16～18

范永前，冯建民，杨庆铭.2007.髋关节表面置换术进展.国际骨科学杂志，28(4): 224～227

高春红，彭凡.2003.人工椎间盘置换术患者围手术期的护理12例.实用护理杂志，19(2): 26，27

顾文骏，吴海山.2013.全髋关节置换术中全陶瓷关节假体的运用研究进展.医学综述，19(11): 2014～2016

黄静，芮馨.2011.系统康复锻炼在人工肩关节置换术患者护理中的应用.华北煤炭医学院学报，13(3): 390，391

匡凌浩.2006.人工关节置换的最佳选择.医学与哲学(临床决策论坛版)，27(12): 39，40

李振香，房玉霞.2005.骨科临床护理学.济南：山东大学出版社

廖翔.2008.人工全踝关节置换术围手术期并发症.中国修复重建外科杂志，1(22): 41，42

刘忠军，党耕町.2008.对颈椎仿椎间盘置换术现状的认识与思考.中国脊柱脊髓杂志，18(1): 5，6

娄湘红，杨晓霞.2006.实用骨科护理学.北京：科学出版社

陆琦，桂斯卿.2009.骨科术后疼痛的原因、评估、护理现状及展望.实用临床医药杂志(护理版)，5(9): 116～118

毛宾尧.2008.人工踝关节的发展和展望.中国矫形外科杂志，14(13): 1045～1048

毛宾尧.2004.腰人工椎间盘的研究和临床进展.中华创伤骨科

杂志, 6(11): 1275

吕厚山. 1999. 人工关节外科学. 北京: 科学出版社

宁宁. 2005. 骨科康复护理学. 北京: 人民军医出版社

宁宁, 朱红. 2011. 骨科护理手册. 北京: 科学出版社

宁宁, 朱红. 2010. 外科护理新进展. 北京: 人民卫生出版社

牛舜, 朱庆生. 2008. 微侵袭技术在全髋关节置换术中的应用. 中华创伤骨科杂志, 10(5): 483～485

裴福兴. 2009. 骨科学新进展. 北京: 人民卫生出版社

裴福兴, 邱贵兴, 戴尅戎. 2007. 关节外科聚焦. 北京: 人民军医出版社

茄江英, 刘潘. 2006. 全髋关节表面置换及时的历史与现状. 国际骨科学杂志, 27(1): 36, 37

任宇宏. 2015. 人工膝关节置换术治疗膝关节骨性关节炎 26 例临床效果观察. 基层医学论坛, 19(6): 754～756

任爱红, 马秀琴. 2013. 循证护理用于髋、膝关节置换术患者早期无痛康复的护理. 昆明医科大学学报, 34(4): 164～168

阮狄克, 何勍, 丁宇等. 2003. 颈椎间盘移植的临床研究. 脊柱外科杂志, 1(1): 12～14

宋爽, 汪滋民. 2012. 关节外科围手术期镇痛进展. 国际骨科学杂志, 33(5): 311～314

夏卿, 王凌椿, 欧阳桂林. 2015. 人工肘关节置换术治疗类风湿肘关节炎效果观察. 山东医药, 55(8): 68, 69

田勇, 卡索. 2006. 全踝关节置换术的研究进展. 中国矫形外科杂志, 14(20): 158, 159

熊英, 覃梅. 2008. 改良 NBAS-APS 在肝胆外科术后镇痛中的应用研究. 局解手术学杂志, 17(4): 244～246

徐玉良, 冉永欣, 侯铁胜等. 2001. 颈椎间盘人工髓核置换. 颈腰痛杂志, 22(3): 177～180

徐林. 2009. 人类关节置换手术学. 上海: 第二军医大学出版社

王凌椿, 陈雁西. 2015. 人工掌指关节置换术治疗类风湿关节炎手部畸形效果观察. 山东医药, 55(4): 88, 89

王志伟. 2006. 人工全髋关节置换术康复指南. 上海: 上海科学

技术出版社

王宁华. 2005. 关节置换术康复研究与现状. 中国康复理论与实践, 11(4): 260～262

王迎春, 齐维萍. 2015. 人工肩关节置换术围手术期的康复护理. 当代护士, (1): 99, 100

王剑敏, 罗卓荆. 2008. 颈椎人工椎间盘置换术的研究现状. 脊柱外科杂志, 6(5): 311～313

吴丽梅, 何瑞琼, 袁雪辉. 2010. 人工肩关节置换术后的康复护理. 吉林医学, 5(13): 1921, 1922

吴剑. 2011. 人工全踝关节置换假体类型及其评价系统. 中国组织工程研究与临床康复, 30(15): 5629

叶晓健, 袁文. 2007. 脊柱外科聚焦. 北京: 人民军医出版社

殷建华, 周一新, 周乙雄, 等. 2004. 全踝关节置换的初步报告. 中华骨科杂志, 24(1): 22～25

殷丽娟. 2007. 人工椎间盘置换术的护理. 现代实用医学, 19(10): 837, 838

张竞, 高小雁. 2008. 人工踝关节置换术后康复与护理. 护士进修杂志, 23(16): 1495, 1496

张晓南, 徐瑞泽. 2012. 不同生物材料假体在人工关节置换中的应用现状. 中国组织工程研究, 16(47): 8869～8874

张菁, 李敏. 2005. 早期康复训练对髋关节置换术后患者功能恢复的影响. 护理学杂志, 20(22): 70, 71

张益均. 2012. 全踝关节置换术进展. 国际骨科学杂志, 3(33): 193

张华峰. 2013. 人工全踝关节置换术. 中华关节外科杂志(电子版), 2(7): 250～252

赵宏谋. 2011. STAR假体踝关节置换的中长期疗效分析. 中国矫形外科杂志, 16(19): 1325～1328

詹雪, 杜杏利. 2013. 系统化疼痛管理模式在关节置换术患者中的应用. 护理研究, 27(11): 3767, 3768

支世保, 王昊. 2012. 23例关节置换患者术后康复的临床疗效分析. 中国疗养医学, 21(10): 891

郑金文, 池雷霆. 2011. 胫骨平台骨折术后辅助与不辅助持续被

动运动的疗效比较.华西医学,26(1):47~50

支立娟,周兵华.2011.人工肩关节置换术围手术期护理.局解手术学杂志,20(4):468

祝云利,吴海山,吴宇黎等.2008.全膝关节置换术手术期镇痛.国际骨科杂志,29(1):67,68

周楠.2011.人工肩关节置换术患者的康复护理.内蒙古中医学,12:149,150

周海燕,张玉艳,郜甜甜.2013.人工肩关节置换术围手术期护理.海军医学杂志 1(1):57~59

邹丽君.2013.人工全髋关节置换术给予优质护理服务的护理分析.中国医药指南,11(27):9~240

朱建英,杨滢,张玲玲,等.2007.人工全膝关节置换术后的康复研究现状.护理学报,14(5):21~23

Kofoed H. 2003. 踝关节置换的现状. 康情译. 北京:人民军医出版社

Eck JC, Humphreys SC, Lim TH, et al. 2002. Biomechanical study on the effect of anterior cervical spine fusion on adjacent level intradiscal pressure and segmental motion. Spine,27(22):2431~2434

Bohlman HH,Emery SE,Goodfellow DB,et al. 1993. Robinson anterior cervical discectomy and arthrodesis for cervical radiculopathy. Long term follow up of one hundred and twenty two patients. J Bone and Joint Surg(Am),75(9):1298~1307

Horlocker TT. 2010. Pain Management in Total Joint Arthroplasty: A Historical Review. Orthopedics,33(9 Suppl):14~19

Maud,Joelsson,Lars-Eric,et al. 2010. Patients' experience of pain and pain relief following hip replacement surgery. Journal of Clinical Nursing,19(19~20):2832~2838

Nalini V,Arsenio B,Raymond S. 2006. Pain management for orthropldeicproce dures. Pain Management,9:57~59

Rawal N,Berggren L. 1994. Organization of acute pain services: alow-cost model. Pain,57(11):117~123

第九章 骨科急救护理

第一节 创伤性休克患者的急救护理

【概述】

创伤性休克（traumatic shock）是严重创伤的常见的并发症，它是由于机体遭受暴力剧烈打击，导致重要脏器损伤、大出血等使有效循环血量锐减，发生微循环灌注不足；以及创伤后剧烈疼痛、恐惧等多种因素综合形成的机体代偿失调的一种综合征。

随着现代社会的发展，交通事故的增多、自然灾害的加剧而造成的创伤性疾病明显增多，创伤性休克发生率不断升高，已成为死亡的主要原因之一。

【病因】

创伤性休克的病因主要来自于两个方面：较大或较多血管破裂造成大出血；剧烈疼痛，组织破坏分解产物的吸收。

创伤性休克的常见病因分为四类：

1. 交通事故伤 约占总数的65%。

2. 机器损伤 约占总数的12%。

3. 坠落伤 约占12%。

4. 其他伤 约占11%。

造成以上四类创伤的主要因素为"暴力"。从动力学角度来看，创伤的主要致病原因是动能对机体的不利作用。

【发病机制】

创伤性休克的原因很多，但各种原因所致均与其他各种休克的病理生理过程基本相同。

休克的微循环学说：由微循环障碍—体液代谢改变—器官继发性损害的过程。

机体在血容量降低的状况下，发生神经－内分泌效应的改变，使体液发生转移，以调节心血管系统功能和补偿血容量，这是机体的保护性反应。当血容量继续下降，保护机制减弱，组织细胞在低灌注状态下所形成的各种细胞因子和炎性介质增多，使得内环境失调，发生血流动力学改变，组织灌流锐减，细胞代谢障碍，最终导致多器官功能障碍甚至衰竭。

（一）微循环障碍

微循环直接参与组织细胞的物质、信息和能量传递，以及血液、淋巴液和组织液的流动。微循环障碍机制复杂，一般可分为三期：微循环缺血期、微循环淤血期和微循环衰竭期。

1. 微循环缺血期（又称休克代偿期） 有效血容量减少导致血压降低，组织灌注不足，并且细胞缺氧作用于主动脉弓和颈动脉窦压力感受器，引起血管舒缩中枢加压反射，交感－肾上腺轴兴奋，大量儿茶酚胺释放入血，肾素－血管紧张素分泌增多，使心跳加速、心排出量增加，选择性使外周小血管和内脏小血管收缩，以利于在一定时间内保证重要内脏供血。此时心输出量虽然下降，但通过代偿血压仍可保持稳定，这一阶段称为微循环收缩期。若能及时补充液体，纠正血容量不足，休克可能好转，因此该期又称可逆性休克期。

2. 微循环淤血期（又称休克失代偿期） 毛细血管血流继续减少，组织处于严重无氧代谢状态，大量乳酸类代谢产物堆积，组胺等血管活性物质释放，毛细血管前括约肌松弛，使毛细血管广泛扩张，总外周阻力由增高变为降低，而后括约肌由于对酸中毒耐受力大，仍处于收缩状态，导致大量血液淤滞于毛细血管，同时毛细血管通透性增加，血浆渗出，血液黏稠度增高，回心血量减少，血压降低。

3. 微循环衰竭期（又称休克难治期） 此期内由于血流速度进一步减慢，血液浓缩、黏稠度增加和酸性环境中血液处于高凝状态，使红细胞和血小板易发生凝集，在血管内广泛形成微血栓；细胞因持久缺氧后细胞膜损伤，溶酶体释放，细胞坏死自溶，并因凝血因子的消耗而产生弥散性血管内凝血。随着凝血因子消耗，激活纤维蛋白溶解系统，出现严重出血倾向。胰腺、肝、肠缺血后分别产生心肌抑制因子、血管抑制物质等，导致重要器官发生严重损害，多器官功能衰竭。

（二）体液因子的作用

创伤性休克时，血流动力学改变亦可能有体液因子参与。

体液因子中除儿茶酚胺外，还有一些物质和系统对休克微循环病理变化起重要作用。其中肾素-血管紧张素系统中的血管紧张素可引起内脏血管收缩，并可引起冠状动脉收缩和缺血，增加血管通透性，因而发生心肌缺血和病损，使心肌收缩力下降，加重循环障碍；并可与儿茶酚胺、血栓素等共同作用造成肠系膜血液减少使肠壁屏障功能丧失，肠腔内毒素进入血液。此外，血管紧张素还可使胰腺灌流减少，促使心肌抑制因子形成和高血糖分泌,抑制或损害心肌,使休克加重。

前列腺素类物质中除前列腺素体系(PGs)外,血栓素(TXA2)和前列腺环素(PGI2)也有重要作用。TXA2是极强烈的血管收缩物质,并可引起血小板进一步聚集导致血栓形成;PGI2 的作用与 TXA2 相反,可以扩张血管和抑制血小板凝聚,休克时 TXA2 增加,PGI2 减少,故可加重血栓形成。

休克时,由于细胞缺氧和酸中毒,溶酶体膜稳定性降低,并可破裂,释放出酸性蛋白水解酶,分解蛋白质,产生心肌抑制因子(MDF)。后者除可使心肌收缩力减弱外,还可引起内脏血管收缩,循环阻力增高。

休克刺激可使腺垂体大量释放 β-内啡呔,从而引起血压下降和心率减慢。此外,自由基如氧自由基和羟自由基增多等可引起脂质过氧化,使血管内皮受损伤,血管通透性增加。

(三)细胞因子、介质的作用

近年来研究发现,创伤性休克是机体全身和局部多因子、多介质参与的、进行性发展的复杂过程。

细胞因子是细胞在刺激物的作用下分泌出来的,包括白细胞介素、肿瘤坏死因子、生长因子和趋化因子等。介质是指效应细胞活化后释放出来的化学介质或生物活性物质。在休克的病理生理过程中,有以下几种细胞因子和介质发挥着重要作用:

1. 白细胞介素 1, 2, 6, 8 (interleukin, IL-1, 2, 6, 8) 在休克时能影响能量代谢,抗自由基损伤,促进前列腺素的释放,介导免疫抑制作用,减轻肠源性感染。

2. 肿瘤坏死因子(tumor necrosis factor,TNF) 创伤休克早期血管 TNF 含量明显上升。在休克中可诱导其他细胞因子的产生,并参与组织细胞的损伤和 DIC 的形成，与其他炎症介质共同作用导致内皮细胞炎性反应，使血管通透性增加。

3. 氧自由基 休克时氧自由基产生明显增加，损害内皮细胞。

4. 内皮素 是血管内皮细胞释放的内源性血管因子，属于活性肽，其具有强烈持久的缩血管反应。组织缺血缺氧都可刺激内皮素的表达和释放，收缩动脉和静脉，降低微循环的血流量，导致组织、器官功能障碍。

5. 一氧化氮 休克时多种细胞因子作用诱导其大量释放，介导血管扩张，调节血流灌注，改善微循环，抑制血小板聚集，防止 DIC。

（四）人体主要脏器的继发损害

1. 肺 肺的微循环障碍导致肺不张，肺间质性水肿。播散性血管内凝血造成肺微循环栓塞导致"休克肺"，临床表现为呼吸窘迫综合征。

2. 肾脏 肾的微循环障碍导致肾血流量锐减，继而少尿或无尿。坏死的上皮细胞造成肾单位机械性梗阻。播散性血管内凝血造成肾血栓形成，临床表现为急性肾衰竭。

3. 心脏 心脏微循环灌注量不足造成心肌缺血缺氧，导致心力衰竭。

4. 脑 缺氧和酸中毒可使毛细血管通透性升高导致脑水肿，继而引起颅内高压并可形成脑疝。

5. 肝脏及胃肠 缺氧引起肝细胞功能减退，肝小叶中心性坏死及大面积肝坏死。缺血缺氧可导致胃肠道黏膜糜烂出血，播散性血管内凝血可导致消化道应激性胃溃疡出血，淤血可成为菌床可引起菌血症及毒血症。

【临床表现】

临床表现见表 9-1。

表 9-1　休克的临床表现

分期		临床表现
休克早期	神志	清醒，精神紧张，兴奋或烦躁不安
	脉搏	脉搏有力，脉率轻度加快
	呼吸	深快
	血压	正常或稍低，脉压差减小
	皮肤	苍白湿冷
	尿量	轻度减少
	其他	感觉口渴
休克中期（失代偿）	神志	清楚，表情淡漠、反应迟钝
	脉搏	细速
	呼吸	浅促
	血压	血压降低，脉压差减小
	皮肤	发绀
	尿量	少尿或无尿
	其他	干渴感
休克晚期（微循环晚期）	神志	神志不清，甚至昏迷
	脉搏	细弱不清
	呼吸	呼吸困难，甚至出现潮式呼吸
	血压	血压下降明显，或测不清
	皮肤	全身皮肤黏膜发绀、花斑、四肢厥冷、冷汗
	尿量	无尿
	其他	体温不升，DIC 时可有全身出血倾向

【诊断】

1. 休克诱发因素：急性创伤、大量失血等。

2. 神志状态：如烦躁不安、表情淡漠、反应迟钝等。

3. 脉搏细速：＞100 次 / 分或不能触及。

4. 四肢湿冷、皮肤黏膜苍白或发绀。

5. 血压下降：收缩压≤ 10.64kPa，脉压差＜ 2.66kPa（20mmHg），原有高血压者收缩压降低 5.32 ～ 10.64 kPa（40 ～ 80mmHg）以上。

6. 尿量＜30ml/h 或无尿。

【创伤性休克的程度判断】

创伤性休克的程度判断见表 9-2。

表 9-2 创伤性休克的程度分级

项目	分级		
	轻度	中度	重度
意识状态	正常或不安	烦躁不安	不安或昏迷
心率（次/分）	80～100	100～140	＞140
血压（mmHg）	70～90/20～30	50～70/10～15	0～50/0
中心静脉压（cmH$_2$O）	6～10	＜6	＜6
尿量（ml/h）	减少	15～25	0～15
失血量	＜20%	20%～40%	＞40%

【急救措施】

及时识别创伤性休克早期的各种症状并采取有效的抢救措施对挽救患者生命起着重大的意义。急救的关键是去除病因，创伤性休克的主要病因是创伤和出血，因此急救的目的在于迅速恢复有效循环血容量，纠正微循环障碍，增强心肌功能，恢复机体正常代谢。休克复苏时应重视动脉血压，因为维持一定的灌注压是必要的，更要重视循环灌注的血量及在血压和血流量之间的平衡，休克治疗追求的是压力和血流量两者同时得到恢复。

（一）现场急救

现场急救要分清急救的轻重缓急，对有创伤合并窒息、休克、开放性气胸等的患者应该先抢救，争取将伤亡率降到最低。

1. 抢救生命 先检查呼吸道，迅速清理口腔及呼吸道的分泌物及异物，保持气道通畅，早期以鼻导管或面罩给氧，增加动脉血氧含量，减轻组织缺氧状态，严重呼吸困难者或昏迷患者舌根后坠可放口咽通气管或气管插管，遇有喉头水肿配合医师做气管切开，争取在短时间内恢复机体有效呼吸和循环。

2. 创伤处理 大多数创口出血用绷带压迫包扎后即可止血。由创伤引起的大出血患者，应立即采取措施控制大出血，如加压包扎、扎止血带、上血管钳等。对于下肢骨折出血、骨盆骨折出血或腹膜后出血，以及腹腔内出血，可使用抗休克裤，或止血带阻断大血管出血，但必须记录开始用止血带的时间，防止由于使用止血带过久而至肢端缺血坏死。同时，检查有无血胸、气胸等，必要时做胸带加压包扎或胸腔闭式引流。对怀疑休克是由于内出血引起的，应在抗休克的同时做好紧急手术的准备。

3. 伤肢固定 目的是避免在搬运时骨折断端周围软组织、血管、神经或脏器损伤。固定后可减轻疼痛，有利于防止疼痛性休克，也便于转送伤员。对四肢闭合性骨折，立即用小夹板或石膏作临时固定。

4. 镇痛 剧痛时可给吗啡 5～10mg 或盐酸哌替啶 50～100mg 肌内或静脉注射镇痛，但严重颅脑外伤、急腹症患者诊断未明确前禁用，以免掩盖病情。

5. 安全转运 四肢骨折固定后，及时转送到医院进行进一步治疗。脊柱骨折患者必须平卧于硬板上，固定头颈部，运送时迅速、平稳。运送过程中注意观察患者全身情况及创面出血情况，发生危及生命的情况要及时处理。

6. 建立静脉通道，迅速补充血容量 正确选择静脉通道，选择远离受伤部位的静脉血管，立即以 18 号留置针在浅表大静脉处建立两条以上静脉通道，必要时可行静脉切开或行中心静脉置管以满足快速输液输血的要求。

7. 检查和监护重要脏器功能 ①做胸部 X 线检查，动脉血气分析。②插导尿管，观察尿液颜色和尿量。③心脏听诊、行心电图检查，疑有心肌挫伤者行心肌酶学检查。④观察意识变化。

（二）液体复苏

液体复苏是抢救休克的必要手段之一，传统观点认为，抗休克须进行充分的液体复苏即补液量要超过失血量的 3～4 倍才算足量，而且要在尽可能短的时间内完成，休克时间越长程度越严重，需要补充电解质液的量越多，大量补液并不能增加创伤性休克患者重要脏器的血液灌注，反而促使液体渗入组织间隙造成组织水肿，特别是肺间质水肿，或使血液稀释导致凝血功能紊乱而加重出血和机体内环境失调，使患者的病死率反而增加。因此，近年来许多学者提出控制性复苏或低压性复苏、延迟液体复苏的新概念。低压性复苏是补液速度以 60～80ml/（kg·h），维持血压在低血压状态，即收缩压在 80～90mmHg 或平均动脉压在 40～60mmHg。

补液种类首先应以晶体为主，同时考虑使用胶体液及血制品。研究表明高张氯化钠液在创伤性复苏中是安全的，可改善复苏过程的血流动力学状态。

护士在液体复苏过程中，要反复评估，科学进行输液管理，要保证静脉通路通畅，严密观察病情，及时调整输液速度和液体成分。大量输液时应注意预防肺水肿及急性左心衰竭的发生。

(三)血管活性药物的使用

经补液,纠正酸碱平衡失调等措施后,仍未纠正休克,应酌情采用心血管活性药物,其主要包括血管扩张剂,血管收缩剂和强心类药物。

1. 血管扩张剂 常用药为多巴胺、异丙肾上腺素等。该类药主要用于休克早期微血管收缩期,可改善微循环,提高组织灌流使血压升高。此类药可加剧循环血量不足,使休克恶化,应该在扩容和纠正酸中毒的基础上使用,以防血管扩张,血压骤降。

2. 血管收缩剂 常用药为间羟胺、去甲肾上腺素等。常用于休克微血管扩张期,增加外周循环阻力,改善微循环,增加回心血量使血压升高。但可使组织缺氧加重,应慎用。

3. 强心药 常用药为多巴胺,毛花苷C,毛花苷丙等。休克发展到一定程度都伴有不同程度的心肌损害,应用强心药可增加心肌收缩力,增加心搏出量,减慢心率。

(四)皮质激素和其他药物的应用

对严重休克和感染性休克患者可用皮质激素,可扩张血管,改善微循环;防止细胞内溶酶体破坏;增加心肌收缩力,增加心排血量;增进线粒体功能;促进糖异生,减轻酸中毒。常用药为三磷酸腺苷-氯化镁、纳洛酮等。

(五)预防感染,抗生素应用

创伤性失血性休克尤其伴广泛组织损伤、肺挫伤或手术止血者,容易并发感染,需要应用抗生素预防。近年来,对创伤应激状态下全身免疫功能下降、缺血缺氧性肠黏膜屏障作用破坏所致肠源性感染或微生物移位(microbial translocation)备受关注,认为有可能是导致难逆性休克或MODS重要机理之一(二次打击学说)。

因而主张，对严重创伤性失血性休克患者需要应用广谱抗生素，尤其对肠道细菌敏感的抗生素，还要联合应用抗厌氧菌感染的抗生素。

【护理诊断】

1. 体液不足　与创伤后出血、创面大量渗液有关。

2. 心输出量减少　与心肌缺氧和损害有关。

3. 组织灌流改变　与大量失血失液引起循环血量不足有关。

4. 气体交换受损　与心输出量减少、组织缺氧、呼吸形态改变有关。

5. 有感染的危险　与创伤性休克后机体免疫力降低有关。

6. 舒适度改变　与创伤有关。

7. 有受伤的危险　与休克时病员血压下降，神志不清，烦躁不安易发生外伤，窒息等有关。

【护理目标】

1. 患者体液能维持平衡，生命体征平稳。
2. 患者心输出量能维持正常。
3. 患者的组织灌注量得到改善。
4. 患者呼吸道通畅，气体交换正常。
5. 患者免疫力增强，未发生感染或感染得以控制。
6. 患者疼痛减轻。
7. 患者未发生意外损伤。

【护理措施】

（一）改善组织灌注

置患者于休克体位，将头部和脚部抬高约30°，以增加回心血量和减轻呼吸负担。使用抗休克裤,休克纠正后,由腹部开始慢慢放气,每15秒测血压一次,若血压下降超过5mmHg,应停止放气,并重新注气。运用血管活性物质,提高血压,改善微循环,血压平稳后,逐渐降低给药浓度,减慢速度后撤除,以防突然停药引起不良反应。

(二)保持呼吸道通畅

及时清除患者口中异物和分泌物,给予鼻导管或面罩吸氧,必要时建立人工气道,使用人工呼吸机供氧。昏迷患者头应偏向一侧或置入通气管,以免舌后坠或呕吐误吸。病情许可时,可协助患者作双上肢活动,促进肺扩张,改善缺氧状况。

(三)补充血容量,恢复有效循环

迅速建立1~2条静脉通道,保持静脉扩容通畅,合理安排输液的顺序,必要时行中心静脉插管,监测中心静脉压(CVP),并根据血压及血流动力学监测情况,调整补液速度(表9-3)。抗休克时,输液药物繁多,还要注意药物间的配伍禁忌。

表9-3 中心静脉压与补液的关系

CVP	BP	原因	处理原则
低	低	血容量严重不足	充分补液
低	正常	血容量不足	适当补液
高	低	心功能不全 血容量相对过多	给强心药,纠正酸中毒舒张血管
高	正常	容量血管过度收缩	舒张血管
正常	低	心功能不全 血容量不足	补液试验*

*补液试验:取等渗盐水250ml,于5~10分钟内经静脉滴入,若血压升高而CVP不变,提示血容量不足;若血压不变而CVP升高0.29~0.49kPa(3~5cmH$_2$O),则提示心功能不全。

（四）病情观察

1. 每 15～30 分钟测量生命体征一次，严密观察患者神志、瞳孔、面色、末梢循环变化，及早发现并判断休克症状，及时汇报医生。

2. 做好留置导尿管的护理，严格记录每小时尿量、颜色和性状。如经治疗尿量稳定在 30ml/h 以上，提示休克好转。

3. 根据病情及时调整输液速度，按药物浓度严格控制滴速。严防药物外渗，若注射部位出现红、肿、疼痛，应立即更换注射部位。若出现药液外渗，根据药物性质采取相应的处理方法，包括患处用 0.02% 普鲁卡因封闭，以免皮下组织坏死，以及运用湿性愈合理论进行局部处理。

4. 做好抢救记录。准确、详细地记录病情变化、用药情况和 24 小时出入量，观察伤口敷料有无渗血渗液，及时更换浸透的敷料，估计并记录失液量，以供补液计划做参考。

（五）预防并发症

1. 进行治疗及查体时勿过度暴露患者，以免受凉。有人工气道，要做好气道护理和口腔护理，保持呼吸道通畅，以防肺部并发症。

2. 使用血管收缩药物后，肾血流减少，可使尿量减少，导致肾衰竭。护理过程中应密切观察尿量的变化，防止肾衰竭。

3. 应用血管活性药物时，应严密观察局部皮肤，严防药物渗漏至皮下，导致局部皮肤坏死。

4. 保持床单元清洁、平整、干燥。病情许可情况下，每 2 小时翻身、拍背一次，防止皮肤压疮。

5. 对烦躁不安或神志不清的患者，应加床旁护栏以防坠床。输液肢体宜采用夹板固定。必要时，四肢使用约束带固定于床旁并应观察约束皮肤情况。

(六) 调节体温

创伤性休克时患者体温常降低，因寒冷会加重休克，应予保暖。可采用盖棉被等措施，保持室温在20℃左右。但不可行体表加温，切忌用热水袋、电热毯等，以防烫伤及血管扩张，后者可使心、脑、肾等脏器的血流灌注进一步减少，加热可加速组织耗氧量，不利于抗休克。

(七) 心理护理

突发的意外伤给患者及家属造成极大的身心痛苦，有些家属甚至产生过激行为，护士在抢救过程中始终保持从容镇定的态度，熟练技术，稳重姿态，给予患者及家属信任与安全感，并取得理解与支持，及时做好安慰解释工作，指导患者正确配合护理，保证抢救工作顺利地进行。

【特别关注】

1. 休克早期症状。
2. 休克处理原则。
3. 药物使用情况。

(张淑彬，宁 倩，任 丽)

第二节 创伤后呼吸窘迫综合征的急救护理

【概述】

急性呼吸窘迫综合征（acute respiratory distress syndrome，ARDS）是以急性呼吸衰竭为特征的临床综合征，创伤是导致ARDS的第二常见原因，由于肺组织内广泛的急性炎症反应，导致肺组织损伤、肺通气与血液灌注比例失调，出现严重的低氧血症及肺顺应性降低等临床表现。ARDS病死率较高，及时而正确的急救与护理，对于改善其预后至关重要。

【病因】

ARDS并不是原发疾病，而是由其他疾病继发产生，其病因较多，以肺源性或非肺源性败血症最常见。另外，肺炎、胃内容物误吸、严重创伤伴休克和多脏器功能衰竭也是ARDS常见潜在病因。

【病理机制】

ARDS的特征性病理机制是由于严重的感染性或非感染性炎症反应而致使肺泡上皮细胞和血管内皮细胞的损伤，从而导致低氧血症、肺纤维化、肺动脉高压、右心衰竭等。

【诊断标准】

ARDS的诊断主要依据其临床表现及原发病临床表现，胸部X线、胸部CT检查等也是较理想的辅助检查手段。2011年，欧洲重症医学会、美国胸科学会和重症医学会在德国柏林共同制定了新的ARDS诊断标准，即"柏林诊断标准（The Berlin Definition）"，见表9-4。

表9-4 ARDS柏林诊断标准

诊断项目	诊断内容与标准
出现症状时间	原发病后1周内出现新的或突然加重的呼吸道症状
胸部影像检查	双肺野片状阴影，但不是弥漫性阴影或肺叶/全肺不张影或结节状阴影

续表

诊断项目	诊断内容与标准
呼吸系统症状	非心源性或循环血量过多引起的呼吸衰竭；如无其他危险因素，需做实验室检查（如超声心动图）以排除血液循环异常引起的水肿
低氧血症程度	
轻度	$PaO_2/FiO_2 > 200 \sim < 300$，且 PEEP 或 CPAP > 0.490 kPa
中度	$PaO_2/FiO_2 > 100 \sim < 200$，且 PEEP > 0.490 kPa
重度	$PaO_2/FiO_2 < 100$，且 PEEP > 0.490 kPa

注：持续气道正压 CPAP，continuous positive airway pressure；呼气末正压 PEEP，positive end-expiratory pressure；PaO_2：动脉血氧分压（mmHg）；FiO_2：吸入氧分率（%）。

【治疗原则】

1. 纠正患者缺氧状态。
2. 呼吸机支持治疗。
3. 控制液体输入量。
4. 积极治疗原发疾病。
5. 营养支持及监护。
6. 药物治疗。

【主要护理问题】

1. 气体交换受损 与细胞—毛细血管膜损伤有关。

2. 低效性呼吸形态 与肺水肿、肺不张有关。

3. 焦虑/恐惧 与病情加重后患者对预后的担心、呼吸困难的濒死感有关。

4. 营养失调——低于机体需要量 与呼吸窘迫综合征是高代谢性疾病有关。

5. 躯体移动障碍 与创伤及使用人工呼吸机有关。

6. 潜在并发症 感染、压疮等。

【护理目标】

1. 积极有效地去除呼吸窘迫综合征的病因。

2. 采取有效的辅助通气方式，缓解患者缺氧症状，促进疾病痊愈。

3. 患者焦虑/恐惧程度减轻，积极配合治疗及护理工作。

4. 患者营养状况得到改善或维持于良好状态。

5. 定时协助患者翻身、活动各关节。

6. 将发生相关并发症的概率降到最低，或并发症发生后能得到及时治疗与处理。

【护理措施】

（一）心理护理

1. 在行任何一项操作时应给予患者解释，以取得患者的配合，减轻患者焦虑感。

2. 对于长期使用呼吸机的患者应给予鼓励与支持，增加患者战胜疾病的信心。

3. 针对个体情况进行针对性心理护理。

4. 鼓励患者自我表达，教会患者使用手势或写字等方式表达自身感受。

（二）病情观察

1. 重视患者主诉，初期患者有呼吸困难、窘迫感、呼吸加快等临床表现，一旦患者自诉出现上诉症状，应立即汇报主管医生，并采取积极措施处理，早期诊治。

2. 密切观察患者的呼吸频率、深度、节律，口唇颜色及四肢肢端的颜色。

3. 持续给予心电监护及吸氧，注意观察氧饱和度，一且发现异常应立即加大吸氧流量或改为面罩吸氧,如经以上方式氧饱和度还是不能上升,立即检查血气分析,一经确诊立即采用呼吸机支持治疗。

(三)使用呼吸机患者的护理

使用呼吸机患者的护理见表 9-5。

表 9-5 使用呼吸机患者的护理

要点	内容
体位	采用半卧位,将其床头摇高 30° 将患者头部置于稍后仰的位置,以减轻导管对患者咽部的压迫 每 2 小时协助患者更换体位一次,利于排痰及预防压疮的形成
气管导管的固定	每班检查气管插管的深度并记录,注意观察导管有无脱出、位置有无偏移等情况 每日更换固定气管插管的胶布,防止皮肤破损 注意正确粘贴胶布,确保粘贴牢固 若气管插管不慎脱出,应立即通知医生,并注意保持患者气道通畅,由医生即刻重新插入气管导管
人工气道的护理	每周更换一次性使用呼吸机管道 湿化瓶内的水要定时添加,以使气道充分湿化,稀释痰液;并防止气道过分干燥导致气道损伤 定时倾倒呼吸机管道中的水分 定时给予雾化吸入,稀释痰液,防止气管导管堵塞
吸痰的护理	严格无菌操作 吸痰时间每次不超过 15 秒 吸痰前先给患者 2 分钟纯氧吸入,操作人员在吸痰的过程中要密切观察患者的面色及心电监护仪上显示的各项指标,如患者出现缺氧症状立即停止吸痰,给纯氧气吸入 吸痰后要观察痰液的颜色、性状、量等,并妥善记录,如有异常情况立即报告医生

（四）输血、补液的护理管理

1. 输血、补液时以维持循环需要最低的循环容量为目标。

2. 严格控制液体的入量。在血压稳定的情况下，24小时液体的出入量应轻度负平衡。

3. 输入大量库存血时，会加重肺水肿的严重程度，如需要输血时最好输入新鲜血液。

4. 当患者尿量及血压正常情况下可使用适量的利尿剂，以减轻肺水肿。

（五）营养支持护理

1. 患者胃肠功能正常的情况下，一般提倡全胃肠营养。

2. 胃肠营养不足时并辅以肠外营养，每日提供能量以满足机体代谢的需要，并注意维生素及微量元素的补充。

（六）防止水电解质紊乱

每日复查血电解质，根据报告及时调整治疗方案，维持水电解质在正常范围内。

（七）预防院内感染的护理

1. 严格执行无菌操作技术。

2. 严格执行呼吸机管道的清洁、更换、消毒制度。

3. 定时空气消毒，防止感染。

4. 减少探视人员数量和流量。

（八）并发症的早期观察

并发症的早期观察见表9-6。

表 9-6　并发症的早期观察

常见并发症	临床表现
多器官功能障碍综合征（MODS）	急性肾衰竭：少尿或无尿，血尿素氮和肌酐升高 应急性溃疡：患者出现呕血或柏油样大便，如有穿孔则表现为腹膜炎 急性肝衰竭：恶心、呕吐及黄疸，肝性脑病的患者则出现意识障碍，呼气有特殊味道，皮肤出现瘀斑
弥散性血管内凝血（DIC）	DIC 最早出现时，可有护理人员在抽血标本时发现血液凝固不易抽出 严重时皮肤上有瘀点或瘀斑，发现这种情况应立即报告医生，进行相应的处理
败血症	体温多持续高热或弛张热 患者精神委靡或烦躁不安，严重者可出现面色苍白或青灰，神志不清 呼吸急促，心率加快，血压下降

【预后】

ARDS 患者病情的预后与原发疾病的严重程度有关，患者可死于多器官功能衰竭等并发症，还有持续性低氧血症与原发疾病。ARDS 生存患者虽然其肺功能可能基本恢复正常，但其生活质量多受影响，常有心理和机体上的后遗症。因此，重视对 ARDS 生存者的心理和机体康复治疗是提高患者生存质量的重要前提。

【特别关注】

1. 病情观察，及早发现。
2. 使用呼吸机患者的护理工作。
3. 输血、补液的护理管理。
4. 并发症的早期观察。

【前沿进展】

体外膜肺氧合支持在呼吸窘迫综合征救治中的应用

体外膜肺氧合技术是指在体外用膜肺氧合机将患者的血液进行气体交换后,再重输回患者体内的方法。近年来临床研究证实,体外膜肺氧合技术能明显提高创伤性 ARDS 患者的生存率,在临床逐渐受到重视。随着制造技术的改进,目前已有手提式体外膜肺氧合机问市。

1. 体外膜肺氧合技术可代替肺的功能,为机体提供氧气,让肺暂时休息,养精蓄锐,利于肺更好地恢复。

2. 体外膜肺氧合技术能很快改善低氧血症,提高机体的氧代谢,减少多器官功能障碍综合征(MODS)的发生。

(左建容,张 林,刘晓艳)

第三节 脂肪栓塞综合征的急救护理

【概述】

脂肪栓塞综合征(fat embolism syndrome,FES)是指长骨骨折或骨盆骨折后 24 ~ 72 小时出现呼吸窘迫、意识障碍、皮肤瘀斑、进行性低氧血症为特征的综合征。脂肪栓塞综合征(FES)是严重创伤、骨折早期的危重的并发症之一,也可能发生于大手术、脂肪代谢紊乱、严重感染、减压病等。目前在各类骨折中,平均死亡率为 8%,发生率为 7% 左右。如与感染、创伤性休克等并发,死亡率高达 50% ~ 62%。

【流行病学】

脂肪栓塞综合征(FES)多发生在中青年人群,儿童发生率仅为成人的 1%。男与女的比例为 3∶1,这与男性遭受严重外伤的机会较多有关。上肢骨折发生FES概率很低,绝大多数出现在下肢骨折,尤其是下肢长骨干骨折。手术致病者以人工股骨头置换术最为突出,髓内钉手术发生率亦高。

【病理生理】

到目前为止FES的病因尚未完全阐明,但较为一致的意见是:骨折后髓腔中的骨髓脂肪小滴经局部血管破裂处进入血液循环导致肺部栓塞而产生一系列肺部栓塞的综合征状。

传统机械阻塞理论:创伤后脂肪直接进入静脉系统而诱发FES。

脂肪酶理论:创伤时血浆脂肪酶活性升高,使循环中的脂肪增多和变得不稳定,从而导致游离脂肪酸在循环中增加。

休克凝血理论:人们注意到发生FES的患者常伴有低血容量,这使得血流速度缓慢,血液中有形成分呈淤泥状在肺部堆积。

创伤越严重,脂肪阻塞发生率越高,症状也越严重,全身各脏器都可被侵犯。其中肺、脑、肾栓塞在临床上比较重要。一般FES发生在肺循环栓塞,但如果出现卵圆孔未闭时,FES可能只发生体循环栓塞而无肺循环栓塞。近来有些学者,鉴于脂肪栓塞往往发生于长期低血压或休克的患者,因而认为脂肪球的产生,可能是由于肝脏的缺氧造成脂肪代谢的障碍所形成。

【诊断要点】

(一)临床表现

脂肪栓塞综合征临床表现差异很大,Sevitt将其分为三种类型，即暴发型、完全型（典型症状群）和不完全型（部分症状群，亚临床型）。不完全型按病变部位又可分纯肺型、纯脑型、兼有肺型和脑型两种症状者，其中以纯脑型最少见。

暴发型脂肪栓塞综合征：伤后短期清醒，又很快发生昏迷，瞻望，有时出现痉挛，手足搐动等脑症状。一般在骨折创伤后可立即或12～24小时内突然死亡，有类似急性右心衰或肺梗死的表现，但很难做出临床诊断，通常最后由尸检证实。

典型脂肪栓塞综合征：伤后经过12～24小时清醒期后，开始发热，体温突然升高，出现脉快、呼吸系统症状（呼吸快、啰音、咳脂痰）和脑症状（意识障碍、嗜睡、昏迷），以及周身乏力，症状迅速加重。严重者可呼吸骤停，睑结膜及皮肤在外观上有特殊点状出血点，多在前胸及肩颈部。

不完全或部分脂肪栓塞综合征：有骨折创伤史，伤后1～6天，可出现轻度发热、心动过速、呼吸快等非特异症状，或仅有轻度至中度低氧血症。这类患者如处理不当，可突然变成暴发型或者典型症状群。尤其是在搬动患者或伤肢活动时可诱发。

（二）诊断标准

目前临床上尚没有统一的诊断标准。1970年修订的Gurd诊断标准值得推荐：

1. 主要标准 ①点状出血；②呼吸系统症状，肺部X线表现；③头部外伤的脑症状。

2. 次要标准 ①动脉血氧分压低于8.0kPa（60mmHg以下）；②血红蛋白下降（10g以下）。

3. 参考标准 ①脉搏＞120次/分；②发热＞38℃；

③血小板减少；④尿中出现脂肪滴；⑤红细胞沉降率快，＞70mm/h；⑥血清脂酶上升；⑦血中游离脂肪滴。

在上述标准中，有主要标准两项以上，或主要标准仅有一项，而次要标准、参考标准有四项以上时，可确定脂肪栓塞的临床诊断。无主要标准项目，只有次要标准一项及参考标准四项以上者，疑为隐性脂肪栓塞。

有些学者认为"血中游离脂肪酸"这条标准并不可靠，因为在健康人和一些没有发生FES的创伤患者中，血液中也可发生脂肪酸。

【治疗】

总原则是早发现，早预防，早治疗。早期对骨折进行确实稳妥地固定，能减少断端对组织的再损伤，以减少脂肪栓子的来源；积极抗休克治疗，补充有效血容量，以减少因休克诱发和加重脂肪栓塞的发生与发展。到目前为止，尚没有一种能溶解脂肪栓子解除脂栓的药物。对有脂栓征患者所采取的种种措施，均为对症处理和支持疗法，旨在防止脂栓的进一步加重，纠正脂栓征的缺氧和酸中毒，防止和减轻重要器官的功能损害，促进受累器官的功能恢复。

1. 纠正休克 在休克未纠正前应妥善固定骨折伤肢，切忌进行整复。扩容时应警惕再灌注损伤。

2. 呼吸支持 一旦发现患者有缺氧症状，特别是在呼吸道通畅和一般给氧无效时，应迅速视病情给予气管切开、气管插管、高压氧或人工呼吸机支持。

3. 减轻脑损害 ①采用冰帽、冰袋物理降温或人工冬眠疗法降低脑细胞耗氧；②采用脱水制剂减轻脑水肿及降低颅内压；③采用抗癫痫药及镇静剂控制癫痫发作或癫痫持续状态。

4. 抗脂栓药物的使用

（1）右旋糖酐 40（低分子右旋糖酐）有助于疏通微循环，还可预防和减轻严重脂栓征所并发的弥散性血管内凝血（DIC）。但对伴有心衰和肺水肿的患者，应慎用。

（2）肾上腺皮质激素效果较好。有减轻或消除游离脂肪酸对呼吸膜的毒性作用，从而降低毛细血管通透性，减少肺间质水肿，稳定肺泡表面活性物质，并减轻脑水肿。用量宜大，如氢化可的松，用 2～3 天，停用后副作用很小。

（3）抑肽酶其主要作用可降低骨折创伤后一过性高脂血症，防止脂栓对毛细血管的毒性作用；抑制骨折血肿激肽释放和组织蛋白分解，减慢脂滴进入血流速度；可以对抗血管内高凝和纤溶活动。

（4）白蛋白由于其和游离脂肪酸结合，使后者毒性作用大大降低，故对肺脂栓有治疗作用。

【观察要点】

凡下肢严重创伤（挤压伤、多发骨折、大手术后）等都要警惕本综合征的发生。对创伤后已排除颅脑损伤的继发昏迷者，应特别注意早期诊断。早期要密切关注生命体征及神志，有无呼吸及神志症状，观察皮肤色泽，检查颈、前胸及腹部皮肤是否有出血点。搬运患者过程中，注意患肢制动固定，避免二次错位，同时及时给予吸氧治疗。

【主要护理问题】

1. 气体交换障碍　与肺通气功能障碍有关。
2. 组织灌流异常　与脂肪滴入有关。

3. 高热 与脑缺氧体温中枢失衡有关。

4. 营养失调——低于机体需要量 与患者治疗期间饮食摄入受限有关。

5. 躯体移动障碍 与骨折及并发脂肪栓塞有关。

6. 烦躁、恐惧、依赖 与疾病发展迅速及患者担心愈后有关。

【护理目标】

1. 发现并及早去除脂肪栓塞的原因。

2. 维持患者呼吸道通畅，保持有效的呼吸支持。

3. 防止患者出现高热惊厥，并避免由此产生的并发症。

4. 维持患者营养平衡，促进患者早期康复。

5. 协助生活护理，积极更换体位，避免压疮等并发症发生。

6. 患者能够正视病情，积极应对。

【护理措施】

（一）急救处理

1. 纠正低氧血症 FES 主要死亡原因为呼吸衰竭导致的低氧血症。发生 FES 时，应立即给予面罩吸氧，高流量（6～8L/min），使患者血氧饱和度达到 95% 以上，同时保持呼吸道通畅，及时清除呼吸道分泌物，必要时行气管插管或气管切开。

2. 补充血容量 FES 发生时常伴有低血容量，应立即建立多条静脉通道，及时补液，纠正休克。输入低分子右旋糖酐，以预防并发 DIC。

3. 药物的使用 合理使用抗脂栓药物、激素、利尿剂等，注意观察药物不良反应。

4. 骨折处理 骨折处及时固定制动，抬高患肢，避免搬抬。

（二）密切观察生命体征

1. 严密监测呼吸频率、节律及血氧饱和度的变化。

2. 有效调节体温。给予冰枕、冰帽或冬眠疗法以降低脑细胞耗氧。保持室内清洁、安静及合适的湿度和温度。及时更换湿被褥，定期口腔护理防止继发感染。

3. 监测心率变化。突然出现心率加快，心率＞120次/分钟，一般不会出现突然的血压下降，此时提示脂肪栓塞的可能。

（三）观察中枢神经系统症状

FES患者在早期会因脑细胞缺氧受损而出现躁动、嗜睡、昏迷、瞻望等中枢神经系统症状。若出现精神状态和情绪的变化时，需立即给予高流量吸氧，通知医生。

（四）科学合理用药

1. 正确使用抗脂栓药物。

2. 注意防止因再灌注和药物反应引起的水、电解质失衡。

3. 合理制订营养配膳计划，满足身体营养元素摄入。

4. 昏迷患者禁食期间应及时给予鼻饲，神志清晰的患者应争取经口进食。

（五）保证患者安全

1. 运送、搬动、固定患者时切忌动作粗暴。

2. 维持伤肢与各管道之间的良好功能关系。

3. 抬高伤肢，减轻肿胀及各种增加压力因素。

4. 对昏迷、癫痫持续状态的患者，应加强特殊护理，安设床档、约束等，防止坠床或其他意外伤害发生。

(六)有效组织抢救,重视心理护理

1. 脂肪栓塞发病极为突然,患者往往在短暂的烦躁和恐惧后迅速昏迷,护理人员往往实施急救措施而顾不上安慰患者即病情恶化,护理人员应迅速调整、适应病情突变的紧张,集中精力,镇定自若地投入到抢救中。以自己紧张有序、沉着自信的工作行为影响患者的心理情绪。

2. 由于脂肪栓塞的昏迷期较之创伤后其他并发症引起的昏迷长,患者在昏迷期间完全处于人事不知的依赖状态,应严格按昏迷常规处理。

3. 病情转归后,往往因为脑部后遗症使患者限于依赖之中不能自拔,应研究患者个性发展的背景及过程,帮助患者重新树立战胜疾病的信心,并逐渐完成自我护理。

(七)其他常规护理

其他常规护理见表9-7。

表9-7 其他常规护理内容

内容	要点
呼吸道护理	呼吸道通畅和一般给氧无效时,应迅速视病情给予气管切开、气管插管、高压氧或人工呼吸机支持建立口腔、呼吸道、肺部卫生措施,防止继发感染 采取积极有效的改善组织缺氧措施如给氧、吸痰、高压氧、人工呼吸机等
伤口观察及护理	大手术后出现脂肪栓塞综合征的患者,需观察手术伤口有无渗血渗液,若有,应及时通知医生并更换敷料
各管道观察及护理	输液管保持通畅,留置针妥善固定,注意观察穿刺部位皮肤 尿管按照尿管护理常规进行,拔管后注意关注患者自行排尿情况 有气管切开、气管插管的患者应密切观察患者的气管是否通畅,保持管道固定稳妥,无松动、脱落

续表

内容	要点
疼痛护理	评估患者疼痛情况 评价镇痛效果是否满意 遵医嘱给予镇痛药物 提供安静舒适的环境
基础护理	做好口腔护理、尿管护理、定时翻身、患者清洁等工作。

【预防及预后】

对骨折进行确实的外固定，操作注意采用轻柔的手法，这对预防脂肪栓塞的发生十分重要。骨折部位如果固定不良，搬动患者容易诱发本病，须加注意。有人认为骨折后立即进行内固定，其脂栓发生率较保守疗法低，可能与骨折局部异常活动减少有关。另外患肢抬高也有预防作用。手法粗暴、打髓内针用力过猛，均可使血内栓子增加，当脂栓症状发作时，随意搬动患者，可以加重症状。预防感染及防治休克对预防脂肪栓塞的发生均很重要。创伤后发生休克者，特别是休克时间长，程度重者，发生脂栓时症状严重。对这种病例应注意纠正低血容量，输血应以新鲜血为主。

症状较轻的脂栓（亚临床型）早期处理，预后较好，暴发型预后不良。清醒期很短即进入昏迷的患者表示病情十分危险。病死率很难统计，发生症状的脂肪栓塞病死率为10%～20%。死亡原因多为脂栓分解，释放游离脂酸，导致出血性肺炎。因此肺脂栓被认为是脂肪栓塞死亡的主要原因。

脂肪栓塞治疗后，有的病例可有癫痫性精神症状、性情变化、去皮质强直、尿崩症、视力障碍、心肌损害、肾功能障碍等后遗症，但发生率不高。有的病例在外伤局部可形成骨化性肌炎。

【前沿进展】

关于 FES 诊断标准，多年来都存在争议，Guard 和 Wilson 提出诊断 FES 的一项主要标准，4 项次要标准和巨脂肪球存在；Lindeque 仅根据呼吸系统变化即作出 FES 诊断，即 Pao_2 持续低于 8kPa，$Paco_2$ 持续高于 7.3kPa 或 $Ph<7.3$，镇痛药应用后呼吸频率大于 35 次/分及呼吸困难，心动过速伴烦躁。在辅助检查上，近年来开发出了弥散加权成像检查（DW-MRI）的超高速成像方法，有望对超急性期的脑型 FES 提供敏感的诊断指标。近年来有关纤支镜应用细胞脂质染色诊断 FES 引起临床重视。国内张伯勋提出检测血凝块冰冻切片油红 O 染色、游离脂肪酸、血小板技术、动脉血氧分压等 7 项监测手段作为 FES 早期诊断方法。在临床表现上，幻觉症对脑型脂肪栓塞的早期诊断给出了新的标准。在未来可能还有更有效的诊断手段出现，让我们能更好地预防早期 FES 的发生。

（曾　贞，杨　杨，刘晓艳）

第四节　骨筋膜室综合征的急救护理

【概述】

骨筋膜室综合征（osteofascial compartment syndrome，OCS）又称急性筋膜间室综合征，是骨筋膜室内的肌肉、神经因急性缺血、缺氧而产生的一系列症状和体征。OCS 多见于前臂掌侧和小腿，若不能得到及时发现和处理，将引起肢体坏死，造成终生残废，甚至危及患者生命。

【病因】

（一）骨筋膜室容积骤减

1. 外伤或手术后敷料包扎过紧、石膏固定不当，使筋膜室压升高。

2. 严重的局部压迫，如在地震或掩埋伤中，肢体长时间被压在重物下。

（二）筋膜室内容物体积迅速增大

1. 缺血后组织肿胀 组织缺血，毛细血管的通透性增强，液体渗出、组织水肿、体积增大。

2. 损伤、挫伤、挤压伤、Ⅱ～Ⅲ度烧伤等损伤 引起毛细血管通透性增强、渗出增加、组织水肿、容积增加。

3. 小腿剧烈运动 如激烈的体育运动、行军等。

4. 骨筋膜室内出血 血肿挤压其他组织。

【病理】

正常情况下，肌肉和神经都处于由筋膜形成的间隔区之中，并形成一定压力，成为肌肉内压，组织压或室内压，正常压力很低。当室内的容积突然减小，或室内容物体积突然增大时，都会导致室内压急剧上升。室内压高时，肌肉组织中的微循环最容易受压而出现循环障碍，其次为静脉、小动脉和大动脉血运易受阻。当室内组织血液循环被阻断后，肌肉、神经组织缺血。毛细血管床扩大，血管内膜通透性增高，大量血浆、体液渗出到肌肉、神经等组织间隙中，导致组织水肿，使室内压更为增高，从而形成缺血－水肿恶性循环。

前壁骨筋膜室内组织正常压力为 1.2kPa（9mmHg），当压力升至 8.66kPa（65mmHg）时，组织内的血液循环则完全中断。小腿骨筋膜室内组织正常压力为 2.0kPa（15mmHg），当压力升至 7.33kPa（55mmHg）时，组织内血液循环就会完全中断。组织缺血 30 分钟可发生患肢感觉异常或过敏，如长时间缺血，将发生局部组织不可逆性损害。

【诊断要点】

（一）临床表现

骨筋膜室综合征发展较快，一般在受伤 24 小时内出现。骨筋膜室综合征可有"5P"临床表现，即皮肤苍白（pallor）、感觉异常（paresthesias）、无脉（pulseless）、瘫痪（paralysis）及拉伸骨筋膜室时产生的疼痛（pain）。疼痛往往出现在早期，几乎所有患者都会产生此症状。这种疼痛往往是一种深在的、持续的、不能准确定位的疼痛，疼痛程度有时候与损伤程度不成比例。疼痛常在拉伸骨筋膜室内的肌肉群时加重。感觉异常（如针刺感）也是骨筋膜室综合征常见的典型症状，是皮神经受累的表现。肢体瘫痪往往发生于病程晚期。触诊时可感觉到受累骨筋膜室张力升高明显。患者通常不会出现"无脉"的表现，因为引起骨筋膜室综合征的压力一般都低于动脉血压。

（二）辅助检查

1. 骨筋膜室内压力测定。
2. 实验室各项指标检查。

【治疗】

骨筋膜室综合征一旦确诊应及时切开减压。切口要足够大才能彻底解除骨筋膜室内的压力。无菌操作，防止感染。如有肌肉坏死应及时消除干净。伤口不缝合。切开减压后，血液循环得到改善，大量坏死组织的代谢产物和毒物进入血液循环，应积极防治休克、失水、高钾血症、肾衰竭、酸中毒等严重并发症，必要时应行截肢术以抢救患者生命。

【主要护理问题】

1. 疼痛 与创伤、肌肉缺血、患者缺氧有关。

2. 焦虑与恐惧 与担心疾病预后，预感到个体健康受到威胁，形象受到破坏，以及不适应住院环境有关。

3. 体温升高 与创伤、肌肉坏死导致毒素吸收有关。

4. 有肢体血液循环障碍的危险 与血管、神经受损有关。

5. 潜在并发症 休克、酸中毒、肾衰竭、压疮等。

【护理目标】

1. 疼痛的刺激因素消除或减弱，患者的疼痛消失或减轻。

2. 患者能适应医院环境，可主动说出自我感受及原因，心理、生理上舒适感增加，能够面对现实，树立战胜疾病的信心。

3. 患者发热的相关因素消除，体温恢复正常。

4. 四肢的血液循环能得到重点观察，一旦发生异常能得到及时处理。

5. 并发症得到预防或可早期发现并得到及时治疗。

【术前护理措施】

（一）密观察病情变化

密切观察患肢肢端的血运、感觉、活动、皮肤温度及足背动脉搏动情况。若发现皮温降低、感觉麻木、发绀、疼痛持续加重等情况，应立即通知医生，采取相应的急救措施；注意观察患者尿量，记录24小时出入量，必要时记录每小时尿量，监测肾脏功能变化；避免患肢抬高，以免动脉供血不足而加重血液循环障碍。

（二）心理护理

因发病较急，患者及家属往往会不知所措。在护理过程中，除应积极救治外，在进行各项准备工作及操作时，应予以解释；对患者提出的疑问，要耐心解答；鼓励患者说出自我感受，缓解患者的不适，使其更好地配合治疗。

（三）术前准备

骨筋膜室综合征的患者，一旦确诊，应立即手术。因此患者入院后，就要告知患者禁饮、禁食，建立静脉通道，危重患者建立双通道；协助医生完善术前检查，如心电图、合血、抗生素皮试、准备术前带药等。

【术后护理措施】

1. 骨筋膜室综合征切开减压术后护理常规见表9-8。

表9-8 常规护理内容

要点	内容
术后生命体征监测	注意观察体温、血压、心率的变化及肢端循环情况，如有异常及时通知医生，及早治疗

续表

要点	内容
体位	麻醉清醒前,去枕平卧位,头偏向一侧,保持患肢高于心脏,患肢抬高15°～30°为宜,以利于血液、淋巴液回流。但抬高时间不宜过长,防止因体位性供血不足而加重缺血。如果出现患肢末端皮肤颜色变苍白时,说明动脉供血不足,应放平患肢
伤口及引流管的护理	密切观察伤口敷料渗液的情况,若敷料渗液明显、有异味,应及时通知医生;保持伤口引流管的通畅,观察引流液的量、颜色及性质,定时挤压,避免引流管折叠、堵塞、脱落
饮食的护理	全麻苏醒以后,嘱患者饮水,无恶心、呕吐、腹胀等不适即可进食,鼓励患者进食高蛋白、高营养、易消化的饮食,避免进食辛辣、油腻、产气的食物
疼痛护理	创造安静、舒适的病房环境,利于患者休息;加强心理护理,提倡超前镇痛,评估患者疼痛情况,可通过口服、肌内注射、静脉给药等多种模式镇痛
生活护理	评估患者生活自理能力,满足患者的基本需要,鼓励患者完成力所能及的生活自理活动;协助更换体位,预防压疮、肺部感染等并发症的发生

2. 骨筋膜室综合征术后功能锻炼(表9-9)

表9-9 骨筋膜室综合征术后功能锻炼

时间	功能锻炼
全麻苏醒后手术当日	保持患肢功能位,鼓励除患肢以外的关节任意活动;全麻苏醒后可行患肢踝关节跖屈、腕关节背屈、外旋、握拳练习
术后第1日起	股四头肌等长、等张收缩:每次50下,3次/日 直腿抬高练习:直腿抬高5～10cm,并保持抬高1～5分钟,3次/日 负重锻炼:开始时,踩称15～20kg,以后根据骨折愈合情况逐渐增加力量 牵引锻炼:从5kg逐渐加至25kg,3次/周

续表

时间	功能锻炼
截肢术后	残端保持伸直位,平放于床上,对残端进行拍打、按摩,以提高残端皮肤的耐磨耐压性,便于日后装配假肢

【并发症的防治】

切开减压术后,血液循环得到改善,大量的坏死组织代谢产物和毒素进入血液循环,此时应积极防治酸中毒、高血钾、肾衰竭、心律不齐、休克等并发症。密切观察生命体征的变化、伤口渗液情况、记录24小时出入量、观察尿液的颜色、性质,如有异常情况须及时处理,避免病情进一步加重。由于术后卧床时间较长,应特别注意防止褥疮、肺部感染、泌尿系感染、静脉栓塞等并发症的发生。

【前沿进展】

骨筋膜室综合征是骨科常见的急性重症并发症。目前,及时切开减压术仍是防治骨筋膜室综合征的唯一有效方法。然而手术后减压切口的处理,传统上多采用切口敞开,内敷医用凡士林纱布,外用无菌外敷料包裹的方法。这种方法处理后,由于切口渗液较多,外敷料较易渗透从而导致换药次数较多,增加了医生的工作量,也增加了患者换药的痛苦和经济负担。另外,大量渗液也导致了电解质和蛋白质的大量丢失,最终可导致内环境紊乱。为避免这些缺点,临床上已经开始应用低温储存异体皮覆盖骨筋膜室综合征减张后伤口的方法。其方法是切开减压后创面敷以低温储存异体皮,外层再用无菌纱布覆盖并妥善固定。经研究证明应用异体皮能够减少创面与外敷料的接触面积,避免了换药时去除外敷料的疼痛，异体皮覆盖后明显减少了创面的渗液量，这样不仅减少了换药的次数，也防止了患者体液的丢失。目前，低温储存同种异体皮覆盖骨筋膜室综合征切开减张伤口的方法已在临床得到应用。

（阿 各，张 林，任 丽）

第五节 血栓综合征的急救护理

【概述】

血栓后综合征（PTS）是深静脉血栓（DVT）最常见的长期并发症，见于发生DVT的肢体，有时也被称为静脉炎后综合征或二次静脉淤血综合征。PTS临床表现不尽相同，可表现为下肢轻微肿胀，也可表现为慢性虚弱性下肢疼痛、难治性水肿及腿部溃疡等严重并发症。

【流行病学】

尽管DVT初级和二级预防取得了长足的进步，但每年DVT发病率为0.1%～0.3%。研究报道称20%～50%DVT患者会发生PTS，发生时间一般在DVT数月或数年之内，其中有5%～10%的患者发生严重PTS，包括静脉性溃疡。预计美国2050年静脉血栓（主要是深静脉血栓）患者数目将是2006年的2倍，因此，提高DVT预防和治疗水平对减少PTS至关重要。

【临床表现】

PTS的临床症状和体征见表9-10。

表 9-10　PTS 临床症状和体征

症状	体征
疼痛	水肿
肿胀感	毛细血管扩张
痉挛	静脉扩张
沉重感	静脉曲张
疲劳	发红
瘙痒	发绀
感觉异常	色素沉着
烧灼感	湿疹
静脉性跛行	小腿按压疼痛
	皮肤脂肪硬化
	白色萎缩
	开发性或愈合溃疡

PTS 临床表现如表所示，下肢 PTS 典型症状包括患肢疼痛、肿胀、沉重感、疲劳、瘙痒和痉挛（往往夜间发生）。症状因人而异，呈间断性或持续性，往往在傍晚和长时间站立或行走后加剧。PTS 也可表现为静脉性跛行，其可能原因为髂静脉或腘静脉长期阻塞。

【诊断】

目前，尚无统一金标准诊断 PTS。诊断 PTS 主要根据 DVT 病史及 PTS 症状和体征。由于 PTS 是一种慢性疾病，推荐 DVT 急性期疼痛和肿胀消失至少 3 个月进行诊断，因此，PTS 诊断一般应延迟至 DVT 急性期之后。

（一）诊断工具

PTS 诊断工具包括 3 种具体诊断 DVT 后 PTS 的

评分工具(Villalta 评分、Ginsberg 评分和 Brandjes 评分)及其他一些诊断慢性静脉疾病工具(CEAP 分类、VCSS 评分和 Widmer 评分等)。下面主要介绍 Villalta 评分。

Villalta 评分主要评估内容包括 5 项主观静脉症状(疼痛、痉挛、沉重感、感觉异常和瘙痒)和 6 项客观静脉体征(胫骨前水肿、皮肤硬化、色素沉着、发红、静脉扩张和小腿按压疼痛)及 DVT 患肢是否存在溃疡。具体评分如表 9-11 所示。

表 9-11 Villalta 评分

评分项目	无	轻度	中度	重度
5 项症状				
疼痛	0	1	2	3
痉挛	0	1	2	3
沉重感	0	1	2	3
感觉异常	0	1	2	3
瘙痒	0	1	2	3
6 项体征				
胫骨前水肿	0	1	2	3
色素沉着	0	1	2	3
静脉扩张	0	1	2	3
发红	0	1	2	3
皮肤硬化	0	1	2	3
小腿按压疼痛	0	1	2	3
溃疡	无	无	无	有

注:0~4 分提示无 PTS;≥5 分提示存在 PTS;5~9 分为轻度、10~14 分为中度、≥15 分或溃疡为重度。

(二)客观诊断

对于无明确 DVT 病史且有 PTS 临床表现的患者,

可行加压超声检查。对于怀疑髂静脉阻塞的患者，可行CT、MRI或对比静脉造影（同时行或不行血管内超声检查），如此可诊断PTS并指导治疗。但静脉造影属侵入性检查手段，不推荐常规用于症状轻微，不显著影响肢体日常功能的患者。如无PTS临床表现，不应诊断为PTS。

（三）危险因素

目前为止，PTE危险因素可分为2类：诊断DVT时即已存在的明显的危险因素和DVT之后出现的危险因素。

诊断DVT时即已存在的明显的危险因素包括：年老、性别、体重指数增加/肥胖、深静脉血栓位置、血栓形成倾向、静脉曲张、怀孕前吸烟、无症状DVT、最近3个月内外科手术史。

DVT之后出现的危险因素包括：INR控制欠佳、同侧肢体DVT复发、残余血栓、DVT 1个月后腿部症状和体征未完全消失、抗凝药物选择、D-二聚体水平升高、炎症标志物水平升高、抗凝时间和强度及体育锻炼。

【预防】

最佳抗凝治疗：

1. 对于服用维生素K拮抗剂的DVT患者，推荐频繁、规律监测INR，尤其是在治疗最初数个月内。

2. 单用低分子肝素治疗DVT作为减少PTS风险的措施效果并不确切。

3. 与维生素K拮抗剂相比，新型口服抗凝药（如直接凝血酶抑制剂或Xa因子抑制剂）在减少PTS风险方面疗效未知。

4. 弹力袜预防PTS疗效不确切，近端DVT患者使用弹力袜可减少症状性水肿。

5. 溶栓/血管内治疗

（1）对于部分处于近端广泛症状性 DVT 急性期（≤14 天）且肢体功能良好、生存时间≥1 年及出血风险较小的患者，可考虑在经验丰富的医疗中心行导管介导下溶栓（CDT）和药物机械性 CDT（PCDT）。全身性抗凝治疗应贯穿 CDT 和 PCDT 治疗前后。

（2）CDT 和 PCDT 之后可考虑在可能病变处行球囊扩张成形（植或不植入支架）预防再次血栓和随后的 PTS。

（3）对于部分处于近端广泛症状性 DVT 急性期（≤14 天）且肢体功能良好、生存时间≥1 年，但不适合经皮 CDT 或 PCDT 治疗的患者，可考虑手术取栓。

（4）不推荐全身性溶栓治疗 DVT。

【治疗】

1. 逐级弹力袜和间断性加压治疗　无禁忌证情况下可考虑使用弹力袜。对于中重度 PTS 且出现明显水肿的患者，可以考虑使用间断加压方式。

2. 药物治疗　生物黄酮素（海曲司明）和去纤维蛋白多核苷酸治疗 PTS 安全有效性尚不确定。

3. 运动治疗　若可耐受，可考虑在医生监督下进行为期至少 6 个月的腿部力量训练和有氧运动。

4. 静脉性溃疡管理　推荐加压弹力袜治疗静脉性溃疡；多成分加压系统较单一加压系统更为有效；己酮可可碱单用或与加压治疗联用有助于治疗静脉性溃疡；对于难治性血栓后静脉性溃疡患者，可考虑静脉瓣重建。

5. 血管内治疗和外科治疗　对于症状严重且存在髂

静脉或腔静脉阻塞的患者,可考虑外科治疗(例如,股静脉－股静脉或股静脉－腔静脉搭桥),或经皮血管内再通(如植入支架或球囊成形)。对于症状严重且股静脉、髂静脉和腔静脉形成血栓后阻塞的患者,或许可以考虑联合外科和血管内再通治疗。对于严重症状性 PTS 患者,或许可以考虑阶段性静脉瓣转移或静脉转位。

【护理目标】

1. 缓解疼痛,知晓减轻疼痛的方法。
2. 减轻水肿。
3. 潜在并发症的预防:皮肤完整性受损,皮肤溃疡,静脉炎,出血。
4. 知晓该疾病的发生,预防及护理的相关知识。
5. 患者在卧床期间生活需要能得到满足。

【主要护理问题】

1. 疼痛　与受累静脉内血液淤滞,回流受阻,动脉痉挛,栓子引起的炎症有关。

2. 自理缺陷　与患肢疼痛剧烈、肿胀、感觉迟钝有关。

3. 睡眠紊乱　与环境改变、疼痛、对疾病转归不了解导致精神困扰有关。

4. 血循环障碍　与静脉回流受阻,肢体水肿有关。

5. 有皮肤完整性受损的危险　与患肢肿胀、局部受压时间长、血液循环不良、营养障碍有关。

6. 潜在并发症　皮肤溃疡,静脉炎,出血。

7. 知识缺乏　缺乏对该疾病的发生,预防及护理的相关知识。

【护理措施】

（一）病情观察

1. 评估疼痛性质、持续时间和程度。

2. 嘱患者卧床休息，抬高患肢，促进血液回流，减轻静脉内压力。

3. 局部湿热敷。

4. 按医嘱准确执行溶栓、抗凝、祛聚疗法，并观察病情变化。

5. 每2～4小时观察一次患肢皮肤温度、色泽、弹性及端动脉搏动情况并记录。

6. 每天测量双下肢同一部位周径，观察肿胀消退情况，为调整治疗方案提供参考资料。

7. 同情、关心患者，对其进行心理护理，指导其看书、听轻音乐等，分散注意力，减轻对疼痛的感觉。

（二）协助生活护理

1. 床旁备呼叫器。

2. 常用物品放在患者伸手可及的地方。

3. 指导患者床上使用大小便器，便后协助患者做好会阴部及肛周的清洁。

4. 为患者提供适合就餐的体位。

5. 协助患者进行晨、晚间护理。

6. 对患者进行心理疏导，使其在治疗的同时，主动发挥自我护理能力，做些力所能及的事情。

（三）创造良好环境，促进睡眠

1. 提供安静、舒适、无不良刺激的环境。

2. 各项治疗、护理及检查尽量集中进行，减少频繁刺激。

3. 卧床休息，患肢抬高略过心脏水平，促进血液回流，减轻浅静脉内压力，使疼痛减轻。

4. 做好心理护理，讲解本病的发展过程及治疗、护理要点，消除患者的紧张心理，使患者能够进行自我调节，解除其精神困扰。

5. 告诉患者睡前避免喝咖啡、浓茶等刺激性饮料，宜喝热牛奶或听轻音乐，使大脑放松，促进睡眠。

6. 按医嘱使用镇静、催眠药，并观察其疗效。

（四）预防压疮

1. 经常更换体位，避免局部皮肤长期受压。

2. 做好晨、晚间护理，保持患者肌肤清爽，舒适。

3. 保持床单位清洁干燥，无皱，无渣，减少刺激皮肤的不良因素。

4. 加强全身营养。

（五）皮肤护理

1. 温度 患肢保温冬季需特别保护患肢并保持室内一定温度，以免在缺血状态下增加组织的耗氧量。

2. 活动 每日适量运动避免长时间保持同一个姿势，原则上每日至少有10分钟连续运动。步行时出现疼痛即刻休息，疼痛减轻再继续活动直到预定目标，鼓励逐日增加活动量。

3. 药物 遵医嘱服药，并观察药物的不良反应。

4. 皮肤 预防和消除形成溃疡的原因，每日清洗足部，一旦有溃疡可采用对皮肤刺激性小的液体清洗并用纱布隔开足趾，有湿疹、足癣等应尽早去皮肤科就诊。

（六）健康宣教

1. 向患者及家属讲解该疾病的相关知识，使患者了解该疾病，主动配合医疗工作。

2. 饮食应清淡，减少食盐摄入，多食纤维素、新鲜蔬菜瓜果及黑木耳等降低血液黏滞度的食物，应严格禁烟，烟中尼古丁可使末梢血管收缩血流减少，血管内膜变化引起胆固醇沉着。

3. 选择合适的弹力袜，正确穿戴弹力袜。

4. 讲解服用抗凝药的相关知识。

【护理评价】

1. 患者下肢肿胀程度有无减轻。

2. 患者的并发症是否得到预防，及时发现和处理；有无皮肤溃疡的发生。

3. 患者能否正确描述预防本病发生的相关知识。

【知识扩展】

弹力袜的正确选择及穿戴方法

医用弹力袜，即医用循序减压弹力袜，是一种具有促进静脉血液回流心脏功能的产品。医用弹力袜在脚踝部建立最高支撑压力，顺着腿部向上逐渐递减。在小腿肚减到最大压力值的70%～90%,在大腿处减到最大压力值的25%～45%。压力的这种递减变化可使下肢静脉血回流，有效地缓解或改善下肢静脉和静脉瓣膜所承受压力（表9-12）。

表 9-12 压力治疗的方案选择

分级	临床表现	压力治疗方案
C0	无可见或可触及的静脉疾病征象	Ⅰ级弹力袜预防
C1	网状静脉扩张，踝关节水肿	Ⅰ级弹力袜
C2	突出皮肤的静脉曲张	Ⅰ级/Ⅱ级弹力袜
C3	静脉曲张同时伴有下肢水肿	Ⅱ级弹力袜
C4	出现皮肤营养性改变：色素沉着，湿疹，脂性硬皮病，皮肤萎缩斑	弹力绷带
C5	伴有已愈合的溃疡	弹力绷带
C6	伴有活动性溃疡	弹力绷带

正确穿戴步骤：

1. 一手伸进袜筒，捏住袜头内二寸的部位，另一手把袜筒翻至袜跟。

2. 把绝大部分袜筒翻过来、展顺，以便脚能轻松地伸进袜头。

3. 两手拇指撑在袜内侧，四指抓住袜身，把脚伸入袜内，两手拇指向外撑紧袜子，四指与拇指协调把袜子拉向踝部，并把袜跟置于正确的位置。

4. 把袜子腿部循序往回翻并向上拉，穿好后将袜子贴身抚平。

特别注意在穿或脱弹力袜时，不要让钻饰或长指甲刮伤弹力袜。请勤剪手脚指甲，在干燥的季节要预防脚后跟皮肤皲裂，避免刮伤弹力袜。此外还要经常检查鞋内是否平整，防止杂物造成弹力袜不必要的磨损，延长使用寿命。洗涤要用中性洗涤剂在温水中水洗，不要拧干，用手挤或用干毛巾吸除多余的水分，于阴凉处晾干，勿置于阳光下或人工热源下晾晒或烘烤。任何高质量的产品，只有精心的照料才能延长其使用寿命，达到最佳的使用效果。

【前沿进展】

下肢静脉性溃疡的伤口处理见表 9-13。

表 9-13 下肢静脉性溃疡的伤口处理

处理流程	主要内容
伤口评估	1. 全身评估 一般情况：年龄，性别，是否从事长时间站立，久坐或重体力的工作，饮食结构，有无肥胖 病因及相关因素：是否妊娠，有无习惯性便秘及长期慢性咳嗽等腹内压增高的因素，有无下肢深静脉血栓，布加综合征等

续表

处理流程	主要内容
伤口评估	病史：溃疡发生的时间，发展过程及治疗经过等 营养状况：评估患者的全身营养状况，是否存在营养不良的现象 并发症：是否合并糖尿病，自身免疫性疾病及恶性肿瘤等疾病 全身用药情况：是否接受放化疗，是否使用免疫抑制剂，细胞毒性药物，皮质类固醇，是否全身使用抗生素等 疼痛的评估：疼痛发生的时间，强度，疼痛性质，持续时间及缓解方式等 心理社会状态：评估患者的心理因素，是否有焦虑，抑郁，紧张等不良心理状态及患者的医从性 2. 局部评估 溃疡发生的位置：静脉下肢溃疡多发生于踝部，其次为胫前 溃疡（伤口）的愈合分期：一期愈合，二期愈合，痂下愈合 溃疡的特点：评估溃疡的大小（长，宽，深），基底颜色，渗液的量，颜色及性质，气味，溃疡边缘的状况等 溃疡周围皮肤的评估：有无皮肤湿疹或脂溢性皮炎，有无皮肤瘙痒，破溃等
伤口的处理	1. 环境及用物的准备：环境温度不应太低，冬天应特别注意 2. 去除敷料，暴露伤口：污染的敷料不应立即弃去，应评估敷料浸湿的范围，颜色及味道 3. 清创目的：去除坏死组织，细菌及异物，清洁创面，促进肉芽生长 4. 清创术：清创前应首先冲洗伤口，清洁伤口周围皮肤，应注意冲洗液的温度 清创的方法：①自溶性清创，可使用适当的湿性敷料，如不定型的水凝胶，德湿威等敷料。②外科机械清创，机械性清创时常增加患者的疼痛感，可适当使用止痛药，或用利多卡因作局部浸润，以减轻疼痛。③负压封闭引流技术，VSD 或 VAC

续表

处理流程	主要内容
伤口的处理	5.敷料的选择：根据伤口愈合分期，伤口渗液量的多少，是否存在感染及感染程度，选择相应的敷料 6.加压包扎（压力治疗）
常见并发症及处理	溃疡破裂出血：抬高患肢，使用弹力绷带压迫止血，必要时缝合止血

（曾　贞，张　洁，任　丽）

参 考 文 献

曹伟新，李乐之.2002.外科护理学.北京：人民卫生出版社

陈宁杰，张峰，等.2001.创伤性脂肪栓塞综合征诊断及治疗进展.中国医师杂志，(S1): 132，133

陈孝平.2005.外科学(上册).北京：人民卫生出版社

崔菊香.2013.骨筋膜室综合征临床护理新进展.齐齐哈尔医学院学报，34(9): 1358，1359

董芝芳.2009.经口气管插管机械通气患者的护理体会.临床肺科杂志，7(14): 985

杜克，王守志.2002.骨科护理学.北京：人民卫生出版社

高燕，李建娜，毛秀娟.2013.1例创伤骨折术后并发脂肪栓塞综合征的急救护理.实用医药杂志，30(2): 167，168

高永辉.2006.急性骨筋膜室综合征治疗36例分析.中国误诊学杂志，9(6): 1761

韩小敏.2005.成人呼吸窘迫综合征的救护体会.临床医学，11(20): 16

黄健，刘怀琼，杨志焕.2004.创伤后脂肪栓塞综合征.创伤外科杂志，6(5): 392～394

刘相德，高燕.2013.创伤性急性呼吸窘迫综合征及其治疗方法研究进展.创伤与急危重病医学，1(1): 32～41

李晓娟，李争艳，胡滨．2005.21例成人呼吸窘迫综合征的急救与护理．沈阳医学院学报，9(7): 175

李云，张银英，庞群英，等．2007.体外膜肺氧合治疗重症急性呼吸窘迫综合征的护理．护理学杂志，9(22): 18

罗凯燕，喻姣花．2004.骨科护理学．北京：中国协和医科大学出版社

刘安庆，尚宏喜，等．2007.脂肪栓塞综合征的预防与诊治．中华创伤杂志，25(7): 527～530

尚小鹏，刘海鹰，王坤，等．2008.骨筋膜室综合征切开减压异体皮覆盖的临床应用．中国矫形外科杂志，9(16): 18

宁宁，廖灯彬，刘春娟．2013.临床伤口护理．北京：科学出版社

宁宁，朱红．2010.外科护理新进展．北京：人民卫生出版社

汪普，俞新胜，刘志庆．2005.骨折合并脂肪栓塞综合征的预防和早期诊断及治疗探讨(附17例报告)．东南国防医药，7(4): 278，279

吴耀建，曾岚．2005.创伤性休克早期液体复苏的临床研究．中国急救医学，25(2): 135，136

胥少汀，葛宝丰，徐印坎．2002.实用骨科学．北京：人民军医出版社

徐德慧，王大伟，何英敏，等．2009.浅析脂肪栓塞综合征的诊治．中国临床实用医学，3(12): 82～84

胥少汀，葛宝丰，徐印坎，等．2005.实用骨科学．3版．北京：人民军医出版社

易继林，胡元龙．2005.普通外科疾病诊疗指南．北京：科学出版社

杨效宁，裴福兴，黄富国．2008.地震所致挤压伤综合征的早期诊断．中国矫形外科杂志，16: 1528～1530

袁延青．2012.创伤性休克救治概述．疾病监测与控制杂志，6(2): 88，89

袁景红．2014.创伤性失血性休克急救护理进展．现代中西医结合杂志，23(14): 1592～1594

叶任高，陆再英. 2004. 内科学. 北京：人民卫生出版社

张功林，章鸣. 2007. 脂肪栓塞综合征. 中国骨伤，20(8): 583, 584

张允. 2009. 急性呼吸窘迫征 41 例护理体会. 临床肺科杂志，7(14): 984

第十章 骨科特异性感染患者的护理

第一节 感染控制原则

【概述】

感染是指病毒、朊病毒、衣原体、支原体、细菌、螺旋体、真菌、原虫、蠕虫等病原体侵入机体,突破防御功能,生长、繁殖、产生毒素,引起机体局部或全身病理、生理改变。

【相关因素】

1. 致病菌毒力是导致感染的主要因素,包括侵袭力、毒力、病原体数量和病原体的变异性。常见的致病菌有:葡萄球菌、链球菌、绿脓杆菌、大肠杆菌、芽孢厌氧菌等。

2. 机体免疫防御功能,包括非特异性免疫与特异性免疫。

3. 环境与药物干预。

【病理生理变化】

1. 发热 是感染性疾病的一个重要的临床表现,但并非特有的表现,炎症、肿瘤和免疫介导的基本亦可引起发热。当机体发生感染、炎症、损伤或受抗原刺激时,外源性致热原(病原体及其产物、免疫复合物、异性蛋白、大分子化合物、药物等)作用于单核-巨噬细胞系统,使之释放内源性致热原。内源性致热原通过血流到达第三脑室周围的血管器官,与毛细血管内皮细胞相互作用而产生大量前列腺素 E_2,后者作用于下视丘的体温调节中枢,提高衡温点,使产热超过散热而引起体温升高。同时下视丘触发肌肉频繁收缩产生更多的热,临床上表现为寒战。

2. 急性期改变 感染、创伤、炎症等过程可诱发一系列宿主应答,伴有特征性的代谢改变。由于应答往往出现于感染或创伤的几小时或几天之后,故称为急性期改变,但有些改变亦可见于慢性病。

(1)蛋白代谢:急性期改变包括肝脏合成许多在健康时所见不到的蛋白质,其中以 C 反应蛋白为标志,可作为疾病的指标。血浆中糖蛋白和球蛋白浓度的升高是血沉加快的原因。与此相反,肝脏合成白蛋白却减少。由于糖原异生作用和能量消耗的增加,肌肉蛋白分解,可导致消瘦。

(2)糖代谢:葡萄糖生成加速,导致血糖升高,糖耐量短暂下降,这与糖原异生作用加速及内分泌影响有关。在新生儿及营养不良患者,或者肝衰竭患者中,糖原异生作用也可下降而导致血糖下降。

(3)水电解质代谢:急性感染时,氯和钠因出汗、呕吐或腹泻而丢失,加上抗利尿素分泌增加,尿量减少,水分潴留而导致低钠血症,至恢复期才出现利尿。由于钾的摄入减少和排出增加而导致钾的负平衡。

(4)内分泌改变:在急性感染早期,随着发热开始,由 ACTH 所介导的糖皮质激素和醛固酮在血液中浓度随即增高,其中糖皮质激素水平可高达正常水平的 5 倍。但在败血症并发肾上腺出血时则可导致糖皮质激素分泌不足或者停止。

【分类】

按照分类角度不同,感染有不同的分类(表10-1)。

表10-1　感染分类

分类	内容
按病原体种类	非特异性感染:常见致病菌有金黄色葡萄球菌、溶血性链球菌、大肠杆菌、变形杆菌、铜绿假单胞菌
	特异性感染:常见致病菌有结核杆菌、破伤风梭菌、产气荚膜梭菌、炭疽杆菌、白念珠菌等
按病程	急性感染:病程一般在3周以内
	亚急性感染:病程在3周至2个月之间
	慢性感染:病程持续2个月或更长
按发生条件	条件性(机会性)感染
	二重感染
	医院内感染

【诊断要点】

1. 临床表现

(1)局部表现为红、肿、热、痛、功能障碍。

(2)全身表现为寒战、发热、全身不适、乏力、呕吐、腹泻等,甚至出现水、电解质平衡失调,严重者发生感染性休克。

2. 辅助检查　①实验室检查;②彩超检查;③X线检查;④CT及MRI。

【治疗】

1. 及时、彻底的清除感染病灶,减少毒素的吸收和扩散。

2. 合理、正确的使用抗生素。

3. 增加机体的抵抗力。

【控制原则】

1. 严格的消毒隔离措施

（1）医疗用品：接触皮肤黏膜的医疗用品，应该消毒；进入体内组织或无菌器官的医疗用品，应该灭菌。

（2）根据物品的性能及污染情况，选择合适的消毒、灭菌方法。

（3）定期检测消毒剂的浓度，保持有效的浓度，使其达到最好的消毒、灭菌的效果。

（4）消毒灭菌后，进行效果检测。消毒物品不能检查出有致病性微生物，灭菌物品不能检查出有任何微生物。

（5）可疑或确定为特异性病菌感染及严重感染的患者，立即行隔离制度。对其使用的生活用品、医疗用品等，根据致病菌的种类，进行处理。

2. 去除感染的病因

（1）及时清除感染病灶，减少机体对毒素的吸收，从而减轻局部及全身的炎症反应。

（2）增加机体的抵抗力，防止致病菌侵入机体，减少疾病的发生。

3. 合理的使用抗生素

（1）严格掌握使用抗生素的适应证。

（2）根据患者的个体情况及病情，合理的使用抗生素。

（3）根据药敏试验，严格地选择适合患者的抗生素。

（4）使用抗生素时，应及时、足量，要注意其剂量和疗程，避免产生耐药菌株。

（5）静脉滴注抗生素时，应注意其剂量、浓度及配伍禁忌。

（6）护理人员要了解抗生素的特点、作用机制及耐药情况；掌握药物在体内浓度变化的规律；掌握血药浓度与效应之间的关系。

（7）使用抗生素后，要密切观察患者的反应，观察体内有无正常菌群失调。

4. 医务人员一定要有无菌观念

（1）操作前自身准备：着装整齐，剪断指甲，不佩戴手饰。

（2）严格执行手卫生规范，正确行洗手（六步／七步洗手法）及戴手套。

（3）在接触患者前后、无菌操作前后、接触患者血液、体液和分泌物后、戴手套和穿隔离衣后等，必须洗手。

（4）进行侵入性操作时，有慎独精神、无菌观念，减少感染的发生。

【主要护理问题】

1. 患者体温过高　与病菌感染有关。

2. 疼痛　与炎症刺激、局部组织肿胀有关。

3. 营养失调——低于机体需要量　与发热、摄入减少、消化和吸收功能障碍有关。

4. 焦虑　与缺乏预防感染的知识、病痛导致的不适感、病情反复、久治不愈有关。

5. 有交叉感染的危险　与消毒隔离制度不严、措施不到位有关。

6. 潜在并发症　感染性休克、败血症、骨坏死、内置物感染等。

【护理目标】

1. 患者体温维持正常，使感染得到控制。
2. 患者自诉疼痛减轻或有缓解。

3. 食欲好转或恢复，体重增加并维持在标准或略高水平。

4. 掌握正确的预防感染的知识，能够描述自己的焦虑并采用有效的应对措施，舒适感提高。

5. 避免交叉感染的发生。

6. 患者未发生感染性休克、败血症、骨坏死、内置物感染等。

【护理措施】

1. 控制感染，维持正常体温 见表10-2。

表10-2 控制感染，维持正常体温护理内容

观察与记录	动态观察和记录体温、脉搏等变化
控制感染	遵医嘱及时、准确、合理使用抗生素
维持正常体温	高热者予以物理降温，必要时按医嘱应用退热药物

2. 控制疼痛

（1）鼓励患者表达自身感受。

（2）教会患者自我放松的方法。

（3）对患者进行疼痛评估后，制订镇痛方案（包括多模式镇痛、个体化镇痛）。

3. 饮食护理 向患者及家属介绍导致营养失调的原因，给予进食营养丰富、高热量、高维生素、高蛋白、易消化的饮食。忌食刺激性、生冷食物。

4. 健康宣教

（1）多与患者沟通，针对患者的个体情况，进行针对性的心理护理，鼓励患者家属和朋友给予患者尽可能的关心和支持，帮助患者进行生活护理。

（2）向患者及家属解释感染的定义、原因、治疗方

法，以缓解其焦虑、恐惧的心情，增强患者治愈的信心。

（3）向患者及家属讲解隔离的重要性及相关措施，以取得其理解配合，并避免患者、家属造成的交叉感染。

5. 严格进行消毒隔离

（1）加强医务人员的手卫生：在接触患者前后、护理操作前后、接触患者使用过的物品后、接触患者的体液及分泌物后、脱掉手套后等，医务人员都应严格按照六步及七步洗手法洗手。

（2）严格遵守无菌技术操作规程：医务人员在行无菌技术操作时，一定要有无菌观念，避免污染，减少感染的因素。

（3）合理的抗生素应用：严格执行抗生素应用的基本原则，采取正确、合理的给药方案，合理应用抗生素的管理，根据药敏结果选用合适的抗生素。

（4）医务人员掌握消毒、灭菌基本原则及物品分类和消毒、灭菌的选择原则。

6. 预防潜在并发症

（1）严密观察生命体征。

（2）严密病情观察：对高热、烦躁、昏迷患者应密切观察病情变化。

（3）及时处理并发症：若患者出现意识障碍、体温升高或降低、呼吸急促、脉搏加快等表现时，应通知医生及时处理。

（4）安置内置物过程中，严格无菌操作。术后合理使用抗生素。

【特别关注】

1. 严格的消毒隔离措施。
2. 合理的使用抗生素。

【前沿进展】

护士在感染控制中的重要地位

1986年世界卫生组织向全球推荐的5类医院感染的预防和控制措施:包括消毒、隔离、无菌操作、合理使用抗菌药物、检测并通过检测进行医院感染控制的效果评价。这5项措施中,护士工作几乎全部涉及。护士是各类患者的直接密切接触者,是各种无菌操作的执行者,是医院感染控制的直接监督者,是各种具体操作的职业暴露者。

随着社会大众对医院感染的关注增加,各卫生部门对医院感染控制工作的重视也增加,然而,护士在医院感染控制工作中的地位也越来越重要。医院感染的核心工作是加强对护士的医院感染控制的继续教育,改进医院控制环节,提高自我防护意识。

(袁秀蓉,唐婷婷,刘晓艳)

第二节 气性坏疽患者的护理

【概述】

气性坏疽是厌氧菌感染的一种,是由梭状芽孢杆菌侵入伤口内,导致肌坏死或肌炎,并引起一种严重的急性特异性感染,主要发生在开放性损伤的患者。

此类感染发展急剧,预后差。其临床特征是全身出现严重的毒血症症状,局部出现剧烈疼痛、水肿、坏死、恶臭、产气。如处理不及时,则会丧失肢体,甚至导致死亡,其病死率可达 7.1%~20.0%,截肢率高达 25%~88%。气性坏疽潜伏期一般为 1~4 天,但也有短至 6 小时,长至 6 天，多数在受伤后 3 天发病。

【病因】

气性坏疽杆菌的种类包括：产气荚膜杆菌、腐败杆菌、恶性水肿杆菌、溶组织杆菌等。感染发生时往往不是单一细菌，而是几种细菌的混合，各种细菌又有其生物学特性，根据细菌组合的主次，临床表现有的以产气显著，有的以水肿显著。这类菌体不能在有氧的环境中生存，经高压蒸汽消毒才能杀灭芽孢。此菌广泛存在于泥土和人畜的粪便中，极易进入开放性的伤口内，但不一定致病。气性坏疽的发生取决于伤口情况和患者的身体状况，在开放性骨折伴有血管损伤，挤压伤伴有深部肌肉损伤，上止血带时间过长或石膏包扎过紧，邻近肛周及会阴部的严重创伤中，继发此类感染的概率较高。

【病理】

气性坏疽杆菌在局部伤口内生长繁殖并分泌多种酶和外毒素。酶具有强大的分解蛋白质和糖的作用，蛋白质分解和明胶液化后产生硫化氢（有恶臭味），糖类分解产生大量气体。外毒素主要是 α 毒素，这是一种致命的坏死性溶血毒素，能破坏多种细胞的细胞膜，引起血管通透性改变和组织水肿，破坏其他组织细胞引起坏死。当外毒素及大量坏死组织产物吸收，可引起毒血症，甚至引起感染性休克，有些毒素可直接侵犯心、肝和肾，造成局灶性坏死和多器官功能衰竭。

【诊断要点】

1. 临床表现

此病的潜伏期短，可发生在数小时内，一般发生于

1~4天。

（1）局部症状

1）患肢出现有沉重感，或有包扎太紧的感觉。

2）伤口剧烈疼痛，由气体和液体迅速浸润组织而致压力增高所引起，呈胀裂样剧痛，一般止痛药不能缓解。

3）伤口皮肤的改变：伤口周围皮肤出现水肿、紧张、苍白发亮，很快转变为暗红、紫红色，最后变成灰黑色，继而出现水泡，内有暗红色液体。

4）伤口有恶臭味的浆液性或血性液体，伤口内的肌肉呈土灰或暗红色，无弹性，不收缩，刀切后不流血，由于血栓形成和淋巴回流障碍，有时整个肢体发生水肿、变色、厥冷和坏死。

5）由于气体积聚在组织间隙内，轻压伤口周围皮肤可扪及有捻发音，挤压伤口可见有气泡及恶臭味的暗红色脓液流出。

（2）全身症状：主要是有外毒素引起的严重毒血症。患者出现极度软弱、表情淡漠、烦躁不安，并有恐惧感，但神志清醒，也可发生谵妄。面色苍白，出冷汗，脉率加快。体温通常不超过38.3℃，甚至正常。呼吸急促，贫血明显。严重者则会引起中毒性休克及多器官功能衰竭。

2. 辅助检查

（1）伤口涂片：大量革兰阳性粗大杆菌。

（2）厌氧菌培养：可见产气荚膜杆菌。

（3）X线片：示肌群间有气体。

（4）实验室检查：白细胞计数升高，红细胞计数及血红蛋白下降。

（5）局部彩超：可见局部坏死，积液。

【治疗】

1. 手术治疗 诊断确诊，应立即手术。术中彻底清创，切除坏死肌肉组织，直至正常肌肉组织为止，伤口敞开，并用大量过氧化氢冲洗或湿敷，如整个肢体肌肉都已受累，伴粉碎性骨折和大血管损伤，动脉搏动消失，并有严重毒血症时，考虑高位截肢术。术后伤口敞开，不缝合，破坏厌氧菌的生存环境。

2. 抗生素的应用 首选青霉素，应采取大剂量的应用。

3. 支持疗法 输血，纠正水、电解质失衡，镇静，止痛，给予高热量、高蛋白饮食等。

4. 高压氧仓疗法 患者在高压氧仓内吸入相当于3个大气压的纯氧，可增加组织的含氧量较正常大15倍，抑制梭状芽孢杆菌的生长繁殖，使感染得到控制，尽可能保存更多的组织，保存肢体，挽救患者的生命。

5. 隔离 为了防止气性坏疽传播，应将患者隔离，患者用过的一切衣物、敷料、器材应单独收集，进行消毒。煮沸消毒时间应超过1小时，最好用高压蒸气灭菌，以防交叉感染。

【主要护理问题】

1. 体温过高 与细菌感染有关。

2. 舒适的改变 与伤口疼痛、肿胀有关。

3. 营养失调——低于机体需要量 与感染导致严重消耗有关。

4. 组织完整性受损 与感染有关。

5. 焦虑/恐惧 与病情严重，可能造成截肢有关。

6. 有交叉感染的危险 与消毒、隔离制度不严有关。

7. 潜在并发症 感染性休克、急性肾衰竭、多器官功能障碍综合征。

【护理目标】

1. 患者体温维持正常，使细菌感染得到控制。

2. 及时地采取措施，减轻患者的不适症状，从而解除患者的痛苦。

3. 给予全身支持疗法，提高患者的抵抗力。

4. 控制感染，组织修复顺利。

5. 加强对患者的心理护理，使患者的焦虑/恐惧程度减轻或消除，情绪稳定，积极配合治疗及护理。

6. 加强消毒、隔离制度，避免交叉感染的发生。

7. 患者未发生感染性休克、败血症、骨坏死、内置物感染等。

【术前护理措施】

术前护理内容见表10-3。

表10-3　手术前护理内容

要点	内容
病情观察	观察患者主诉对伤口的感觉：有无有沉重感、包扎过紧感等
	观察伤口周围皮肤的变化：如果肿胀进行性加重，皮肤颜色变为暗红或紫红色时，应警惕病情加重，及时处理
	观察伤口渗出情况：如伤口渗液有恶臭味，并有气泡溢出时，应采取措施，尽量挽救患者的肢体及生命
	观察患者的意识、生命体征及尿量的变化：对高热、烦躁、昏迷的患者，应警惕感染性休克的发生。如已发生休克症状，按休克护理
疼痛护理	评估患者的疼痛程度
	创造一个安全、舒适的环境
	安慰患者，转移患者的注意力
	必要时遵医嘱可用镇静、止痛药物和用药后的效果
	如果用止痛药物不能缓解疼痛时，应警惕病情加重
心理护理	关心体贴患者，协助生活护理
	给予耐心解释病情，讲解治疗方案，列举成功病例
	教会患者自我放松的方法

第十章 骨科特异性感染患者的护理

续表

要点	内容
心理护理	调动患者家属及朋友的力量,给予患者精神上和物质上的鼓励和支持 讲解手术的必要性及手术过程,放松患者的心情,增加患者的信心,战胜疾病
营养	给予高蛋白、高热量、高维生素、易消化饮食 遵医嘱静脉补充热量或进行输血治疗
隔离	患者可疑或确诊为气性坏疽,应立即行接触隔离 把患者安置在单独的病房内,设有明显的隔离标记 一切用品专人专用,包括血压计、听诊器、体温计等 所用过的敷料应焚烧
防止并发症	预防感染性休克:密切观察生命体征变化及尿量,如有高热、气促、脉速、烦躁不安、皮肤苍白、谵妄甚至昏迷应及时报告医生,警惕是否为败血症或感染性休克,应大剂量应用抗生素,做好紧急抗休克处理 急性肾衰竭:患者在早期因失液过多而引起功能性急性肾衰的发生,此期应大量补液。无心脏疾病患者,补液速度可稍快,调节在 60~80 滴/分,以利尿,尽早纠正急性肾衰。准确记录 24 小时液体出入量,如液体已补足、血压正常的情况下,尿量持续 < 20ml/h,并对利尿剂无反应时,应警惕器质性急性肾衰竭的发生 多器官功能障碍综合征(MODS):由于受到创伤和持续存在的感染的刺激产生的炎症反应过于强烈以至于失控,主要表现为心、脑、肾等重要器官的损害
术前常规准备	行抗生素皮试,遵医嘱合血,备血,术晨遵医嘱带入术中用药 协助完善相关术前检查:心电图、X 线片,各种查血结果等 术晨更换清洁患者服 术晨备皮,清洁皮肤 术晨建立静脉通道 术晨与手术室人员进行患者和药物核对后,送入手术室麻醉后置尿管

【术后护理措施】

1. 外科护理常规 见表 10-4。

表 10-4 常规护理内容

内容	要点
全麻术后护理常规	了解麻醉和手术方式、术中情况、切口和引流情况 持续低流量吸氧 持续心电监护 床档保护防坠床 严密监测生命体征
伤口观察及护理	观察伤口有无渗血渗液,若有,应及时通知医生并更换敷料
各管道观察及护理	输液管保持通畅,留置针妥善固定,注意观察穿刺部位皮肤 尿管按照尿管护理常规进行,每日做尿道口护理一次,每周更换尿袋,每月更换尿管 血浆引流管护理,保持引流管通畅,观察引流液的颜色、性质、量。如有异常,及时汇报
疼痛护理	评估患者疼痛情况 有镇痛泵(PCA)患者,注意检查管道是否通畅,评价镇痛效果是否满意 遵医嘱给予镇痛药物 提供安静舒适的环境 做好口腔护理、尿管护理 保持床铺整洁干燥,有污染时随时更换,使患者处于一个舒适的环境
基础护理	定时翻身,按摩受压处皮肤 温水擦浴,促进局部血液循环

2. 严格的消毒隔离 见术前隔离。

3. 高热的护理

(1)查明发热原因,保持适宜的温度和湿度,房间通风透气，根据患者的体温，行物理降温或遵医嘱药物降温。

（2）及时的擦干汗液，更换病员服、床单、被套，保证患者的舒适。

（3）鼓励患者多饮水，补充足够的水分，进食高蛋白，高能量，高维生素等清淡易消化的食物，维持营养和热量。

（4）严密观察患者的意识、生命体征、尿量等变化，遵医嘱行补液治疗，根据患者的情况，可静脉补充高营养治疗。

（5）加强口腔护理，每日用生理盐水漱口，防止口臭和口腔溃疡。

4. 心理护理

（1）对患者行心理支持，使患者有安全感，增加治疗疾病的信心。

（2）关心、同情患者，帮助其生活护理。

（3）主动与患者沟通，理解其心理状态，及时给予心理干预。

（4）鼓励患者正确地对待疾病，指导、训练其生活自理能力。

【特别关注】

1. 病情观察及护理。
2. 消毒隔离措施。

【前沿进展】

气性坏疽的早期诊断

目前，随着车祸伤、碾压伤、意外伤导致肢体开放性损伤的患者日渐增多，气性坏疽的发生在临床也比较常见。气性坏疽一旦发生，就将危及生命。所以，气性坏疽的早期诊断是非常重要的，凡创伤、手术后或骨折上石膏绷带后，伤口突然出现剧烈的胀裂样疼痛，局部迅速肿胀，且有明显的中毒症状时应高度怀疑气性坏疽。伤口周围触诊有捻发音，分泌物涂片或培养查见革兰阳性粗大杆菌，X线平片检查发现肌群内有积气阴影，是早期诊断的三项主要依据，而分泌物涂片是目前最准确和直接的诊断方法。

分泌物涂片的方法：用无菌方法采取疑似气性坏疽患者的伤口分泌物，送检验科细菌室做分泌物革兰染色涂片检查，结果示革兰阳性粗大杆菌，两端钝圆，可见菌体端有芽孢形成，大于菌体，在机体内也可看到荚膜。加上气性坏疽的临床诊断，即可确诊为气性坏疽。因此，早期的伤口分泌物涂片查找革兰染色粗大杆菌对早期诊断创伤性气性坏疽有一定的作用，既快速又简便。

（袁秀蓉，唐婷婷，刘晓艳）

第三节　耐药菌感染患者的护理

【概述】

耐药性是指细菌与药物多次反复接触后，对药物失去了敏感性，从而降低或失去了治疗效果。

耐药菌是指具有耐药性的致病菌。

多重耐药菌（multidrug-resistant organism，MDRO），主要是指对临床使用的三类或三类以上抗菌药物同时呈现耐药的细菌。到目前为止，多重耐药菌已成为医院感染的重要致病菌之一。常见多重耐药菌包括耐甲氧西林金黄色葡萄球菌（MRSA）、耐万古霉素肠球菌（VRE）、超广谱β-内酰胺酶(ESBLs)细菌、耐碳青霉烯类抗菌药物肠杆菌科细菌(CRE)[如产Ⅰ型新德里金属β-内酰胺酶(NDM-1)或产碳青霉烯酶(KPC)的肠杆菌科细菌]、耐碳青霉烯类抗菌药物鲍曼不动杆菌(CR-AB)、多重耐药/泛耐药铜绿假单胞菌(MDR/PDR-PA)和多重耐药结核分枝杆菌等。

【病因】

不合理的使用抗生素、滥用抗生素是导致耐药菌感染的主要原因。

【病理】

耐药菌感染分为原发性耐药菌感染和继发性耐药菌感染。

1. 原发性耐药菌感染 致病菌本身具有耐药性,致使机体发生的一种感染。

2. 继发性耐药菌感染 在用药过程中,因剂量、方法使用不当或服药不规律,产生的耐药性,导致机体发生耐药菌感染。

【诊断要点】

确定是否为耐药菌感染有两种方法:

1. 做药物敏感试验 将细菌接种在含有药物的培养基中,观察细菌生长情况,从而来判断细菌有无耐药性及耐药程度。

2. 观察治疗效果 若患者病情没得到控制,治疗无效,可考虑可能为耐药菌感染。

【治疗】

1. 针对患者对药物的敏感性,选择适合的抗生素。

2. 合理的使用抗生素。

3. 增加患者的抵抗力,抵抗疾病的发生。

【主要护理问题】

1. 焦虑/恐惧 与患者对疾病的焦虑、恐惧及担心预后有关。

2. 舒适的改变 与疾病造成不适有关。

3. 知识缺乏 与缺乏正确的用药知识有关。

4. 有交叉感染的危险 与消毒隔离制度不严有关。

5. 并发症 感染性休克。

【护理目标】

1. 患者焦虑/恐惧程度减轻,配合治疗及护理。

2. 患者主诉不适感减轻或消失。

3. 患者了解并掌握正确的用药知识。

4. 避免交叉感染的发生。

5. 患者未发生感染性休克。

【护理措施】

1. 心理护理

(1)护理人员要积极主动与患者进行交流,耐心开导患者,帮助患者排除各种不良情绪的影响,促进身体的恢复。

(2)用通俗易懂语言,讲解疾病的传播途径,使者及其家属理解和掌握预防院内感染的方法。

(3)规范患者及其家属的卫生行为,培养良好的卫生习惯。

(4)鼓励患者家属和朋友给予患者关心和支持。

(5)根据患者的个体情况,帮助患者的生活护理。

2. 舒适的改变

(1)鼓励患者表达自身感受。

（2）教会患者自我放松的方法。

（3）根据患者的情况，遵医嘱可使用镇静、止痛等药物。

3. 知识缺乏

（1）向患者讲解疾病的病因及药物的作用使之有正确的认知。

（2）耐心细致地指导患者术后的注意事项、预防并发症的方法。

（3）指导患者勿自行滥用抗生素，需在医生指导下用使用抗生素。

4. 控制交叉感染

交叉感染的护理内容见表10-5。

表10-5 交叉感染的护理内容

内容	要点
严格实行隔离措施	对确诊为MDRO感染的患者，行保护性接触隔离。首选单间隔离，也可以将同种MDRO感染的患者安排在同一病房
	不能与有开放性损伤、有气管插管、免疫力低下等患者安排在一起，避免交叉感染
	患者床头悬挂隔离标识，病历夹及腕带上粘贴隔离标识
	主管医生下"接触隔离"医嘱
	床旁备听诊器、血压计、体温表、一次性手套（橡胶手套），必须是专人专用，患者解除隔离后及时消毒处理
	患者及家属产生的所有医疗垃圾包括生活垃圾都视为医疗废物处理
	终末消毒：患者出院后，床单元需用臭氧消毒机进行终末消毒，更换下的被服用双层黄色垃圾袋包装后送洗衣房先消毒再清洗
	转科时，需告知接收科室患者的感染情况

续表

内容	要点
手卫生	严格执行手卫生制度,按照七步洗手法,进行两前三后手卫生消毒,即无菌操作前、接触患者前、接触患者后、接触患者环境后、接触患者血液体液分泌物后
严格遵守无菌技术操作规程	医务人员在行无菌技术操作时,一定要有无菌观念,避免污染,减少感染的因素
加强环境清洁和消毒管理	使用专用的抹布进行清洁和消毒,严格执行一床一巾
	对医务人员和患者频繁接触的物体表面(如心电监护仪、微量输液泵、听诊器、患者床栏杆和床头桌、门把手等),采用1000mg/L的含氯消毒剂进行擦拭、消毒
	被患者血液、体液污染时应当立即用有效氯2000～5000mg/L溶液喷洒消毒,作用30分钟后清洁
	病房每天通风两次,进行周期性空气消毒
	隔离病房的物表、环境清洁消毒每天3次,上午、下午、晚上各一次,并在消毒登记本上记录
合理抗生素应用	严格执行抗生素应用的基本原则,正确、合理的给药方案,合理应用抗生素的管理,从而减少或延缓 MDR 感染的发生

5. 预防并发症

(1) 严密观察病情变化监测生命体征。

(2) 积极控制感染:按医嘱合理应用抗生素,观察其疗效及副作用;做好皮肤、口腔护理,防止新发感染。

【特别关注】

1. 合理使用抗生素。
2. 严格执行消毒隔离措施。

3. 正确处理相关操作的用物。

【前沿进展】

耐药菌感染的防范及控制

护理的首位工作是防范和控制爆发流行,而不是被动的治疗及护理患者;治疗的是病原菌,而不是定殖菌或污染菌;隔离的是病原菌,而不是患者。因此,发生病原菌传播的根源不在于患者,而在于医务人员,要切断耐药菌的传播。

近年来,MDRO已经成为医院感染的重要病原菌。医疗机构应针对MDRO医院感染监测、控制的各个环节,落实并制订MDRO医院感染管理的技术操作规范和规章制度,从多学科角度,采取相应有效措施,从而预防和控制MDR的传播。

(袁秀蓉,唐婷婷,刘晓艳)

参 考 文 献

陈孝平. 2005. 外科学. 北京:人民卫生出版社,211～228
何方. 2013. 1例气性坏疽感染截肢术后的护理. 内蒙古中医药,3(19): 167,168
刘丽华. 2014. 1例外伤感染导致气性坏疽并截肢的护理. 当代护士,1(7): 113,114
宁宁,成翼娟,李继萍. 2010. 外科护理新进展. 北京:科学出版社,146～150
农锦文,黄亚芬,石小荣,等. 2013. 创伤骨科多重耐药菌感染患者的护理. Journal of SNAKE(Science & Nature),25(4): 448～449
彭文伟. 1980. 传染病学. 北京:人民卫生出版社,1～7

石美鑫. 1992. 实用外科学. 北京：人民卫生出版社，63～94

吴霞，邓桂萍，方华. 2013. 5例气性坏疽患者的护理体会. 护理研究，1(9): 204

卫生部办公厅. 卫生部办公厅关于印发《多重耐药菌医院感染、预防与控制技术指南(试行)》的通知

夏泉源. 2002. 临床护理. 北京：人民卫生出版社，150～153

颜红芳，陈丽君，庄莉. 2014. 86例多重耐药菌感染患者分析及护理. 检验医学与临床，11(5): 697, 698

姚晓蓉，林华. 2014. 心理护理干预影响创伤骨科多重耐药菌感染患者焦虑心理的效果研究. 美中国际创伤杂志，12(2): 61, 62

张曙，陈雪萍. 2014. 多重耐药菌感染患者的护理与预防. 护理研究，28(9): 3393～3395

第十一章 骨与关节损伤患者的护理

第一节 概 述

20世纪以来,医学知识与技术的不断进步,医护分工逐渐精细,相互协调以使服务更臻完善,以达整体护理和满足患者需求。骨与关节损伤患者的完整护理过程集中体现了整体护理的特点,这一过程贯穿了从骨折发生至术后康复,护理过程还需从医院延续至回到社区。除了医疗专科治疗,骨科专科护理支持对患者的照顾绝不能缺少。另一方面,随着国民教育水平不断提升,患者对医疗护理服务有更高要求和期望,深入了解骨科创伤专科的治疗和预防,加入骨科创伤专科护理元素以满足患者和家属的合理需要,有助于加强患者和家属对治疗和护理流程的信心,和谐护患关系,强化治疗效益,减少纠纷,而最终会推动骨科护理需要向更高层次发展。

骨骼与关节是维持人体正常运动功能和姿势的重要组成部分,其结构与功能受损时,会导致不同程度的肢体功能障碍,影响日常生活,甚至危及生命。在骨科,骨与关节损伤是常见病、多发病,例如四肢骨骨折、骨盆骨折、脊柱骨折。损伤暴力的类型、损伤时机、损伤后的现场处理措施、骨折的部位、类型、骨膜的完整性、骨本身的血运,以及骨折对周围的皮肤、神经、血管、肌肉、肌腱、邻近脏器的损伤等诸多因素,都跟骨与关节的修复及愈合密切相关。骨与关节损伤诊断的主要客观依据是X线片、CT等影像学资料,但我们在临床工作中,还应重视患者的临床体检结果、实验室检查以及它们在疾病发展过程中的症状和体征变化,只有这样,我们才能找出其特点,制订出恰当的治疗护理计划,才能有所预见地采取可能而必要的预防措施,在护理过程中进行有针对性的观察。

在大多数情况下,骨折一般只引起局部表现,严重骨折、多发骨折患者,以及复合伤患者可出现全身表现。例如,骨盆骨折的特点是:容易导致盆腔内脏器损伤、腹膜后可能形成较大血肿、且有发生肺部脂肪栓塞的危险,则我们应进行有针对性的重点护理,着重观察患者的生命体征、腹部体征、大小便情况、指导病员平卧位休息;脊柱骨折脱位在第1腰椎以上,即使移位较少,发生脊髓损伤的概率仍很大,患者的神经症状较明显。在护理上我们会主要采取让病员严格平卧、轴线翻身等措施,而在第1腰椎以下的骨折脱位则只有损伤马尾神经的可能,多为不完全瘫痪,对大小便功能影响明显。

因此,骨与关节损伤患者的护理有其明显的专科要求,提高骨科护理的专业水平,最重要是护理人员要接受从基础至专科有系统而循序渐进式的骨与关节损伤护理培训,加强专业知识和技术技能。同时我们需要鼓励患者与家属共同参与,以便最大限度地减少并发症,为协调护患协同而不断努力,让护理服务不断创新,促进患者肢体功能康复,提高生活质量。

一、骨折

【概念】

骨折是指骨结构的连续性完全或部分断裂。多见于儿童及老年人,中青年人也时有发生。患者常为一个部位骨折,少数为多发性骨折。经及时恰当处理,多数患者能恢复原来的功能,少数患者可遗留有不同程度的后遗症。

【病因】

骨折病因见表 11-1。

表 11-1　骨折病因

分类	原理
直接暴力	暴力直接作用于骨骼某一部位而致该部骨折,使受伤部位发生骨折,常伴不同程度软组织损伤。如车轮撞击小腿,于撞击处发生胫腓骨骨干骨折
间接暴力	间接暴力作用时通过纵向传导、杠杆作用或扭转作用使远处发生骨折,如从高处跌落足部着地时,躯干因重力关系急剧向前屈曲,胸腰脊柱交界处的椎体发生压缩性或爆裂骨折
积累性劳损	长期、反复、轻微的直接或间接伤可致使肢体某一特定部位骨折,又称疲劳骨折,如远距离行走易致第二、三跖骨及腓骨下 1/3 骨干骨折

【分类】

骨折常见分类见表 11-2。

表 11-2　骨折分类

分类	类别
按骨折端是否与外界相通	闭合骨折、开放骨折
按骨折程度	完全骨折、不完全骨折
按骨折发生时间	新鲜性骨折、陈旧性骨折
按骨折后或骨折复位固定后的移位倾向	稳定骨折、不稳定骨折

【临床表现】

在大多数情况下,骨折一般只引起局部表现,严重骨折、多发骨折患者,以及复合伤患者可出现全身表现(表 11-3)。

表 11-3 临床表现

分类		临床表现
全身表现	休克	主要原因是骨折部位的出血,尤其是骨盆骨折、股骨干骨折、多发骨折等,其出血量可高达 2000ml 以上。剧烈的疼痛或并发内脏损伤可引起休克。因此,在评估出现休克的骨折患者的失血量时,必须警惕可能存在的合并伤或复合伤造成的内脏或其他器官的出血
	发热	一般骨折后体温正常,但有时出血量较大的骨折在血肿吸收时可能会出现低热,但通常不超过 38℃。开放性骨折患者出现高热时应考虑存在感染的可能
局部表现	骨折的一般表现	局部疼痛和压痛:骨折部位通常会出现疼痛和明显的压痛,从远处向骨折处挤压或叩击,也可在骨折处引发间接压痛或叩击痛 肿胀和瘀斑:骨折时由于局部血管破裂出血和软组织损伤后的水肿导致患肢肿胀,严重时可出现张力性水疱。如果骨折部位较表浅,则血肿中的血红蛋白分解后可呈现紫色、青色或黄色的皮下瘀斑 功能障碍:骨折后,肢体的活动功能部分或全部丧失
	骨折的专有体征	畸形:由于骨折断端移位,导致受伤部位失去正常形态,主要表现为短缩、成角、旋转畸形。例如,Colle's 骨折典型的"枪刺样"或"银叉样"畸形 反常活动:正常情况下肢体不能活动的部位,骨折后出现类似关节样的活动,故又称"假关节活动" 骨擦音或骨擦感:骨折后骨折段之间相互摩擦时可产生骨擦音或骨擦感

以上三种专有体征只要出现其中一种,即可确诊为骨折。但未见此三种体征时,也不能排除骨折。骨折可以不出现上述体征。骨折断端间有软组织嵌入时,可以没有骨擦音或骨擦感。出现畸形时应与关节脱位相鉴别。三种体征只可于检查时加以注意,不可故意使之发生,以免增加病患者的痛苦,使稳定骨折发生移位;或使锐利的骨折端损伤血管、神经及其他软组织从而造成医源性损伤。

【辅助检查】

骨折常见的辅助检查见表11-4。

表11-4 辅助检查

项目	方法
骨折的X线检查	X线检查对骨折的诊断和治疗都具有重要的价值,因为X线检查能显示体格检查难以发现的损伤,例如,不完全骨折、体内深部骨折等。即使根据临床表现已经可以确诊的骨折,X线检查也是必需的,通过X线检查可以确定骨折的类型和移位
	进行X线检查时需拍摄骨折部位正、侧位片,并包括邻近关节,必要时应拍摄特殊位置的X线片,例如,掌骨和跖骨拍摄正位及斜位片、跟骨应拍摄侧位和轴位、腕舟状骨拍摄正位和蝶位等。如果不易确定损伤情况时,则可能需要拍摄对侧肢体相应部位的X线片加以对比
	值得注意的是,一些轻微的裂缝骨折,急诊X线片无法看到明显的骨折线,则应行X线片检查

续表

项目	方法
骨折的 CT 和 MRI 检查	CT 检查在解剖结构复杂的部位或较深部位的骨折，例如，髋关节、骨盆、肘关节、膝关节、踝关节，以及脊柱的骨折脱位等诊断中具有明显优势，CT 三维成像技术可使 X 线摄片难以发现的骨折得以确诊，也可使复杂骨折明确骨折类型和移位方向 MRI 的成像原理完全不同于其他影像技术，它对人体无损伤，适用于骨与软组织的损伤变化。MRI 对比明显、层次分明，对明确脊柱骨折合并脊髓损伤情况、膝关节半月板及韧带损伤、关节软骨损伤等具有独特的优势，是普通 X 线片及 CT 无法替代的。此外，MRI 还可用于部分隐匿性骨折的鉴别诊断。因此，除对骨折进行基本的 X 线检查之外，还应根据骨折的部位或合并损伤综合考虑是否行 CT 和（或）MRI 检查
骨扫描	骨扫描有助于发现一些隐匿性骨折或应力性骨折，例如，股骨颈的隐匿性骨折、第 2、3、4 跖骨或跟骨的应力性骨折。此外，骨扫描还可用于判断骨折愈合进展和有无缺血坏死，例如，判断股骨颈骨折的愈合情况以及是否有股骨头缺血坏死

【常见并发症】

临床常见并发症见表 11-5。

表 11-5 临床常见并发症

分类		临床表现
早期并发症及合并伤	休克	骨折患者多为创伤性休克，通常见于严重创伤、骨折引起的大出血或重要器官损伤

续表

分类		临床表现
早期并发症及合并伤	感染	开放性骨折存在发生化脓性感染和厌氧性感染的可能。一般在细菌感染后18～24小时即可观察到其生长繁殖，也有生长缓慢的细菌在受伤后数日或数周后才出现生长繁殖。细菌繁殖速度也与损伤程度、局部组织情况和环境温度等因素相关
	重要内脏器官损伤	肺损伤：肋骨骨折时，尖锐的骨折端可刺破胸膜、肋间血管及肺组织，引起闭合性、开放性或张力性气胸、血胸或血气胸
		肝、脾破裂：下胸壁或上腹部遭受到强大暴力损伤时，除可造成肋骨骨折外，还可能会发生肝脏或脾脏破裂
		膀胱、尿道损伤：骨盆骨折可损伤后尿道和膀胱。如果有尿液外渗，则可引起下腹、会阴部疼痛、肿胀。虽然暴力作用于脊肋角部位时并不一定会造成骨折，但是却足以造成肾脏挫伤，发生镜下血尿。由于比较容易漏诊，所以需要引起注意
		直肠损伤：骶尾骨骨折可能刺破直肠，而致下腹部疼痛，肛门指检时可有血染指套
	重要血管损伤	伸直型肱骨髁上骨折的近断端可能损伤肱动脉，股骨髁上骨折的远断端可能伤及腘动脉，胫骨上段骨折可能造成胫前动脉或胫后动脉损伤
	神经损伤	脊髓损伤：多发生在颈段和胸、腰段脊柱骨折、脱位时，造成脊髓损伤，损伤后可以出现损伤平面以下的运动感觉及自主神经功能障碍或丧失

续表

分类		临床表现
早期并发症及合并伤	神经损伤	周围神经损伤：较常见的包括上肢骨折，可能损伤桡神经、正中神经和尺神经；腓骨头、颈骨折时，腓总神经通常受累；髋臼后缘骨折合并股骨头后脱位时可能损伤坐骨神经
	脂肪栓塞综合征	患者发生骨折后，血液中出现大量非脂化脂肪栓子，这些栓子通过血循环进入各组织器官，引起毛细血管的栓塞，产生相应的症状。最常见的是肺栓塞和脑栓塞，多见于成人。典型的临床表现为：呼吸系统症状，急性呼吸功能不全，肺通气障碍和进行性低氧血症；神经系统症状，表现多种多样，常见的有患者表情淡漠、嗜睡、神志不清、昏迷、抽搐；肺部X线片，典型者呈"暴风雪"样改变。最有效的治疗方法是激素治疗，近年来应用高压氧治疗脂肪栓塞取得了很好的效果
	骨筋膜室综合征	最多见于前臂掌侧和小腿，通常由于创伤后骨折的血肿和组织水肿使其间室内容物的体积增加或外部包扎过紧、局部压迫使骨筋膜室容积减小而导致骨筋膜室内压力增高所致。当这种压力达到一定程度（前臂8.7kPa（65mmHg），小腿7.3kPa（55mmHg））时，会造成供应肌肉的小动脉关闭，形成缺血—水肿—缺血的恶性循环。根据其缺血程度的不同可以导致：濒临缺血性肌挛缩—缺血早期，及时恢复血液供应后，可以不发生或仅发生极少量的肌肉坏死，可以不影响肢体功能；缺血性肌挛缩——较短时间或

续表

分类		临床表现
早期并发症及合并伤	骨筋膜室综合征	程度严重的不完全缺血,恢复血液供应后大部分肌肉坏死,形成挛缩畸形,严重影响肢体功能;坏疽—广泛、长时间完全缺血,大量肌肉坏死,通常需要截肢。如果有大量毒素进入血液循环,则可导致休克、心律不齐和急性肾衰竭
骨折中晚期并发症	坠积性肺炎	最常见于因骨折长期卧床不起的患者,特别是老年、体弱和合并慢性疾病的患者。它可以造成患者出现严重的肺部感染,进而可能危及患者生命。应鼓励患者及早下床活动或在仰卧位或坐位进行呼吸功能锻炼
	压疮	截瘫和创伤骨折的患者需要长期卧床不起,如果护理不周,身体骨突处如骶骨部、髋部、足跟部等长期受压,局部软组织发生血液供应障碍,易形成压疮。特别是截瘫患者,由于失神经支配,缺乏感觉和局部血循环差,不仅更容易发生压疮,而且发生以后难以治愈,常常成为全身感染的来源。应让患者定时翻身,给予上述部位的按摩并保持局部皮肤的清洁,可以有效地防止压疮的发生
	下肢深静脉血栓(deepvenous thrombosis,DVT)	骨折患者下肢长时间制动,静脉血回流减慢,同时创伤后血液处于高凝状态,易发生血栓,尤其危险的是发生肺动脉栓塞时,患者的死亡率极高。DVT的危险因素包括高龄、吸烟、肥胖、长时间手术、长时间制动、合并内科疾病、麻醉、股骨或胫骨骨折以及脊髓损伤等等。临床上多见于骨盆骨折

续表

分类		临床表现
骨折中晚期并发症	下肢深静脉血栓（deepvenous thrombosis, DVT）	和卧床病人和多发患者，必须警惕的是DVT是多发伤患者死亡的常见原因
	骨化性肌炎	又称为异位骨化或创伤性骨化。关节扭伤、脱位及关节附近的骨折，骨膜剥离出现骨膜下出血，处理不当使血肿机化并在关节附近的软组织内广泛骨化，造成严重关节活动功能障碍。常见于肘关节骨折患者、肘关节脱位后反复粗暴地手法复位、脑外伤合并四肢骨折的患者
	创伤性关节炎	关节遭受外伤后，关节面遭到破坏或未对关节内骨折进行解剖复位，在畸形愈合后，由于关节面不平整，关节软骨易磨损剥脱，从而造成创伤性关节炎，通常会导致关节活动时出现疼痛
	关节僵硬	患肢经长时间固定或未进行功能锻炼，静脉血和淋巴液回流不畅，患肢组织中有浆液纤维性渗出物和纤维蛋白沉积，导致关节内、外组织发生纤维粘连。同时由于关节囊及周围肌肉的挛缩，关节活动可有不同程度的障碍，称关节僵硬。这是一种最为常见的骨折和关节损伤的并发症。及时拆除外固定和积极进行功能锻炼是预防和治疗关节僵硬的有效方法
	急性骨萎缩	是由于骨折后反射性神经血管营养不良所引起的。好发于手、足骨折后，典型症状是疼痛和血管舒缩紊乱。而疼痛与损伤程度不一致，随临近关节活

续表

分类		临床表现
骨折中晚期并发症	急性骨萎缩	动而加剧,局部有烧灼感,表现为疼痛、肿胀、关节活动受限,X线片表现为明显的骨质疏松。骨折后早期患肢抬高、积极主动功能锻炼,促进肿胀消退,可以预防其发生。如果发生,则可以采取积极功能练习、物理治疗和局部封闭等治疗方法以缓解病痛
	缺血性骨坏死	骨折后,骨的血液供应被切断导致其缺血性坏死。常见的有股骨颈骨折后股骨头缺血性坏死,腕舟状骨骨折后近侧骨块缺血性坏死
	缺血性肌挛缩	骨折最严重的并发症之一,它是骨筋膜室综合征处理不当的严重后果。常见于骨折处理不当或外固定过紧且超过一定时限,肢体血液供应不足,肢体肌群因缺血而坏死,肌肉组织机化,并形成瘢痕组织,逐渐挛缩而形成的特有畸形。提高对于骨筋膜室综合征的认识,并及时给予正确处理是预防缺血性肌挛缩的关键。一旦发生则难以治疗,效果极差,常导致患者严重残废。典型的畸形是爪形手和爪形足

【愈合因素】

影响骨折愈合因素见表11-6。

表11-6 影响骨折愈合因素

分类	原因
全身因素	患者的代谢、营养、健康状况和活动情况
局部因素	骨折部的血液供应、感染的影响、软组织损伤程度、骨折端软组织嵌入及治疗方法的影响

【治疗原则】

复位、固定、功能锻炼。

二、关节脱位

【定义】

关节脱位也称脱臼,是指构成关节的上下两个骨端失去了正常的位置,发生错位。

【分类】

关节脱位分类见表 11-7。

表 11-7 关节脱位分类

分类	类别
按原因	创伤性脱位、先天性脱位、病理性脱位、习惯性脱位
按时间	新鲜脱位、陈旧脱位
按程度	完全脱位、半脱位

【临床表现】

关节脱位临床表现见表 11-8。

表 11-8 关节脱位临床表现

分类	表现内容
一般症状	疼痛明显
	关节明显肿胀
	关节失去正常活动功能,出现功能障碍
特有体征	畸形,关节脱位后肢体出现旋转、内收或外展和外观变长或缩短等畸形,与健侧不对称
	弹性固定,关节脱位后,未撕裂的肌肉和韧带可将脱位的肢体保持在特殊的位置,被动活动时有一种抵抗和弹性的感觉
	关节窝空虚

【关节脱位的治疗】

关节脱位治疗原则同骨折治疗原则。

（薄 蕊，彭 琪，刘莉慧）

第二节 四肢骨与关节损伤患者的护理

【概述】

四肢关节是人体中体积最大、结构最复杂的关节，其主要功能为直立行走活动、屈伸活动，要求其稳定、有力且灵活，在人体中承担着负重的重要作用，维持着人体四肢的正常生理功能和运动，涉及肩部、上臂、肘部、前臂、腕部及手、髋部、大腿、膝部、小腿、踝部、足部，当它们其中一个或多个受损，都会造成相应部位的异常活动，影响日常生活。

四肢关节骨折包括股骨髁上及髁间骨折、髌骨骨折、胫骨平台骨折及胫骨近端骨折。除股骨髁上骨折和胫骨近端骨折外，其余类型的骨折都累及四肢关节的关节面，属于关节内骨折。四肢关节周围骨折一般是指上肢：骨干骨折、股骨髁上骨折、尺桡骨干双骨折；下肢：胫骨干骨折、股骨颈骨骨折、胫腓骨干骨折。

【病因】

主要与以下因素有关：①直接暴力；②间接暴力；③肌肉拉伤；④重复外力；⑤骨骼病变。

【诊断要点及治疗】

1. 根据损伤的部位不同，时间不同，治疗原则也有所不同（表11-9）。

表 11-9　诊断要点及治疗

部位	临床表现	治疗
锁骨骨折	局部肿胀、疼痛 锁骨中外 1/3 畸形肩关节活动受限 患肩下垂	非手术治疗：无移位用三角巾或颈腕吊动带悬吊 2 至 4 周，有移位先行手复位，再用 "8" 字绷带或锁骨带固 3 至 6 周 手术治疗
肩关节脱位	患肩疼痛、肿胀、活动障碍、方肩畸形，肩胛处有空虚感，有时伴有血管神经损伤 Dugas 征阳性：伤肢轻度外展，不能贴紧胸壁，如肘部贴于胸壁时，手掌不能接触对侧肩部（即搭肩试验阳性）	尽早手法复位，时间超过 2 周，难以手法复位者，可行手术切开复位 固定：前脱位者将上臂保持在内收、内旋位，肘关节屈曲 90° 用三角巾或绷带固定 3 周；后脱位者用肩人字石膏或外展架固定在外展、后伸、外旋位 功能锻炼：固定期间活动腕部和手指，解除固定后，行肩关节的主动运动
肱骨干骨折	上臂疼痛、肿胀、功能障碍 肱骨干中下 1/3 骨折时常驻合并桡神经损伤，表现为垂腕	非手术治疗：闭合复位后行石膏或夹板外固定 6～8 周 手术治疗
肱骨髁上骨折	局部疼痛、肿胀、畸形，肘关节活动障碍 易损伤肱动脉及正中神经、桡神经、尺神经 引起前臂骨筋膜室综合征	非手术治疗：手法复位外固定、牵引复位 手术治疗
肘关节脱位	肘关节疼痛、肿胀、弹性固定 肘后空虚感	先复位，复位失败或陈旧脱位行手术治疗超肘夹板或石膏托外固定 3 周

续表

部位	临床表现	治疗
尺桡骨骨折	前臂疼痛、肿胀、成角畸形、功能障碍 桡骨下端骨折特征表现：餐叉状和枪刺样畸形	非手术治疗：手法复位外固定 手术治疗
股骨颈骨折	髋部疼痛、患肢短缩、外旋畸形、活动障碍	非手术治疗：患肢皮牵引6~8周，穿防旋鞋卧床期间避免侧卧、盘腿 手术治疗：内固定或人工关节置换
股骨干骨折	患肢剧烈疼痛、肿胀、成角、短缩、旋转畸形 开放骨折出血多 髋及膝关节活动障碍 下1/3骨折易致动静脉、胫神经、腓总神经损伤	处理休克、固定患肢，较稳定者可行夹板、皮牵引、骨牵引保守治疗，失败者行手术
髌骨骨折	局部肿胀、瘀斑、疼痛 膝关节活动障碍、关节腔积血 浮髌试验阳性	抽关节腔积血后石膏外固定4~6周 手术治疗
胫腓骨骨折	小腿疼痛、肿胀、活动障碍 肢体成角、旋转畸形 开放骨折出血较多	手法复位外固定或骨牵引 手术治疗

2. 辅助检查 常规血液化验、X线片、CT、MRI。

【主要护理问题】

1. 焦虑/恐惧 与担心骨折预后有关。

2. 舒适的改变 与疼痛、被动体位、骨折固定或牵引不当、感染等有关。

3. 躯体移动障碍 与骨折脱位、制动、固定有关。

4. 有体液不足的危险 与外伤后出血有关。

5. 有周围组织灌注异常的危险 与神经血管损伤有关。

6. 有感染的危险 与损伤有关。

7. 潜在并发症 褥疮、脂肪栓塞、骨筋膜室综合征、关节僵硬、引流管脱落等。

8. 知识缺乏 缺乏疾病、康复锻炼知识。

【护理目标】

1. 患者生命体征平稳。

2. 患者焦虑/恐惧程度减轻，配合治疗及护理。

3. 患者主诉不适感减轻或消失，舒适感增加。

4. 维持有效的组织灌注。

5. 无感染发生或感染得到有效控制。

6. 术后未发生相关并发症，或并发症发生后得到及时治疗与处理。

7. 患者了解疾病、功能锻炼相关知识。

【术前护理】

准确采集病史，做好护理评估，卧硬板床，患肢制动、妥善固定，入院宣教及介绍疾病相关知识，予心理疏导，完善术前准备（如常规禁食水、纠正休克、建立静脉通道、药敏试验、术中带药、化验检查、配血等），注意病情观察，采取合适的患肢体位，如骨筋膜室综合征时：术前患肢不能高于心脏水平，防毒素回流于心脏（表11-10）。

表 11-10　四肢骨与关节损伤的术前护理

要点	内容
心理护理	针对性的入院宣教，协助医生做好和患者的术前谈话 耐心倾听，重视患者主诉，做好疼痛管理 教会患者自我放松的方法，消除患者的不良情绪 针对个体情况进行针对性的心理护理，鼓励患者亲朋对患者的关心和支持
饮食	根据情况给予高蛋白、高热量、高维生素、易消化食物 禁食者应遵医嘱输液或使用静脉高营养药物 术前 12 小时禁食，8 小时禁饮
病情观察及护理	观察患者意识、瞳孔，监测患者的生命体征，必要时应心电监护及吸氧治疗 观察伤肢肿胀、出血情况。如有异常，应及时告知医生 记录患者出入量，观察尿量、性质，必要时导尿 观察患肢血液循环、感觉运动，做好皮肤护理，防止压疮发生 熟悉患者的外科常规实验室检查指标 石膏及牵引患者应做好相应护理，具体护理内容见相关章节
术前常规准备	协助患者完善术前检查 遵医嘱做好药敏实验、准备术中带药、输液、使用抗生素 核对双核表检查病例资料是否完整 更好清洁病员服，告知患者术前注意事项 入手术室前，做好患者手术前评估 准备入手术室前，与手术室工人做好交接：患者、病例、药物、影像学资料等 麻醉后安置保留尿管

【术后护理】

1. 心理护理

（1）耐心倾听，重视患者主诉，介绍疾病相关知识及成功病例。

（2）教会患者自我放松的方法，消除不良情绪。

（3）针对个体情况进行针对性心理护理，鼓动患者亲朋的关心和支持。

2. 疼痛的护理

（1）卧硬板床，患肢制动、妥善固定、抬高、保持功能位。

（2）针对引起疼痛的不同原因予对症处理

（3）给予心理安慰，教会患者松弛疗法，必要时给予药物镇痛。

（4）移动病员或进行各项护理操作时，做到动作轻柔、准确、熟练。

（5）评估患者疼痛情况，针对引起疼痛的不同原因对症处理（表11-11）。

表 11-11 疼痛的原因及处理

原因	表现	处理措施
手术切口痛	术后3天内疼痛剧烈，以后减轻	使用止痛药
骨折疼痛	经整复固定后疼痛明显减轻	整复、确切固定
组织缺血疼痛	肢体剧烈疼痛，进行性加重，肢体远端缺血体征	及时解除压迫，松解过紧的包扎和固定，发生骨筋膜室综合征及时切开减压
感染疼痛	创伤或术后3天，进行性加重或搏性疼痛，皮肤红肿热，伤口有脓性渗出后有臭味，可伴有体温异常	及时清创，告之医生伤口引流情况，保持敷料干燥，按要求给予伤口护理，遵医嘱及时使用抗生素

3. 患肢的护理 观察患肢血液循环及感觉运动，有异常及时报告医生处理。例如，肢端皮肤发绀或苍白、皮温降低、剧烈疼痛、肿胀、麻木感、不能活动，多为血液循环障碍；肢端毛细血管充盈时间延长及动脉搏动减弱，多为患肢动脉损伤或受压受阻；患肢端剧烈疼痛或皮肤感觉减退、消失，且不能自主活动，但肢体血液循环良好，多为神经受压。

4. 病情观察及护理

（1）了解麻醉方式和手术名称、术中情况（术中出血、输液量、输血量、尿量等）、切口和引流情况，做好记录。

（2）密切观察患者意识、生命体征；做好麻醉术后护理常规，如全麻未清醒前取去枕平卧，头偏向一侧，麻醉清醒后取舒适体位（上肢骨折的患者如情况许可，可下地活动）。遵医嘱予心电监护及吸氧，特别关注患者术后出入量，有骨筋膜室综合征者，必要记小时尿量。

（3）观察伤口有无渗血渗液，出血或渗液多时通知医生换药。

（4）做好各种管道护理：留置针、尿管、血浆管，保持输液通畅。

（5）做好基础护理，保持患者整洁、舒适。

5. 健康宣教

（1）饮食指导：进食营养丰富易消化食物，术后当天及次日尽量避免食易胀气食物，有神经血管损伤的患者忌刺激性食物、忌烟酒及周围环境忌烟。

（2）功能锻炼：麻醉清醒后即可行患肢的肌肉锻炼、肢端关节的主动运动。

1）早期：术后1～2周内主要以患肢肌肉等长收缩为主，目的促进患肢血液循环，利于消肿和稳定骨折。

2）中期：术后 2～3 周后，骨折部趋于稳定，在原有基上适当增加活动量、强度及时间，并配合器械或支架等做辅助锻炼。

3）后期：加强患肢关节的主动及负重锻炼，可配合理疗、按摩、针灸等方法。

(3) 术后随访：交代患者按医嘱定期门诊复查，一般为出院后 2 周、1 个月、3 个月、半年、一年。

6. 常见并发症临床表现及护理（表 11-12）

表 11-12　常见并发症临床表现及护理

常见并发症	主要临床表现	处理措施
脂肪栓塞综合征	突发意识障碍、呼吸困难、发绀、进行性低氧血症、皮肤瘀点、尿少	半坐卧位，监测生命体征、血气分析，心电监护及高浓度吸氧，尽早使用呼吸机辅助呼吸，休克纠正后严格控制液体入量，使用激素药和利尿剂，记录出入量和每小时尿量
骨筋膜室综合征	患肢持续性剧烈疼痛、皮肤苍白、皮温升高、肿胀严重、感觉麻痹，患肢端被动牵拉疼痛加剧、动脉搏动减弱或消失	立即切开减压，遵医嘱准确使用脱水消肿药物
关节僵硬	关节肿胀、伸屈明显受限	鼓励病员尽早进行患肢的主动及被动运动

【前沿进展】

四肢骨与关节损伤内固定手术微创趋势

开展无菌技术以后，使用金属内固定器材治疗骨折有近百年的历史，即 AO 技术，强调生物力学固定的观点，在临床实践中取得巨大成效，尤其是复杂的骨折，但术后早期功能锻炼需极其慎重，甚至有骨折愈合在去除内固定后而再骨折的报道。BO 技术（生物学固定：生理的、合理的接骨术）是在总结 AO 技术上的不足、对原有技术的优势加以提高并日趋成熟的微创术式。在实际临床工作中，应用 AO 还是 BO，应科学选择适应证，合理应用。

【特别关注】

1. 术后康复护理 骨折后常会累及周围组织，常规治疗会（复位、固定）均不能取得显著治疗效果，因此，术后采取适量、定向或有针对性的康复运动来帮助身体恢复到正常状态。

四肢关节骨折后，患者采用手术治疗方式治疗，整个疗程时间长、费用高且不可避免地会出现各类并发症。康复护理功能锻炼是专门针对骨折患者术后快速康复而制订的一种辅助方式，能够通过有效护理、锻炼手段保证关节的正常功能不丧失，从而减少并发症的出现。骨折后，因患者自身不可避免疼痛会减少运动量，而骨折部位会不断出现渗液、渗血，会发生机化，与骨质、关节、韧带等粘连，从而导致患者部位复原后关节僵硬。只有科学、合理、适时的进行关节功能锻炼，才能保证肌肉力量、耐力恢复，防止肌肉萎缩与骨质脱钙。一般制动 3～4 周可造成四肢关节不同程度不可逆的永久性僵硬，可导致四肢关节的滑液分泌物减少，血液循环受阻，导致四肢关节僵硬。而早期通过有目的、有计划的康复治疗及康复锻炼提升恢复能力、减缓因制动而带来的抑郁情绪，还可以重建髋、膝、踝关节的功能，四肢关节骨折及术后由于损伤和长期制动，致局部血液循环障碍，组织液吸收和回流受阻，四肢关节肿胀，这些不仅影响了创伤组织修复，还使周围关节囊、韧带等失去功能。因此采取动静结合和功能恢复训练，消除手术和制动带来的并发症，可以让不平整关节更好的恢复，有利于淋巴回流、四肢静脉血液循环、骨折愈合、增强代谢、减少创伤性关节炎。术后持续活动四肢关节周围骨折可促进骨折的愈合，加强关节液分泌扩散，提供关节恢复所需营养，增强存活的软骨细胞分化增生能力。

2. 疼痛的护理

（1）健康教育：很多患者对术后疼痛了解甚少，或存在不良认知和错误认知，认为术后疼痛意味着手术失败，在极大程度上加剧疼痛。必须做好对患者的健康教育，提高患者对术后疼痛的了解程度，正确认识疼痛。经常与患者沟通、交流，向患者讲解术后疼痛原因、表现及缓解措施。告知患者术后疼痛是由于术中切口组织损伤、肌腱刺激、筋膜刺激及肌层刺激等而引起的神经末梢疼痛，并非意味着手术失败，促使患者形成正确认知。告知患者术后疼痛常持续 1～3 天，期间可以给予患者听音乐、看电视等，分散注意力，缓解疼痛。针对健康教育效果较差的患者，对其进行一对一强化教育，重点指导，促使患者提高对术后疼痛的了解程度。

（2）心理护理：大多数患者由于术后疼痛，易产生恐惧、焦虑、不安、抑郁和烦躁等情况，心理负担和思想压力较重，不利于治疗及护理工作顺利开展。必须加强对患者的心理指导，通过聊天形式对患者心理问题进行了解、分析，给予心理疏导，告知患者不良情绪及心理负担对早期康复的重要性、必要性，促使患者保持乐观、积极的心态。建立良好、相互和谐的护患关系，动作应轻柔，言语应亲切，态度应友好，取得患者及家属信任和配合。对患者提出的疑问应及时、耐心、认真解答。

（3）体位护理：术后体位的合理性和科学性有利于加快患者恢复，提高舒适度，缓解疼痛。应结合患者不同骨折部位，为其选择合适的体位。针对上肢骨折患者，应协助其采取屈曲功能位，并适当抬高；针对下肢骨折患者，应协助其采取躯体中立位或轴线位，适当抬高下肢，促使肢体外展。结合患者的不同需求和实际情况，对体位进行适当调整，提高舒适度。对于病情严重、需要长期保持体位的患者，应定期对患者受压部位进行按摩，松弛肌肉，预防肌肉产生酸痛感。

（4）环境护理：对患者病房进行定期清洁，经常开窗通风，保持室内干净、整洁，空气畅通、新鲜。适当的调节室内温度及湿度，预防因环境因素对患者造成身体不适，从而加剧疼痛。室内温度以 22～25℃为宜，室内湿度以 55%～60% 为宜。

（5）对症护理：引起术后疼痛的原因很多，应加强对患者的疼痛观察，找出原因，对症护理。针对术后肿胀或切口处敷料过紧等造成绷带包扎紧而导致的术后疼痛，应对术区进行全面检查，松解绷带，并对肢体血液循环进行密切观察，针对石膏固定而导致的术后疼痛，应对患者更换石膏，或在受压处疼痛部位进行开窗减压，缓解疼痛。针对牵引套摩擦导致的术后疼痛，应使用柔软棉垫低患肢擦痛处进行包裹；对于牵引重量较重导致的术后疼痛，应适当的减轻重量。针对术区肿胀导致的术后疼痛，应将患者患肢抬高，约高出心脏水平面 20cm，便于淋巴液和静脉血液回流，减轻肿胀，缓解疼痛。

（6）健康教育：很多患者对术后疼痛了解甚少，或存在不良认知和错误认知，认为术后疼痛意味着手术失败，在极大程度上加剧疼痛。必须做好对患者的健康教育，提高患者对术后疼痛的了解程度，正确认识疼痛。经常与患者沟通、交流，向患者讲解术后疼痛原因、表现及缓解措施。告知患者术后疼痛是由于术中切口组织损伤、肌腱刺激、筋膜刺激及肌层刺激等而引起的神经末梢疼痛，并非意味着手术失败，促使患者形成正确认知。告知患者术后疼痛常持续1～3天，期间可以给予患者听音乐、看电视等，分散注意力，缓解疼痛。针对健康教育效果较差的患者，对其进行一对一强化教育，重点指导，促使患者提高对术后疼痛的了解程度。

（李凤兰，彭　琪，廖灯彬）

第三节　骨盆损伤患者的护理

【概述】

骨盆是一个完整的闭合环。它是由髋骨和骶尾骨构成。在前方有耻骨联合，后方有骶髂关节。骨盆具有将躯干的重力传递至下肢，还将下肢的震荡向上传递的作用。

骨盆环有两个主弓和两个连接副弓。在直立位时，重力线经骶髂关节至两侧髋关节为骶股弓，坐立位时，重力线经骶髂关节至两侧坐骨结节为骶坐弓。两个连接副弓起增强主弓的作用。当骨盆损伤时，副弓往往先折断，主弓折断时，副弓已折断。

骨盆边缘具有许多肌肉和韧带附着，对盆腔内脏器官、血管和神经起保护作用。当骨盆损伤时，这些器官也容易受损。特别是位于前方的膀胱、尿道和位于后方的直肠最易受损。骨盆是血供丰富的松质骨，同时，盆腔内血管也很丰富，因此，骨盆损伤时，往往出血很严重。

【病因分类】

骨盆损伤多由强大的直接暴力所致,也可通过骨盆环传导暴力而发生。少数由骨盆上的肌肉强力收缩而引起撕脱性骨折。它的分类方法很多,其中按暴力的方向分类见表 11-13。

表 11-13 骨盆损伤分类

暴力来源方向	类型	损伤部位
侧方(LC 骨折)	LC—Ⅰ型	耻骨支横行骨折,同侧骶骨翼压缩骨折
	LC—Ⅱ型	耻骨支横行骨折,同侧骶骨翼压缩骨折及髂骨骨折
	LC—Ⅲ型	耻骨支横行骨折,同侧骶骨翼压缩骨折髂骨骨折,对侧耻骨骨折
前方(APC 骨折)	APC—Ⅰ型	耻骨联合分离
	APC—Ⅱ型	耻骨联合分离,骶结节及骶棘韧带断裂
		前方韧带断裂,后方韧带完整
		骶髂关节轻度分离
	APC—Ⅲ型	耻骨联合分离,骶结节和骶棘韧带断裂
		骶髂关节前方、后方韧带均断裂
		骶髂关节分离
垂直方向的剪力(VS 骨折)		同侧情况下暴力很大,前方会发生耻骨联合分离或者是耻骨支垂直骨折,骶结节和骶棘韧带均断裂,后方骶髂关节完全脱位,一般还带髂骨或骶骨骨折块,半个骨盆可以向前、后上方移位
混合方向暴力的骨折(CM 骨折)	LC/VS LC/APC	各类骨折中以 VS 骨折和Ⅲ型骨折最严重

【诊断要点】

1. 临床表现

（1）骨盆分离试验和骨盆挤压试验阳性：检查者双手交叉撑开两髂嵴，此时两骶髂关节的关节面凑合得更紧，而骨折的骨盆前环产生分离，此时出现疼痛则为骨盆分离试验阳性。检查者双手挤压患者的两髂嵴，伤处出现疼痛则为骨盆挤压试验阳性。

（2）双下肢长度不对称：有移位的骨盆骨折患者，向上移位的一侧长度较短。

（3）会阴部瘀斑是耻骨及坐骨骨折的特有体征。

2. 辅助检查 X 检查可以显示骨折类型及骨折移位情况，但 CT 检查更为清晰。

【并发症】

1. 腹膜后血肿 容易引起休克，应特别注意。

2. 膀胱或后尿道损伤 尿道的损伤比膀胱损伤较多见。

3. 直肠损伤

4. 腹腔脏器损伤

5. 神经损伤 主要是腰骶神经丛和坐骨神经损伤。

【治疗】

1. 并发症的治疗。

2. 骨盆本身的治疗 分为手术治疗和非手术治疗。

【主要护理问题】

1. 有效血容量不足的可能。
2. 躯体移动障碍。
3. 舒适的改变。

4. 自理缺陷。

5. 皮肤完整性受损的危险。

6. 相关知识缺乏。

7. 焦虑。

8. 各种并发症发生的可能：如肺部感染、泌尿系感染或结石、下肢深静脉血栓形成、失用综合征等。

【护理目标】

通过治疗和护理达到：

1. 患者未发生休克。

2. 患者在卧床期间生活需要能够得到满足。

3. 患者在帮助下可以进行躯体活动。

4. 患者舒适度得到提高。

5. 患者自理能力部分或完全得到恢复。

6. 患者及家属能掌握自护知识，无压疮发生。

7. 患者焦虑情绪减轻或消失。

8. 无各种并发症发生。

【急诊护理】

1. 休克的护理 骨盆骨折最常见、最紧急、最严重的并发症是失血性休克，其也是造成骨盆骨折患者早期病死的主要原因。外伤出血患者每延迟抢救 10 分钟，生存率下降 10%，医护人员应以最快的速度让患者在出现生理极限即体温不升、酸中毒、凝血障碍前的黄金时间得到最合理的治疗。因此，护理必须做到：①快速建立有效的静脉通道，给予抗休克治疗，包括输液、输血等液体复苏。但在活动性出血未得到有效控制前，不必充分进行液体复苏，仅将血容量维持在重要器官的缺血阈值之上即可。补液时应遵循"先盐后糖，先晶后胶，见尿补钾"的补液原则。在抢救过程中,尽量减少患者的搬运,以免加重损伤和出血。②注意保暖,保持呼吸道通畅,予以氧气吸入,以提高血氧浓度。密切观察患者意识、皮肤色泽、肢体温度、血压、脉搏,以及凝血酶原消耗时间(PCT)、凝血酶原时间(PT)、凝血激活酶时间(PTT)等凝血项目,警惕弥散性血管内凝血。③常规留置导尿,记录每小时尿量,观察尿液的性质、颜色,注意有无急性肾衰竭迹象。同时早期留置导尿管亦有助于膀胱尿道损伤的诊断和损伤尿道的修复。

2. 合并伤护理

(1)膀胱及尿道损伤护理:骨盆骨折合并伤,以膀胱及尿道损伤较为常见。当患者出现尿痛、尿道出血、排尿障碍、膀胱膨胀和会阴部血肿、尿液外渗时提示有尿道损伤;若出现腹膜刺激所致腹痛,并有恶心呕吐、腹肌紧张、膀胱区压痛,甚至移动性浊音时,应考虑为膀胱损伤。护士要及时通报医生,并按医嘱做好手术前准备,送手术室行尿道修补术、膀胱修补术、耻骨上膀胱造瘘术等治疗。术后应注意妥善固定引流管、尿管,防止扭曲、折叠、脱出,并保持引流通畅,防止逆行感染。发生堵塞时,使用0.9%氯化钠注射液反复冲洗至通畅为止;留置导尿管期间要做好导管及会阴护理工作。

(2)腹腔损伤的护理:由于骨盆骨折患者伤情严重,易掩盖腹腔脏器损伤的表现,导致误诊。而且骨盆骨折合并大出血,除了形成盆腔血肿外,还可形成腹膜后血肿。护士应仔细询问患者腹痛、腹胀情况,注意腹肌紧张度,检查腹部有无擦伤、瘀斑及板状腹。若患者出现压痛、反跳痛、腹肌强直等腹膜刺激征,应及时报告医师。

(3)会阴部或直肠损伤的护理:直肠破裂若发生于

腹膜反折以上可引起弥散性腹膜炎；若发生在反折以下可感染周围组织，均对预后产生不良影响，护士应密切观察患者腹部及肛门局部情况，并做好肛门周围卫生。对行横结肠造瘘术者，术后应保持造瘘口周围皮肤和敷料清洁干燥，防止感染。

【术前护理措施】

1. 病情观察及护理

（1）患者入院后应观察神志、生命体征、皮肤黏膜情况、尿量等，必要时监测中心静脉压，有休克的按休克进行抢救。以及有无合并颅脑损伤等。进行吸氧及心电监护。

（2）观察患者有无腹胀、腹痛等腹膜刺激症状，必要时可行腹腔穿刺以明确诊断。有腹腔脏器损伤者应积极手术。

（3）观察患者的排尿情况：有无血尿、尿道口滴血或排尿困难，有无会阴部血肿，以判断有无膀胱和尿道损伤。

（4）观察患者有无肛门疼痛、出血、有无压痛等。确定有无直肠损伤。

（5）观察有无腰部疼痛、肿胀等，有无腹膜后血肿。

（6）必要时建立静脉通道输液、输血。给予休克体位，尽量减少搬动。进行必要的止血。

（7）保留导尿，必要时行耻骨上膀胱造瘘。要保持尿管引流通畅，做好尿管和造瘘口周围皮肤的护理。

2. 牵引护理　患者应卧硬板床，在牵引期间，观察患者体位、牵引重量、肢体外展角度，以保证牵引效果。嘱患者躯干放直，骨盆摆正，脊柱与骨盆垂直。同时观察患者肢端血液循环，包括皮肤颜色、皮温、足背动脉搏动情况、足趾活动情况，耐心倾听其主诉，如牵引针眼疼痛、牵引肢体麻木、足部背伸无力等，警惕因循环障碍而导致的缺血性痉挛、或因腓总神经受压而导致的足下垂发生。使用外固定器牵引者，钉眼周围用无菌敷料覆盖，并定期换药，保持无菌状态。定期检查拧紧螺钉，防止外固定架松动；活动髋部时应注意保护，严格按医嘱进行，防止骨折端移位及螺钉松动。

3. 并发症的护理

（1）肺部并发症的预防及护理：指导患者进行腹式呼吸、吹气球及有效咳嗽训练，以增强呼吸肌的收缩力和抗疲劳能力，增大肺通气量，改善肺功能。痰液黏稠者，可给予雾化吸入，有利于排痰。若患者出现呼吸困难、发绀、脉搏细数等应给予对症治疗，未见好转时应考虑肺部脂肪栓塞的可能，尤其对伤后再搬运的患者更应注意，发现异常立即通知医生，及时采取有效措施。

（2）泌尿系并发症的预防及护理：骨盆骨折后尿潴留、排尿不畅及侵入性操作均可引起泌尿系感染或结石。因此，要鼓励患者多饮水，每天 1500～2000 ml，保持会阴部清洁干燥，每天会阴护理 2 次，留置尿管者，妥善固定尿管，保持尿管通畅，定期做尿常规检查。病情允许者，嘱其利用骨科专用牵引架向上牵拉起上身，有助于排净膀胱尿液。

（3）下肢静脉血栓的预防及护理：严重骨盆骨折存在手术创伤、长期卧床等诸多下肢深静脉血栓形成的因素，尤其在术后 1～7 天更易发生。因此，术后正确指导患者进行早期功能锻炼，密切观察患肢肤色、血运、皮温、肿胀及疼痛等症状体征，发现异常立即通知医生并采取有效措施。同时，亦可采用循序减压弹力袜、足底静脉泵、间歇充气加压装置等行持续被动运动，进行早期康复治疗，但有心血管疾病或下肢肢体局部有病变的患者不能行机械预防。

（4）疼痛护理：疼痛是骨盆骨折患者常面对的症状，是一种与组织损伤或潜在组织损伤相关的不愉快的主观感受和情绪体验，其与个体的生存极其重要。疼痛刺激可使患者出现焦虑、烦躁、失眠，甚至无助的状态。护士应注意倾听患者的疼痛主诉，了解患者疼痛的性质、部位、强度、发作时的伴随症状等，同时了解患者对疼痛原因和意义的理解及对疼痛的态度，以便有的放矢地为患者提供应对疼痛的技巧。如自我放松（打呵欠、叹气、腹式呼吸等）和转移注意力（阅读、听音乐等），以及采用冷敷、热敷、微波和红外线等物理疗法和针灸、推拿等中医特色疗法，也可根据患者的病情，适当协助患者改变体位，使紧张的骨骼肌或张力性切口松弛下来，缓解疼痛反应，尽量减少药物镇痛。

（5）压疮护理：因患者卧床时间长，骨盆骨折后强迫体位，且大多患者伴有皮肤软组织挫伤，极易导致压疮的发生。因此，要避免局部组织长时间受压，在骨突部位垫以气垫、水垫、棉圈，定时翻身、按摩受压部位，使患者身体各处轮流受力，达到预防压疮的目的。

4. 心理护理 骨盆骨折是一种意外损伤，且康复期较长，加之活动不便，因此患者易产生负性情绪，护士应多巡视病房，了解患者的心理状况，与患者沟通，了解其心理变化，采用鼓励、对比、开导、安慰、解释等方法，对患者进行心理疏导，消除其不良情绪，改善其心理状态，提高其心理应激能力，增强患者战胜疾病的信心有针对性地进行心里安慰、疏导及鼓励，同时可以介绍医生的医术及同种病例的治疗及恢复情况，缓解患者的焦虑情绪。

5. 生活护理

（1）满足患者的基本生活需要。

（2）卧床期间协助患者洗漱、进食、大小便及个人卫生等活动。

（3）在移动患者是保证患者的安全。提供患者舒适的卧位。

（4）鼓励患者逐步完成各项生活自理活动。

6. 术前常规准备　禁食水、备皮，准备病历、影像学资料及术中用药。

【术后护理措施】

1. 病情观察

（1）观察患者的生命体征，给予心电监护及氧气吸入。

（2）观察伤口敷料渗血情况，注意下腹有无腹胀、阴囊有无肿胀等。

（3）观察下肢的肌力和感觉情况。

（4）观察患者的小便情况。

2. 体位的护理

（1）手术后平卧6小时，麻醉清醒后可睡枕头。根据手术情况可以适当翻身，注意压疮的预防。

（2）双下肢适当抬高。

3. 管道的护理

（1）保持氧气管的通畅、有效。

（2）保持引流管的通畅，避免折叠、扭曲，定时挤捏管道。

（3）有留置尿管的按尿管常规护理。

（4）避免各种管道的脱落。

4. 功能锻炼

（1）早期（指伤后 2 周）：此期骨折断端不稳定，患肢肿胀、疼痛。此期康复锻炼的主要目的是促进患肢血液循环，以利消肿和固定。由髋部肌肉和股四头肌的等长收缩开始，以后随着疼痛的逐渐减轻、逐步增加轻度的等张收缩、助力运动和髋关节持续被动活动（CPM），以及踝、膝关节的主动运动，再配合一些物理疗法，如光疗、超导，等等。

（2）中期（伤后 2 周至骨折的临床愈合）：此期患肢肿胀逐渐消退，疼痛减轻或者消失，骨折日趋稳定。此期除继续行股四头肌收缩和 CPM 外，逐渐由被动活动转为主动运动。伤后 5～6 周，骨折处有足够的骨痂形成，可扩大活动的范围和力量，由一个关节逐渐增加到多个关节的主动屈伸活动，以防止肌肉萎缩和关节僵硬。同时也可配以物理治疗。

（3）后期（指骨折已达到临床愈合或已去除外固定后的时期）：此期 X 线显示骨性骨痂已形成，骨骼已具有一定的支撑能力，但是多存在有髋关节及邻近关节的活动度下降、肌肉萎缩等。因而，此期康复锻炼的目的是恢复受累关节的活动度，增加肌肉的力量，恢复肢体的功能。膝关节主要练习曲、伸运动，髋关节主要练习曲、伸、外展、内收、外旋、内旋，直到能盘腿坐为止。锻炼时以不引起疼痛为度，且循序渐进，逐渐过渡到助力运动，恢复肌力练习，同时配合牵引、理疗、按摩等。逐步练习恢复日常生活及工作能力。

【前沿进展】

骨盆骨折的急救：除常规的抗休克治疗外，球囊临时阻断止血法在国内是比较前沿的。骨盆骨折的治疗，最重要的是首先要判断骨折是稳定型还是不稳定型，然后根据骨折的类型确定手术的方式。这样才能减少骨折后并发症的发生，降低致残率，最大限度地恢复患者的生活和工作能力，让患者回归家庭和社会。

【知识拓展】

护士节的来历

护士节是全世界护士的共同节日，这个光荣的节日跟一个伟大的名字联系在一起，她就是弗罗伦斯·南丁格尔。她是英国护理学先驱、妇女护士职业创始人和现代护理教育的奠基人。

1820年，在意大利的弗罗伦萨城，南丁格尔诞生在一个富有的英国名门之家。良好的家庭教育和影响，培养了南丁格尔优秀的品质。她从小就照看附近村庄的病残人，以解除他们的痛苦，立志将来成为一个为患者带来幸福的人。1851年，她开始投身于护理工作。在1852年到1856年间，沙皇俄国与土耳其发生在克里米亚的战争十分残酷，双方伤亡惨重，大量的伤患者无人照顾。南丁格尔自愿组织战地救护队，率领38名女救护队员奔赴战地医院，在她的领导下，建立了医院管理制度，提高了护理质量，使伤患者死亡率从高达50%下降至2.2%，并以其人道、慈善之心为交战双方的伤员服务，被战地士兵称为"提灯女神"。

1860年，南丁格尔在英国的圣多马医院办起世界上第一所正规护士学校，并撰写了多部护理学专著，使护理学成为一门科学，被誉为近代护理专业的鼻祖。1912年，红十字国际委员会决定，将南丁格尔的诞生日5月12日作为国际护士节，以此纪念人类护理事业的创始人南丁格尔，并激励广大护士继承和发扬护理事业的光荣传统。

(向方会,薄蕊,刘莉慧)

第四节 骨髓炎的护理

【概述】

由化脓性细菌感染引起的骨组织炎症称为化脓性骨髓炎。根据感染途径的不同分为血源性感染、创伤后感染及邻近感染灶。根据病情的发展分为急性化脓性骨髓炎和慢性化脓性骨髓炎。急性化脓性骨髓炎反复发作或病程超过10天开始进入慢性化脓性骨髓炎。

一、急性血源性化脓性骨髓炎

【病因】

血源性骨髓炎大多发生在儿童,是细菌通过感染灶经血液循环达到骨的某一部位而发生的炎症反应,发病前,身体某一部位可出现感染灶。最常见的致病菌是葡萄球菌,特别是金黄色葡萄球菌,大约占75%,其次是乙型溶血性链球菌,大约占10%,其他致病菌如大肠杆菌、肺炎双球菌、绿脓杆菌等。免疫力低下也是造成骨髓炎发病的原因之一。

【病理】

大多数骨髓炎原发病灶在干骺端。最初表现为机体的炎症反应和免疫性反应。致病菌在干骺端的松质骨内繁殖存留引发局部的急性炎症反应,引起局部骨内压增高后破坏骨基质从而形成脓肿,脓肿如不及时有效治疗可继续向外扩散。蔓延到骨膜可形成骨膜下脓肿,引起骨坏死及死骨,感染继续存在时,骨膜剥脱形成新骨,此时发生包壳。急性骨髓炎由于骨质吸收以及手术开窗引流,如果未行 2～3 个月的外支架固定,容易发生病理性骨折。

【诊断要点】

1. 临床表现 急性骨髓炎,高热寒战等全身中毒症状,儿童可表现为惊厥,严重时可出现谵妄。局部表现为红、肿、热、痛,有时可有波动感。患肢屈曲制动,呈保护性姿势,拒绝主动活动,被动活动患肢时疼痛加剧。

2. 辅助检查 微生物学诊断、局部穿刺、X 线检查、CT 检查、MRI 检查。

【治疗】

急性骨髓炎应早期诊断,早期治疗,防止骨坏死,以及转为慢性骨髓炎,早期联合选用广谱抗生素,控制炎症扩散,改善全身症状。局部开窗引流,患肢制动,加强机体免疫力。

【护理问题】

1. 高热 与疾病有关。
2. 舒适的改变 与患肢疼痛及制动有关。
3. 感染 与疾病有关。
4. 肢体活动受限 与患肢制动有关。
5. 知识缺乏

【护理目标】

1. 使用物理降温或药物降温调整体温至正常范围。
2. 给予患者药物或非药物治疗缓解疼痛,使患者不适感减退或消失。

3. 行药物敏感试验,针对性的使用抗生素。

4. 定时协助患者更换体位。

5. 使患者及家属了解相关知识。

【术前护理措施】

术前常规内容见表 11-14。

表 11-14 术前常规内容

要点	主要内容
心理护理	急性骨髓炎患者由于起病时间较短,患者及家属疾病相关知识掌握不足,常伴有焦虑、紧张、不知所措等心态 入院时,应优先为此类患者解决床位 入院后,详细了解患者的病情,为患者讲解相关疾病知识,介绍相同案例患者的病情及康复情况,建立治疗疾病的信心 尽早安排手术,尽可能缩短患者住院时间,减轻其经济负担
环境准备	严格控制陪护探视人员 同种同源患者,给予集中收治 多重耐药菌患者还需床旁接触性隔离 大部分患者及家属都以为患者抵抗力差,开窗通风会导致患者发热,从一入院起就进行健康教育,告知其通风换气能使空气流通,保持空气清新,会使患者心情舒畅,呼吸到新鲜空气,有利于增强抵抗力、加快新陈代谢、促进康复、缩短病程 每日臭氧消毒机消毒病房,30分钟/次 经宣教后,大部分患者都改变了原来的观念和习惯,积极配合治疗
饮食护理	此类患者经多次手术,多有营养不良,为患者进行适当的饮食指导,高蛋白、高热量的饮食能够补充机体消耗的能量,水果、蔬菜有利于增强抵抗力,促进组织修复;通过耐心的教育,使患者养成良好的饮食习惯

【术后护理措施】

1. 术后护理常规内容 见表 11-15。

表 11-15 术后护理常规内容

要点	主要内容
全麻术后护理常规	保持呼吸道通畅,持续低流量吸氧 给予患者持续心电监护
生命体征的观察	急性血源性化脓性骨髓炎患者通常会出现高热,应重点关注患者体温的变化 若体温>38.5℃,应积极给予患者腋下、颈部、腹股沟等大血管走向处冰袋物理降温及温热水擦浴,嘱患者多饮水 若物理降温不明显患者,可遵医嘱给予患者药物降温,防止患者出现因高热引起的寒战惊厥等 对于出现神志恍惚、面色苍白、血压下降、四肢厥冷、多汗等症状者,要警惕中毒性休克的发生 高热过程中应勤于更换衣裤及被单
伤口观察及护理	观察伤口有无渗血渗液,如渗出较多应及时更换敷料
开窗引流的护理	严密观察伤口有无渗血渗液 定时挤压管道,保持管道通畅 勿折叠、扭曲、压迫管道 及时倾倒引流液,防止逆行感染 伤口在进行冲洗时,保持出入量平衡 术后早期,伤口内渗血较多,可根据引流液的颜色调整引流速度,防止血凝块堵住引流管道 若引流液颜色持续呈鲜红色,应及时通知医生并观察生命体征的变化,尤其是血压及小便量的观察 术后 2~3 天,引流液的颜色逐渐清亮,可适当调慢冲洗速度 在更换引流瓶时注意无菌原则,防止逆行感染 待患者体温、血象均恢复正常,冲洗液细菌培养结果为阴性后停止冲洗

续表

要点	主要内容
疼痛护理	评估患者疼痛情况 患肢给予制动,在进行护理操作时,动作应尽量轻柔 若疼痛给患者带来不舒适感,可遵医嘱给予口服或肌内注射镇痛药物镇痛治疗 为患者提供安静舒适的环境
基础护理	做好患者口腔护理、定时更换体位、保持患者清洁等工作

2. 其他护理措施 见表 11-16。

表 11-16 其他护理内容

要点	主要内容
患肢的护理	患病初期,患处肿胀明显,疼痛剧烈,患肢活动障碍,应嘱患者绝对卧床休息,可适当抬高患肢 15°～30°,限制其活动,维持肢体于功能位置,并用夹板或石膏托支持与支托,尽量减少刺激,避免患处产生应力,以减轻疼痛,防止关节畸形和病理性骨折。同时观察肢端的血液循环,感觉运动情况 患肢给予制动抬高,注意防止患者因疼痛拒绝活动患肢引起的压疮。如若患肢肢端出现苍白、感觉麻木等,应及时通知主管医生。当必须移动患侧肢体时,护士必须协助患者,动作要轻稳。由于患者长期卧床,易发生褥疮,必须加强皮肤护理,每 3 小时协助患者翻身 1 次,并用酒精擦按摩骨突处,每次 10～15 分钟 患病中期,患者体温较高,局部灼热肿痛较甚,为酿脓先兆。应仔细检查肿痛部位,如局部有波动感,应及时报告医生切开排脓,并备好用具。切开引流后应密切观察创面情况,发现有活动性出血或引流不畅者应及时处理

续表

要点	主要内容
患肢的护理	患病后期,应及时进行无菌换药,保持患处敷料清洁干燥,保持病床单元清洁,干燥平整,协助患者做好个人卫生。观察疮面愈合情况。疮面基本愈合后,影像学检查证实骨骼破坏不严重者,可除去夹板或石膏托,并鼓励患者进行适当的功能锻炼
饮食护理	根据患者体质、病情不同,患者往往食欲不佳,应给予清淡易消化饮食,多食蔬菜、水果、米粥等,多饮水,保持二便畅通 疾病中期,应给予清热解毒,调和营血清补之品,如鲜奶、豆浆及富含维生素 C 的食品,禁食辛辣刺激、生冷、腥发食物 疾病后期,创面未能完全愈合,体温逐渐下降,但患者体质较差,宜给予滋养肝肾、补益气血之品,如瘦肉雪耳汤、黄芪炖排骨、动物肝脏、桂圆等,并可配合中药十全大补汤口服 维生素 D 可促进钙吸收与骨形成,鼓励患者补充钙质,防止患处病理性骨折发生
情感护理	本病常因继发感染所致,病程较长,患者心理压力较大,易出现恐惧焦虑心理,担心治疗效果及愈后。因此应给予患者必要的关心,耐心解释,加强对疾病知识的宣教,使患者处于心理最佳状态,充分调动患者自身积极因素,使其增强战胜疾病的信心,积极配合治疗
出院指导	向患者及家属讲解骨与关节感染发生发展的过程,尤其是慢性骨髓炎,在全身情况差时,可能复发,出现症状及时就诊。其次指导患者正确地进行功能锻炼,防止患肢在强负重状态下发生病理性骨折,并定期复查

二、慢性化脓性骨髓炎

【病因】

成人大多是因为创伤后继发感染引起慢性骨髓炎,

创伤后骨髓炎是外伤后细菌等微生物直接进入骨组织引起的炎症反应。慢性骨髓炎也可发生于手术后感染、糖尿病患者出现的长时间不愈合溃疡、动脉闭锁、蜂窝组织炎。

【病理】

慢性化脓性骨髓炎，其病理特点主要是形成死骨和骨无效腔、包壳、窦道、纤维瘢痕化。偶有极少数病例因窦道口周围皮肤色素沉着发生鳞状上皮癌。

【诊断要点】

1. 临床表现 慢性化脓性骨髓炎患者全身症状不明显，主要表现为患肢变粗、窦道形成、窦道口流脓、有异味并可见死骨流出。窦道口周围皮肤色素沉着，肌肉萎缩，关节僵硬。急性发作时，局部可有红、肿、热、痛，同时患者全身可出现消瘦、贫血等慢性中毒症状。

2. 辅助检查 X线检查显示骨质硬化，骨皮质增厚，骨髓腔变窄或消失，骨密度增加，可有破坏区。

【治疗】

彻底清除病灶，彻底根治感染源；消灭死骨及死骨腔；闭合伤口；彻底引流创面的渗液渗血；使用抗生素。对于慢性骨髓炎窦道形成经久不愈合继发皮肤鳞状上皮癌，可采用截肢治疗。

【护理问题】

1. 焦虑 与病程长，反复发作，担心预后有关。
2. 营养失调——低于机体需要量 与疾病有关。
3. 舒适的改变 与患肢疼痛及制动有关。
4. 相关知识缺乏

【护理目标】

1. 患者焦虑情况好转,积极配合治疗及护理。

2. 补充营养,改善全身营养状况,增强抵抗力。

3. 给予患者使用药物或非药物治疗缓解疼痛,患者自诉不适感减退或消失。

4. 患者及家属了解相关知识。

【术前护理措施】

术前常规护理内容见表 11-17。

表 11-17 术前常规护理内容

要点	主要内容
心理护理	慢性骨髓炎患者由于病情反复发作,治疗困难、疗效差,患者及家属心理、经济负担重
	入院后,详细了解患者的病情及家庭经济情况,介绍以前相似患者的病情及康复情况,如康复者本人同意,可把电话号码留给其他患者,以便他们相互沟通、交流,建立治疗疾病的信心
	尽早安排手术,尽可能缩短患者住院时间,减轻其经济负担
环境准备	严格控制陪护探视人员
	同种同源患者,集中收治
	多重耐药菌患者还需床旁接触性隔离
	大部分患者及家属都以为患者抵抗力差,开窗通风会导致患者发热,从一入院起就进行健康教育,告知其通风换气能使空气流通,保持空气清新,会使患者心情舒畅,呼吸到新鲜空气,有利于增强抵抗力、加快新陈代谢、促进康复、缩短病程
	每日臭氧消毒机消毒病房,30 分钟 / 次
	经宣教后,大部分患者都改变了原来的观念和习惯,积极配合治疗

续表

要点	主要内容
饮食护理	此类患者经多次手术,多有营养不良,为患者进行适当的饮食指导,高蛋白、高热量的饮食能够补充机体消耗的能量,水果、蔬菜有利于增强抵抗力,促进组织修复;通过耐心的教育,使患者养成良好的饮食习惯

【术后护理措施】

除同急性血源性化脓性骨髓炎护理措施外,主要有以下几项护理措施,见表 11-18。

表 11-18 术后护理内容

要点	主要内容
心理护理	由于疾病病程迁延、易复发,患者情绪低落,应加强心理疏导和相关支持,帮助患者树立战胜疾病的信心
加强自身免疫力	患者身体长期处于高消耗状态,虚弱,应给予营养支持治疗 指导患者进食高蛋白、高热量、高维生素、易消化食物,必要时给予患者静脉高营养输入
外固定架护理	由于外固定架对于患者外观有很大影响,易产生焦躁心理,表现为烦躁不安、情绪激动,护士会详细讲解外固定架的优点 由于局部感染严重,无法确保病灶清除彻底,外固定架起到了既稳定骨折又利于伤口愈合的作用,并且易于观察伤口情况 用 75% 乙醇消毒外固定架钉道口 2 次 / 天,发现针眼处红肿,及时通知医生处理,增加消毒次数,4 次 / 天 保持床单位清洁,由于外固定架易严重损坏床单,如伤口有渗出,会增加感染机会

续表

要点	主要内容
患肢功能锻炼	患者因长期卧床,患肢长期缺乏运动造成肌肉失用性萎缩,关节僵硬,因此功能锻炼十分重要 关节制动的患者,可指导患者进行患肢肌肉的等长收缩活动,按摩患肢
健康宣教	慢性骨髓炎病情迁延,容易复发,患者长期被病痛所折磨,情绪易低落、忧虑,生活质量差,帮助患者树立战胜疾病的信心 慢性骨髓炎患者由于反复手术,钙质流失严重,都有不同程度的骨质疏松,入院时即行骨密度检查 根据骨质疏松的不同程度给予不同的治疗方案 饮食方面嘱多食蛋、鱼及瘦肉类、豆制品、奶制品,牛奶保证 2 次 / 天,至少 250ml/ 次,多晒太阳以促进钙质吸收 疏松严重者除饮食治疗外,给予碳酸钙口服 1 片 / 次,2 次 / 天,早晚各 1 次

【前沿进展】

急性血源性骨髓炎在抗生素问世以前,死亡率较高,治疗不及时往往会转化为慢性骨髓炎。急性骨髓炎治疗成功的关键是早期诊断,早期针对性的使用抗生素及合理的局部处理,慢性骨髓炎在抗生素使用的同时进行手术治疗。现今,抗生素更新换代较快,但不是意味着使用的抗生素越贵,效果就越好。因此建议合理使用抗生素。

【知识拓展】

细菌小知识

细菌主要由细胞壁、细胞膜、细胞质、核质体等部分构成,有的细菌还有荚膜、鞭毛、菌毛等特殊结构。

绝大多数细菌的直径大小在 0.5～5μm 之间。根据形状分为球菌、杆菌和螺旋菌。

细菌这个名词最初由德国科学家埃伦伯格在 1828 年提出，这个词来源于希腊语 βακτηριον，意为"小棍子"。细菌对人类活动有很大的影响。一方面，细菌是许多疾病的病原体，包括肺结核、淋病、炭疽病、梅毒、鼠疫等疾病都是由细菌所引发。然而，人类也时常利用细菌，如奶酪及酸奶的制作、部分抗生素的制造、废水的处理等，都与细菌有关。在生物科技领域中，细菌有也有广泛的运用，如细菌发电等。

下图是骨髓炎常见细菌形态（图 11-1，图 11-2）：

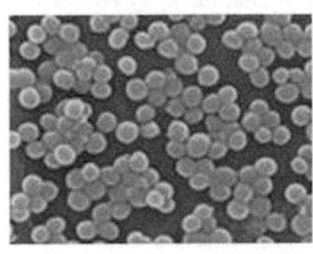 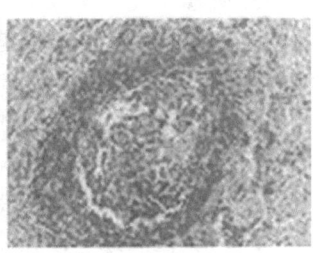

图 11-1　金黄色葡萄球菌　　图 11-2　链球菌

（任　丽，薄　蕊，彭　琪）

第五节　截肢患者的护理

【概述】

截肢是指通过外科手段将失去生存能力、没有生理功能和危害生命的肢体切除，以挽救生命，并通过康复训练和安装假肢，改善肢体功能，最终重建具有生理功能的残端的方法。

【适应证】

1. 严重创伤 是截肢最常见的原因,包括一些机械性损伤,如严重的挤压伤、碾压伤导致血管、肌肉、神经、骨骼受损,最终引起肢体处于不可修复的状态。另外如电击伤、冻伤也会造成肢体血液循环受损,导致肢体坏死。

2. 严重感染 最常见为气性坏疽,当感染不能控制并继续恶化时,截肢是有效手段。同时也包括一些慢性感染如慢性骨髓炎,用药物治疗或切开引流手段不能控制感染,并且引起肢体畸形,丧失功能,威胁患者生命。

3. 肿瘤 发生于以下情况可考虑截肢 未发现有广泛转移的肢体恶性肿瘤或是已经转移的恶性肿瘤致使肢体出现剧痛、感染;肿瘤造成肢体的无功能。

4. 周围血管疾病所致的肢体缺血、坏死 最为常见的是糖尿病引起的血管性病变,也包括闭塞性脉管炎,严重的动脉硬化导致肢体缺血坏死。

5. 营养性溃疡 神经性疾病造成肢体麻痹、严重功能障碍、畸形、形成溃疡并经久不愈合者。

6. 严重的先天发育异常、畸形 仅限于先天发育异常的肢体,没有任何功能,但是截肢后可改善全身功能。

【处理原则】

随着假肢技术的不断发展,已不再强调为安装假肢来确定截肢平面,不过有些特殊部位还应考虑,如脚踝。现今的原则是满足截肢目的和要求的同时尽可能保留残留肢体的长度,通过依靠皮温、肢体血压、能量消耗、残肢保留确定截肢平面。对于严重创伤引起的截肢应尽可能地保留存活组织及残端肢体长度,对于肿瘤采取的截肢首先要考虑肿瘤的性质,如果是恶性肿瘤,最好的截肢平面是与肿瘤隔开一个关节,对于儿童截肢应特别考虑尽量不要经骨截肢,保留骨骺端。

【截肢平面选择】

1. 上肢截肢平面的选择 如果一侧上肢缺失,将丧失上肢功能的 50%,一只手占一侧上肢功能的 90%,占双上肢的 45%,拇指为手功能的 50%,占双上肢功能的 25%。

(1)手指及手掌截肢:手指的截肢应尽力保留皮肤感觉和骨长度,特别是拇指,尤其要求保留其长度。手掌截肢同理,尽量保留其长度。

(2)腕关节离断:尽可能保留尺桡关节。

(3)前臂截肢:尽量保留残肢肢体长度,保留肘关节十分重要,因为截肢平面越高,旋转功能丧失越多。

(4)肘关节离断:肱骨远端内外髁部非常利于假肢传递肱骨的旋转功能。

(5)上臂截肢:尽可能地保留肱骨近端,以便维持肩关节的外形和保持假肢的稳定。

(6)肩关节周围截肢:包括肱骨外科颈截肢术、肩关节离断术及肩胛带离断术。

2. 下肢截肢平面的选择

(1)足及踝部截肢:截除一个踇趾不影响站立和正常速度下的行走,但快速行走时会影响步态,因尽量保存近节趾骨。截除第二足趾可导致踇外翻,截除其他趾中的一个对足的功能影响甚小。截除所有足趾虽对慢速行走影响不大,但肯定会影响快速行走、下蹲和足部的弹跳力。后足和踝部的截肢术中效果最好的是 Syme 截肢术。

(2)小腿截肢:最大限度的保留其长度。

(3)膝关节离断:不适宜做膝下截肢术的患者可行膝关节离断。

(4) 大腿截肢: 尽量保留其残端长度, 截肢平面可分为大腿上 1/3、中 1/3、下 1/3、股骨髁上。

(5) 髋关节离断。

(6) 半骨盆切除: 根据条件设法保留髂嵴和坐骨结节。

【并发症及护理措施】

截肢患者常见并发症及护理措施见表 11-19。

表 11-19　常见并发症及护理措施

常见并发症	护理措施
出血和血肿	观察残肢伤口情况, 床旁备止血带和沙袋。术后如果残端安置引流管, 因每 2 小时挤压引流管, 保持通畅。也可在残端放置冰袋防止出血形成血肿, 如发现残端伤口血肿, 可在无菌条件下穿刺抽吸积血加压包扎, 对于严重出血或血肿反复出现应需手术止血
残端感染、坏死	糖尿病并发周围血管疾病的患者术后易发生感染, 应注意术前术后针对性的合理使用抗生素, 术中注重无菌原则, 尽可能排除感染因素。对于严重感染或特异性感染应开放伤口, 控制感染。若残端皮肤边缘坏死, 非手术治疗可愈合, 若是皮肤和深层组织的严重坏死应做近端平面的再次截肢
幻肢感或幻肢疼痛	术前进行相关知识宣教, 使患者充分了解此种现象, 接受截肢的现实, 术后尽早安装假肢。指导患者轻轻拍打残端, 对于顽固性疼痛的患者可进行物理治疗, 如超声波、水疗、热敷等。对于患肢疼痛大多不主张使用镇痛药物, 因为幻肢感或幻肢疼痛是精神因素引起, 药物治疗虽有止痛和暗示作用, 但并不解决根本问题, 并且容易使患者形成对药物的依赖

续表

常见并发症	护理措施
残端形成窦道和溃疡	保持残端皮肤清洁干燥，经常拍打、摩擦残端，保持残端血循环好。如窦道经久不愈可采取手术治疗
关节挛缩	下肢截肢术后不应长时间残端下垫软枕，垫软枕时间不超过2天，应鼓励指导患者尽量做伸髋伸膝锻炼，使残肢维持在功能位
神经瘤	神经残端因神经纤维再生形成神经瘤，对残端挤压、牵拉或神经残端血供不佳都会引起疼痛。因此在佩戴假肢时注意防止牵拉、压迫残端，因神经瘤造成的疼痛在非手术情况下不能解除可以考虑手术切除神经瘤

【术后常规护理措施】

1. 心理护理和人文关怀 截肢是一种严重的破坏性手术，绝大多数患者除了承受着躯体的痛苦外，还会在截肢术后会出现不同程度的心理的变化：①恐惧心理。患者在毫无思想准备的情况下，突然遭受躯体创伤，截除肢体的残酷现实，给患者带来严重的心理刺激，同时，顾虑失肢后对其家庭、工作、前途、婚姻的影响，患者常常情绪紧张、惊恐不安。②悲观失望。患者因截肢，导致形象改变，出现沮丧的情绪和悲观失望的心理，表现为沉默寡言、厌恶社交，被失望、孤立的感情所包围，有的甚至悲痛欲绝，认为生活无望，寻死觅活，对事业失去信心，对生活缺乏兴趣。③自我形象紊乱，当看到自己的身体发生的巨大改变，会表现出抑郁、焦虑、恐慌、易暴躁、逆反等情绪和行为；④忧虑心理。有些患者截肢后，得不到亲人的安慰而闷闷不乐、焦虑不安，有的担心医药费用难以支付，影响治疗和护理，表现为忧心忡忡，郁郁寡欢，情绪低落。⑤行为改变。截肢后患者希望得到亲人和周围同事的关心和照顾，患者有时变得软弱无力，为引起周围人注意，呻吟不止，缺乏自信心，不愿配合医疗和护理。或急于求成，或超负荷锻炼，起到相反的作用。这些心理的疾病都会直接或间接影响患肢的愈合及恢复，降低了患者的生活质量。

因此，护理人员因与患者建立良好信任的护患关系，实行针对性的护理关怀措施，为截肢患者提供一个相对舒适、安静的环境，帮助患者和家属面对现实，给予安慰、鼓励、支持，减轻患者焦虑、抑郁情绪，提高战胜疾病和重返社会的信心。同时根据患者的年龄、性别、文化背景、心理特点有针对性地进行心理疏导，让患者清晰地意识到自身认知及行动所带来的后果，从而改善患者的认知内容及过程，达到更合理和更具适应性的思维，使情绪健康和稳定，同时心理的放松、信心的回归、积极的配合治疗大大地促进了患肢的患者对回归社会，从事力所能及的工作充满信心。

2. 生命体征的观察 全麻术后常规护理，保持呼吸道通畅，2～4小时观察神志、脉搏、呼吸、血压、体温、小便量及伤口情况。

3. 疼痛的护理 仔细倾听患者对疼痛的描述，是幻肢痛或是术后正常出现的伤口疼痛，如是术后正常出现的疼痛可根据情况给予患者止疼药，缓解患者的痛苦。

4. 伤口的护理 残端伤口敷料不应包扎过紧，尤其是残端近端不应加压，防止出现残肢远端缺血、水肿。

5. 残端皮肤护理 伤口愈合后，可指导患者每日使用温热水肥皂液洗净残端，不可用乙醇擦拭或浸泡残端，不可在残端粘贴胶布。观察残端皮肤有无出现红肿，压痛。可轻轻拍打残端，以及逐渐进行残端踩蹬训练，循序渐进，加强残肢肌肉力量。

6. 功能锻炼 应早期进行。不论上肢截肢或是下肢截肢，患者下床活动时常常出现失衡感，患者能量消耗增大，应首先加强肺功能的锻炼，鼓励患者深呼吸、咳嗽、咳痰，其次指导残端关节从被动训练过渡到主动训练，被动活动时应把握动作轻柔，缓慢，最大限度的进行关节屈、伸、内收、外展。同时加强肌力及肌耐力的训练，指导患者进行肌肉的等长收缩。成人佩戴假肢应注意告知患者保持体重，保持残端皮肤及假肢接受腔的清洁，防止残端肌肉萎缩及残肢肿胀。

【前沿进展】

幻肢痛的治疗进展

幻肢痛是主观感觉已被截除的肢体仍然存在并有不同程度、不同性质疼痛的现象。幻肢痛是截肢患者术后常见的并发症，发生率为 50%～80%。目前幻肢痛的发病机制尚无定论，研究表明残端痛及幻肢痛可能与感觉传入的各个环节发生变化有关，同时幻肢痛与患者的心理状态也有一定的关系，患者从心理上难以接受。①主要的原因与年龄、性别有关。小于 6 岁的儿童基本不出现幻肢痛。但是女性患者较男性患者疼痛感觉更为强烈。②与截肢手术中对神经的处理有关。这个一直是争论的问题，大部分外科医生都是将被游离的神经轻轻地向伤口远端牵拉，用锐利的刀片整齐地将神经切断，神经断端回缩到截骨水平的近端，这样由于裸露的神经残端纤维必然要向远端生长，神经瘤的形成是不可避免的，当神经瘤比较表浅容易受到压迫或是与周围组织粘连而有张力时就会产生疼痛,这是造成残肢痛的重要原因。③与截肢的平面有关。有研究表明,幻肢痛可能与感觉传入的各个环节发生变化有关,如外周感受器、感觉传入纤维、脊髓传导通路、丘脑,甚至皮质出现改变。截断平面越高,出现幻肢痛的比例越高,而且上肢较下肢出现的频率更高,并合并残端痛。④与截肢术后伤口愈合有关。患肢残端伤口易感染、液化,伤口愈合延迟,疼痛加剧。

幻肢痛的特点主要是跳痛、刺痛、钻孔样痛、挤压痛、灼痛、拧痛,有时伴有头、背等其他部位疼痛,并呈阵发性加重。随着截肢患者的增多,幻肢痛给截肢患者带来的痛苦不容忽视。

幻肢疼痛程度的评估手段包括:望、闻、叩、听,包括评估患者疼痛的部位、时间、范围等。根据患者个体不同,选择不同的疼痛评分工具,主要的疼痛评估工具有以下几种:视觉模拟评估法(visual analogue scale,VAS),也称直观类比标度法,有线性图和脸谱图两类,是最常用的疼痛评估工具。国内临床上通常采用中华医学会疼痛医学会监制的 VAS 卡,是一线形图,分为 10 个等级,数字越大,表示疼痛强度越大,疼痛评估时用直尺量出疼痛强度数值即为疼痛强度评分;另一类是脸谱图,以 VAS 标尺为基础,在标尺旁边标有易于小儿理解的笑或哭的脸谱,主要适合用于 7 岁以上,意识正常的小儿的各种性质疼痛的评估;文字描述评估分数量表(VDS),此法由一系列描述疼痛的形容词组成,最轻的疼痛为 0 分,以后每级增加 1 分,所以每个形容词都有相应的评分。患者总的疼痛程度就是最适合该病人使用的疼痛形容词所代表的数字。数字评估定量表(numerical rating scale,NRS),用 0～10 数字的刻度标示出不同程度的疼痛强度等级，"0"为无痛；"10"为最剧烈疼痛；1～3为轻度疼痛（疼痛不影响睡眠）；4～6为中度疼痛（疼痛影响睡眠）；7以上为重度疼痛（疼痛导致不能睡眠或从睡眠中痛醒）。适用于文化程度相对较高的患者；Wong-banker面部表情量表：通过观察患者的行为改变，用6个不同的面部表情（从微笑至悲伤至哭泣）来表达疼痛的程度。从左到右分别标为0分～5分，表示无痛、极轻微疼痛、较显著疼痛、重度疼痛和剧疼。因其直观理解，较适用于交流困难如儿童（3岁～5岁）、老年人、意识不清或不能用言语准确表达的患者；Mcgill疼痛分级：用问答法将疼痛分为5级，即0级无痛；1级有疼痛感但不严重；2级轻度疼痛，不舒适；3级疼痛，痛苦；4级疼痛较剧，恐惧感；5级剧疼。根据患者的具体情况选择最合适的一种评估方法，对老年人和文化程度低的人采用面部表情评估量表，文化程度高的人采用数字评估量表和文字描述评估量表进行评估。

随着对幻肢痛的不断深入研究，其治疗也有更多进展，治疗可分为手术治疗及非手术治疗。手术治疗包括：术前硬膜外阻滞、交感神经阻滞、神经断端松解术、周围神经刺激术、脊髓热凝疗法、脊索刺激疗法、脊神经根切断术、脊神经入口处毁损术等；非手术治疗包括：使用阿片类、抗癫痫类、抗抑郁类等药物治疗及物理治疗；另外中医治疗及心理、行为治疗也取得了一定效果。

【知识拓展】

假肢发展史

使用假肢的最早记载是公元前848年，比利时军人Hegistatu被俘虏，当听到宣判死刑时，他自己截断了自己的下肢，以后又装了木制假肢。在欧洲一些历史博物馆内可以看到15世纪的假肢,当时的假肢是由铁材料制成。17世纪开始用木材制作假肢的接受腔,用金属制作假肢的膝关节,完成了假肢的一次大飞跃。

我国假肢基础相对比较薄弱,第一所公立假肢厂由晋察冀边区政府于1945年在张家口建立,1958年以后,才陆续在全国各省建立了假肢工厂。现今假肢发展的趋势主要以新材料、新技术,以及智能化等方面的研究为主。新材料首先是采用强度高、质量轻的材料来制造,其中高强度铝合金、钛合金、碳素纤维复合材料是当代假肢中最广泛采用的;而新技术则以液压、汽压等传动方式;控制方面则趋向于智能化、仿生控制。

(薄 蕊,彭 琪,刘莉慧)

参 考 文 献

曹晓东,沙蕉,冯洁,等.2012.四肢骨折的康复治疗探讨.北方药学,09(5): 112,113

陈孝平.2005.外科学.北京:人民卫生出版社

陈永春.2010.四肢骨折的术后康复治疗分析.按摩与康复医学(下旬刊),1(4): 64~65

古秀清.2013.15例慢性骨髓炎病人改良开放植骨技术治疗的护理配合.全科护理,11(4): 317,318

郭晓山,池永龙.2006.经皮闭合内固定治疗骨盆环损伤.中华外科杂志,44(4): 260~263

江晓红.2012.56例慢性骨髓炎患者中西医结合的临床护理.大家健康(学术版),6(9): 62,63

姜贵云.2002.康复护理学.北京:人民卫生出版社.82~85

金德闻,张济川.2000.康复工程学的研究与发展.现代康复,4(5): 643~646

刘忠厚.1998.骨质疏松学.北京：科学出版社，225～358

罗光梅.2013.四肢骨折术后的并发症的观察和护理分析.大家健康（下旬版），2013(11): 255

李慧.2013.浅谈四肢骨折术后的护理.中外健康文摘，2013(14): 290，291

娄湘红，杨晓霞.2006.实用骨科护理学.北京：科学出版社

刘四海，刘克敏，王安庆，等.2009.幻肢痛的治疗进展.中国康复理论与实践，15(12): 1141～1143

宁宁.2005.骨科康复护理学.北京：人民军医出版社

宁宁，朱红.2010.外科护理新进展.北京：人民卫生出版社

牛志霞，苏健，孟庆真.2010.股骨慢性创伤性骨髓炎的护理.当代护士，10(2): 22，23

邱贵兴，戴尅戎.2010.中华骨科学.北京：人民卫生出版社，361～442

孙凤，曾利川，肖应权.2013.幻肢痛的治疗现状及展望.中华临床医师杂志(电子版)，7(10): 4439～4441

宋秋蔚.2009.截肢术后幻肢痛的护理研究进展.上海护理，9(6): 54～56

胥少汀.2008.实用骨科学.3版.北京：人民军医出版社，321～336

王军强，赵春鹏，苏永刚，等.2009.透视影像导航经皮螺钉内固定治疗不稳定骨盆骨折的初步报告.中华创伤骨科杂志，11(7): 603～608

汪琴，吴杰凤，冯莉，等.2004.截肢后幻肢痛的综合康复治疗.中国临床康复，8(8): 1408，1409

张俊娟.2011.心理护理对骨科四肢骨折术后患者疼痛影响的疗效观察.医学信息（中旬刊），24(8): 3858，3859

张延琴，牛志霞，张婷，等.2012.抗感染活性骨在儿童慢性骨髓炎治疗中的护理.护士进修杂志，27(21): 1946～1948

赵海娟.2011.截肢术后幻肢痛的护理研究进展.护理实践与研究，8(21): 124，125

钟红娟，何慕舜，赵燕，等.2011.护理干预对骨盆骨折患者的效果评价.中国实用护理杂志，27(21): 5～7

第十二章 脊柱疾患患者的护理

第一节 颈椎病患者的护理

【概述】

颈椎病又称颈椎综合征,是一种以退行性病理改变为基础的疾患。主要由于颈椎长期劳损、骨质增生,或椎间盘脱出、韧带增厚,致使颈椎脊髓、神经根或椎动脉受压,出现一系列功能障碍的临床综合征。

【病因】

颈椎病的发病机制存在机械压迫学说、颈椎不稳学说、血液循环障碍学说。基本病理变化是椎间盘的退行性变。颈椎间盘在承重的情况下频繁的活动,容易受到过多的细微创伤和劳损而发病。同时还可受颈椎发育性椎管狭窄、炎症及先天性畸形等多方面影响。

【病理】

纤维环变性造成椎节不稳,髓核脱出,继而出现后方小关节、钩椎关节和椎板的骨质增生,黄韧带和项韧带变性,软骨化和骨化等改变。

【临床表现】

根据颈椎病患者的症状或征候群特点来确定分型标准,即首先归纳患者的主诉及临床表现特点,再根据颈椎病累及的组织进行分型,共分为六型(表12-1)。

表 12-1 颈椎病的分型及临床表现

类型	病理改变	临床表现
颈型	颈椎椎节退行性变	颈部、肩部及枕部酸、痛、胀及不适感 颈肌紧张,颈部活动受限 颈部生理曲度减弱或消失
神经根型	单侧或双侧脊神经根受刺激或受压	受累椎节脊神经根分布区的根性痛及麻木和根性肌力障碍 颈椎棘突或棘突间压痛或扣痛阳性 压颈试验或臂丛牵拉试验阳性
脊髓型	压迫或刺激脊髓及伴行血管	手足无力、麻木 足踏棉花感,行走不稳易跌倒 手不能做精细动作 下肢、胸部及腹部有束带感 严重者大小便不能排空、尿潴留或尿失禁、甚至瘫痪
椎动脉型	椎动脉受到刺激和压迫	主要表现为椎基动脉供血不足症状: 偏头痛、眩晕、记忆力减退 耳鸣、听力减退、耳聋 视力下降、视物模糊及复视 发音不清或嘶哑 自主神经症状、精神症状
食管压迫型	椎间盘退变继发前纵韧带及骨膜下撕裂、出血、机化、钙化、骨刺形成	早期吞服硬质食物困难、进食后胸骨烧灼刺痛感 逐渐影响进食软食和流质
混合型	混合几种病理改变	几个类型混合在一起,症状多样而复杂

【治疗】

1. 非手术疗法 非手术疗法适于神经根型颈椎病、轻度颈椎间盘突出症及颈型颈椎病、早期脊髓型颈椎病,

试验性治疗,手术治疗后的恢复期治疗,以及全身情况差不耐受手术者。非手术疗法应符合颈椎的生理解剖学基础,具体手段为:

(1) 适当休息,服用消炎止痛药物即可减轻症状。

(2) 辅以针灸、按摩、封闭疗法、外敷等。

(3) 颈部制动法,限制颈部活动,可以佩带颈托。

(4) 物理治疗,如低频电刺激疗法、超短波疗法、水浴疗法、功能性电刺激法等。

(5) 保持良好的睡眠休息体位,保持正确的睡姿、枕头高度适宜。

(6) 如果症状仍明显,应进行牵引治疗。

2. 手术治疗 主要适于颈椎病发展至出现明显脊髓、神经根、椎动脉损害,或在外伤及其他原因作用下症状突然加重,以及经非手术治疗无效,症状严重影响生活。但若全身情况不耐受手术,颈椎病晚期,四肢关节已僵硬,肌肉严重萎缩者不宜手术。

【主要护理问题】

1. 舒适的改变 与长期慢性疼痛有关。

2. 焦虑/恐惧 与患者对手术的恐惧、担心术后复发有关。

3. 自理能力下降 与手术及长期卧床有关。

4. 相关知识缺乏 与不了解手术方式与康复训练知识有关。

5. 潜在并发症 窒息、喉上/喉返神经损伤、气管食管瘘、管道脱落、皮肤完整性受损、深静脉血栓、肢体废用综合征、脊髓再损伤、感染等。

【护理目标】

1. 患者术前相关症状得到缓解。

2. 患者焦虑/恐惧程度减轻，能积极治疗和护理。

3. 患者能了解颈椎病发病原因、掌握功能训练方法及自我保健知识。

4. 术后未发生相关并发症，或并发症发生后能得到及时治疗与处理。

【术前护理措施】

手术前的护理内容见表 12-2。

表 12-2　术前护理内容

要点	内容
心理护理	解释颈椎手术的必要性、手术方式、注意事项 向患者介绍本手术方法、目的、意义，缓解患者恐惧心理，增加治疗信心，教会患者自我放松的方法 针对个体情况进行针对性心理护理 重视通过社会支持系统的影响，特别是亲人的关怀和鼓励
气管推移训练	术前 3~5 天开始对经前路手术的颈椎病患者行气管推移训练 指导患者用自己 2~4 指的指腹将气管食管鞘持续地由右向左推移过中线 开始用力应缓和，如有不适可休息 10~15 分钟后再继续 3 次/天，15~20 分钟/次，循序渐进逐渐增加至 4 次/天，20~30 分钟/次，术前一天停止训练，避免反应性水肿
呼吸功能训练	教会患者有效咳嗽、咳痰，腹式呼吸 吸烟者术前 1 周戒烟，冬季注意保暖预防感冒
体位练习	前路手术者： 患者仰卧位，两肩胛部垫 1 个枕头，使颈部稍后伸但不要过度后伸，以免加重症状，开始时 10~30 分钟/次，2~3 次/天，逐渐增加时间直至坚持 1~2 小时

续表

要点	内容
体位练习	后路手术者： 枕头放于床中间，患者俯卧其上，头颈前倾，双上肢自然后伸；小腿下方垫枕，保持膝关节适当屈曲以缓解肌肉紧张。开始时10～30分钟/次，2～3次/天，逐渐增加时间直至坚持2～4小时 练习床上大小便和卧位进食
口腔准备	对于经口咽入路的手术，术前请口腔科会诊，及时处理口腔疾病及咽喉炎 术前一周晨起及三餐后给予0.05%氯已定漱口液含漱 术前一周庆大霉素联合地塞米松雾化吸入,3次/天 入院后禁止进食坚硬的食物，使用软毛牙刷
安全管理	颈椎病患者有肌力下降或视物不清者注意防跌倒和防坠床，并留陪伴 嘱患者穿平底软鞋 走道宽敞明亮，有扶手；地面清洁干燥 有吞咽困难者指导进食应以流质或软食为主，且进食宜慢 卧床患者翻身时注意轴线翻身，防止颈部扭曲、过伸、过屈 感觉异常者防止冻伤、烫伤
肢体运动感觉情况评估	评估患者四肢肌力、肌张力、各种反射及感觉有无异常，以便提供相应的生活护理
常规准备	术前遵医嘱完善各项常规检查、术前检查 术前禁饮食、男患者刮胡须、更换清洁患者服 术前行药敏试验，术晨建立静脉通道，术前使用抗生素 术晨与手术室人员进行患者、药物核对后，送入手术室

【术后护理措施】

1. 外科术后护理常规 见表 12-3。

表 12-3 术后护理内容

内容	要点
全麻术后护理常规	了解麻醉和手术方式、术中情况、切口和引流情况 持续低流量吸氧、心电监护 严密监测生命体征、重点关注血氧饱和度 床档保护防坠床
呼吸道管理	床旁准备气切包、负压吸引器、开口器、舌钳、吸痰盘 严密观察患者呼吸频率、节律、深度、氧饱和度 当患者自诉气紧、或稍有烦躁,应立即通知医生 鼓励患者深呼吸、及时咳出痰液 常规雾化吸入
伤口观察及护理	观察伤口有无渗血渗液,若有,应及时更换敷料 经口咽入路手术后,每班利用手电筒检查咽后壁伤口情况,注意口腔护理 观察颈部肿胀情况、气管是否居中、切口周围张力有无增高、有无发音改变、胸闷、气短、呼吸困难、发绀等症状,如有异常,应立即通知医生及时处理
引流管的观察护理	保持伤口引流管固定稳妥、维持通畅 观察引流液的性状、颜色、量。一般引流液为暗红色,24 小时不超过 200ml。如果引流液为鲜红色且量大,应考虑有无活动性出血;如果引流量多且为淡红色,应考虑有无脑脊液漏,及时汇报医生

续表

内容	要点
脊髓神经功能的观察及护理	观察患者有无声嘶、饮水呛咳 观察患者四肢感觉、运动功能情况,并与术前比较 观察患者大小便功能情况 发现异常及时通知医生进行处理
疼痛护理	评估患者疼痛情况,遵医嘱给予镇痛药物 有镇痛泵(PCA)患者,维持管道通畅,评价镇痛效果
基础护理	做好口腔护理、尿管护理、保持颈部制动、定时翻身、患者清洁等工作

2. 体位护理

(1)在搬运过程中保持颈部中立位,避免扭转、过曲、过伸。

(2)平卧位休息时,颈部保持中立位至过伸10°左右,制动,沙袋固定在颈两侧以维持颈部稳定性,预防假体移位。

(3)注意轴线翻身,保持头、颈、躯干在一条直线上。

(4)注意保护颈后枕突处皮肤。

(5)根据手术方式及患者情况决定佩戴颈托下床时间,首次下床注意预防体位性低血压。

3. 康复训练 见表12-4。

表12-4 康复训练

时间	训练内容
手术当天	颈部制动,双下肢踝关节背伸跖曲训练
术后1~3天	上肢恢复性训练:拇指对指、握拳然后用力伸指训练、伸腕屈腕等上肢肌肉力量训练

续表

时间	训练内容
术后1~3天	下肢肌肉力量训练:股四头肌等长收缩训练、直腿抬高训练、踝泵运动
术后第4天起	上肢带肌及肩胛部后动范围锻炼 下肢肌肉力量训练:抱腿屈膝训练

4.健康指导 见表12-5。

表12-5 颈椎病手术后的健康教育

要点	内容
功能锻炼	说明功能锻炼的目的、意义 指导患者掌握并实施正确的功能锻炼方法
日常生活	改善长期低头工作的习惯 枕头高度以头部压下后与自己拳头的高度相等或略低 重视颈部外伤的治疗和保健 积极预防和治疗咽喉炎和上呼吸道感染 休息时避免头颈过伸、过屈、过度倾斜 避免颈部直接受压
饮食指导	后路术后6小时开始进食 由流质逐步过渡至半流质饮食为主、温度不宜过高 吞咽速度不宜过快 注意高蛋白高维生素饮食,以促进机体恢复 注意适当摄取纤维素,预防便秘 经口咽入路手术中留置胃管,术后当日不进食,术后1天开始管喂,术后1周视情况拔除胃管
支具的使用	说明佩戴颈托的目的、意义、注意事项、使用时间 指导患者或家属学会自行佩戴颈托
复查指导	定期门诊复查 如有不适,应随时就诊

【并发症】

1. 呼吸道并发症

（1）喉头水肿：由于术中气管受牵拉或麻醉插管刺激而引起，患者有痰咳不尽感、呼吸困难、发绀。处理上注意保持呼吸道通畅、给予雾化吸入治疗，必要时行气管切开术。

（2）血肿压迫：多由伤口渗血多、引流不畅，或是结扎线脱落引起的血肿所致。患者颈部肿胀、肌张力高、血浆管引流物较少、气管偏移。护理人员应及时通知医生，并协助医生拆除缝线、行血肿清除术，必要时行气管切开。

（3）其他原因引起的窒息：如呼吸道分泌物增加引起的痰液堆积、移植骨块松动脱落后压迫气管术中对颈段脊髓刺激造成的呼吸机麻痹等，皆可造成呼吸困难窒息、甚至死亡。护理人员应及时通知医生，必要时行紧急气管切开术。

2. 神经损伤 伤及喉返神经时，患者可有声嘶、憋气、伤侧声带麻痹等症状；伤及喉上神经时，患者出血饮水呛咳。一般术后 1～2 天逐渐好转或消失，护理上要加强观察，及时与医生沟通。

3. 食管瘘 颈椎前路手术后，患者出现颈部切口肿胀、疼痛、发热、咽痛等症状时，口服亚甲蓝，或行食管钡餐检查、食管镜检查等可确诊。对并发食管瘘的患者，应禁饮禁食，营养支持。充分引流并控制感染。

【前沿进展】

预防颈后路减压手术后轴性疼痛的研究进展

颈后路减压手术是治疗多节段脊髓型颈椎病的常用术式。尽管手术解除神经压迫，恢复神经功能比较理想，但术后轴性疼痛发生率为 5.2%～61.5%。轴性疼痛即指患者在手术后出现长时间的颈项部及肩背部疼痛，伴有酸胀、僵硬、麻木和肌肉痉挛，严重影响患者的生活质量。其造成术后疼痛发生的可能与颈椎动静态失稳，颈后肌群附着点和后方韧带复合体的破坏、颈后肌群萎缩等相关。目前预防轴性疼痛的措施有改良椎管扩大成形术，如 C_3 椎板切除代替椎板成形、保留 C_7 棘突、选择性后方减压、重建或保留肌肉 / 韧带附着的双开门椎管扩大成形术、内固定的使用等。但目前术后制动的时间与开始颈后肌群功能锻炼的时间仍然存在争议，有的临床医师从医疗安全角度考虑要求患者术后佩戴颈托 3 个月，但有的研究者认为早期摘除颈托并尽早开始颈后肌群的等长收缩训练可减少轴性疼痛，但具体还需相关临床对照研究证实。

【特别关注】

1. 术后的康复训练。
2. 术后呼吸状况的观察护理。
3. 术后并发症的早期观察及处理。

（曾利辉，屈俊宏，宁　宁）

第二节　腰椎间盘突出症患者的护理

【概述】

腰椎间盘突出症是指腰椎间盘各部分退行性改变后，在外力因素作用下，纤维环破裂后髓核突出，刺激或压迫神经根所而出现的一系列临床症状。发病年龄多在 20～50 岁，男性多于女性，占腰腿痛患者的 35%，以第 4～5 腰椎最为常见。

【病因】

1. 椎间盘退行性改变。
2. 腰部外伤。
3. 腰部过度负荷。
4. 腹内压增高。
5. 遗传性因素。
6. 腰骶先天异常。

【病理】

1. 根据髓核突出部位和方向可将其分为两大类：椎体型和椎管型。

（1）椎体型腰椎间盘突出包括：①前缘型；②正中型。

（2）椎管型腰椎间盘突出包括：①中央型；②中央旁型；③侧型；④外侧型；⑤最外侧型。

2. 根据椎间盘突出的连续病理过程分为三个阶段。

（1）突出前期：髓核破裂，纤维环变软或产生裂隙。

（2）突出期：髓核从纤维环破裂处或薄弱处突出。

（3）突出后期：受累椎间盘变性，突出物和邻近组织发生继发性病理改变。

【诊断要点】

1. 临床表现 见表12-6。

表12-6 腰椎间盘突出的临床表现

要点	内容
腰腿痛	为腰椎间盘突出症患者的主要症状，以腰背部钝痛、下肢麻痛为多见
下肢放射痛	表现为下肢运动，感觉，反射异常

续表

要点	内容
间歇性跛行	直立或行走时,下肢有逐渐加重的疼痛、麻木、沉重感、乏力等不同的感觉
	蹲下或休息片刻后症状可减轻或消失,继续站立或行走,则症状再次出现,患者被迫再次休息
神经根压迫症状	神经根所支配的肌肉出现不同程度的麻痹症状
马尾神经压迫	会阴部麻木、刺痛感、排便和排尿功能障碍
	严重时可出现大小便失禁、双下肢不全瘫痪、性功能障碍
其他症状	患肢发凉

2. 辅助检查 摄腰椎正侧位、斜位片,CT、MRI检查,对有马尾神经损伤者可行肌电图检查。

3. 体格检查 观察患者步态,视诊脊柱外观有无畸形,是否受累椎间隙的棘突旁放射性压痛,受累神经根分布区感觉异常,腰部各方向活动受限,直腿抬高试验是否阳性等。

【治疗】

1. 非手术治疗 对首次发病者,症状较轻及全身情况及局部情况不宜手术者采用卧床休息、牵引、支具固定、理疗、按摩、封闭等疗法。

2. 手术治疗

手术治疗的适应证包括:

(1)诊断明确,经正规非手术治疗无效并影响工作和生活者。

(2)有神经根症状,马尾神经损伤严重。

(3)症状虽不严重,但久治无效,影响步行和剧烈活动者。

（4）伴有椎间狭窄症。

除常规开放性手术外，目前后路椎间盘镜下椎间盘切除术与侧路经皮内窥镜下椎间盘切除术是目前最常采用的微创椎间盘手术。

【主要护理问题】

1. 焦虑/恐惧 与患者对手术的恐惧、担心预后有关。

2. 舒适的改变 与疼痛等有关。

3. 知识缺乏 缺乏疾病相关知识。

4. 躯体移动障碍 与术后体位及疾病影响有关。

5. 潜在并发症 感染、深静脉血栓、脑脊液漏、脊髓再损伤等。

【护理目标】

1. 患者焦虑/恐惧程度减轻，配合治疗及护理。
2. 减轻患者疼痛，提高患者生活自理能力。
3. 能掌握相关疾病知识及康复训练方法。
4. 术后未发生相关并发症，或并发症发生后能得到及时治疗与处理。

【术前护理措施】

术前护理内容见表 12-7。

表 12-7 术前护理内容

内容	要点
心理护理	介绍疾病的相关知识，使患者配合治疗
	了解患者的所思所虑，给予正确疏导
术前准备	评估患者的全身情况，减少术后并发症的发生
	术前遵医嘱完善各项常规检查、术前检查
	术前禁饮食、男患者刮胡须、戒烟酒、更换清洁患者服

续表

内容	要点
术前准备	指导功能锻炼,床上踢腿运动,呼吸功能训练,循序渐进 术前训练床上使用大小便器,指导患者佩戴合适的腰围 术前行药敏试验,术晨建立静脉通道,术前使用抗生素 术晨与手术室人员进行患者、药物核对后,送入手术室

【术后护理措施】

1. 术后常规护理 见表12-8。

表12-8 常规护理内容

要点	主要内容
全麻术后护理	持续心电监护、低流量吸氧、严密监测生命体征
伤口护理	查看有无敷料脱落或移位,保持清洁干燥 查看伤口有无红肿及缝线周围皮肤情况 观察腹部体征,有无腹痛、腹胀等
疼痛护理	采用三阶梯镇痛,超前镇痛,评价镇痛效果,及时反馈处理 提供安静舒适的环境,限制陪伴探望人数
基础护理	做好口腔护理,尿管护理,雾化等工作,保持床单位整洁
体位护理	平卧位,以减轻切口疼痛和术后出血 注意轴线翻身,保持脊柱成一条直线,避免脊柱扭曲 床档保护防坠床
饮食护理	若手术时间短,麻醉复苏好,术后2小时可用小勺喂水,若不呛咳半小时后可饮水进食 饮食注意营养丰富,适当摄入膳食纤维素

2. 血浆引流管护理 见表12-9。

表 12-9 血浆引流管护理内容

内容	要点
通畅	定时挤捏管道,使之保持通畅,预防逆行感染 勿折叠、扭曲、压迫管道
固定	每班检查引流管,妥善固定 为患者翻身时,防止滑出 告知患者引流管重要性,切勿自行拔出
观察并记录	观察患者伤口敷料有无渗血,引流液性状、颜色、量 若术后 24 小时后引流液颜色鲜红,或引流液呈清亮淡黄色,应通知医生及时处理
拔管	根据引流液的量决定拔管时间,一般于术后 48～72 小时拔除

3. 功能锻炼 腰椎间突出症术后康复锻炼应遵循"循序渐进、持之以恒、锻炼后身体无明显不适为度"的原则。康复锻炼应坚持半年以上,具体的锻炼方法见表 12-10。

表 12-10 腰椎间盘突出症术后康复训练

时间	锻炼项目	方法
术后 1 周内	踝泵运动 直腿抬高锻炼	踝关节的屈曲和背伸运动,预防深静脉血栓 双下肢直腿抬高超过 30°,避免术后神经管粘连
术后 1～8 周	腰背肌功能锻炼	抱膝触胸: 仰卧位双膝屈曲,手抱膝使其尽量靠近胸部,然后放下,上下运动 五点支撑法: 患者仰卧,屈肘伸肩、屈膝伸髋、收缩背伸肌,以肘双脚、头部为支点,使腰部离开床面,每日数十次

续表

时间	锻炼项目	方法
术后1～8周	腰背肌功能锻炼	三点支撑法： 患者仰卧，双肘屈曲贴胸，以双脚和头枕为支点，使腰部离开床面，每日数十次 飞燕法： 俯卧去枕，双上肢向背后伸、双膝伸直、颈部后伸，以腹部为支点，分别抬起胸部和双腿离开床面、形成身体上下两头翘起，持续3～5秒，然后放松3～5秒为一个周期
术后2～9周以后	下床活动	穿戴好腰背支具的侧身起坐 保持正确站立姿势、挺胸收腹、避免扭转躯体 遵医嘱行保护性屈伸脊柱练习
	行走锻炼	在腰背支具的保护下行走，步态平稳缓慢 先从平路行走过渡到上下坡行走练 逐渐加量过渡至正常活动

腰背肌锻炼的开始时间视不同手术而定，具体见表12-11。

表 12-11　腰椎间盘突出症术后康复锻炼的开始时间

手术名称	开始锻炼的时间
开窗减压、髓核摘除、半椎板切除术	术后1周
全椎板切除术	术后3～4周
植骨融合术	术后6～8周

4. 健康宣教 见表12-12。

表12-12 腰椎间盘突出症术后健康教育

要点	内容
功能锻炼	向患者说明功能锻炼的目的、意义 指导患者掌握并实施正确的功能锻炼方法
腰部保健	患者出院后继续卧硬板床休息,3个月内尽可能多卧床,3个月内不进行重体力或负重活动 避免腰部受凉,注意腰部和下肢的保暖、防寒、防潮 避免腰部长时间处于一种姿势,造成腰部劳损 卧位时枕头高度适宜,膝下可垫一小枕,减轻腰背紧张 利用生物力学,保持正确的坐、走、站、下蹲及举物的姿势 避免穿高跟鞋 加强腰肌及腹肌练习,增加腰椎稳定性,防止腰椎退行性变 腰背肌锻炼应持续6～12个月以上 超重或肥胖者应适当控制体重,减轻腰部负荷 注意营养饮食,以促进机体恢复 注意纤维素的摄入,防止便秘
支具的使用	说明佩戴腰围的目的、意义、使用的方法,支具的维护、使用时间等
复查指导	定期门诊复查 如有不适,应随时就诊

5. 并发症 并发症的临床表现及护理见表12-13。

表12-13 并发症的临床表现及护理

常见并发症	临床表现	处理
脑脊液漏	恶心呕吐、头痛 引流量多,色淡	裂口长度小于0.5cm可去枕平卧,局部压迫伤口 必要时裂缝合或修补硬膜

续表

常见并发症	临床表现	处理
主要血管损伤	术后患者出现严重低血压 血浆引流量大且色鲜红	及时补液,夹闭引流管,监测生命体征,通知医生,做好相关准备
椎间隙感染	背部疼痛、肌肉痉挛 体温升高	做好引流管和伤口敷料护理 遵医嘱用抗生素
尿潴留	排尿障碍	有镇痛泵的予以关闭,营造适宜的环境,或遵医嘱清洁导尿
马尾或神经根损伤	双下肢酸胀不适 双下肢痛觉过敏或痛觉减退	卧床休息,对症治疗
术后感染	体温异常 局部伤口红、肿、热、痛	保持敷料清洁干燥 观察体温变化,高热时遵医嘱合理使用抗生素
深静脉血栓	患肢肿胀、疼痛 患肢皮肤发绀 部分患者临床表现不明显	疑有深静脉血栓者,患肢制动 可作彩色多普勒检查辅助诊断 遵医嘱使用抗凝剂 观察患肢疼痛、肿胀有无减轻

【前沿进展】

微创手术治疗腰椎间盘突出症的护理进展

近年来,微创治疗成为脊柱外科发展的趋势。与传统开放性手术相比,微创手术具有创伤小、疗效好、并发症少、患者恢复快等优点。伴随术式的改变,常规的护理内容也在变化。术前禁饮禁食时间在不断缩短,术后进饮进食时间在不断提前,快速康复流程的应用,又使得患者下手术就开始进行功能锻炼,从术后第一天踝泵运动,直腿抬高,到术后第二天佩戴腰部支具下床,都大大缩短了的患者康复,改善了住院体验。

【特别关注】

1. 腰椎间盘突出症术后功能锻炼,腰背肌力训练。
2. 腰椎间盘突出症术后引流液和观察、伤口的护理。
3. 腰椎间盘突出症的预防保健措施。

(曾利辉,屈俊宏,宁 宁)

第三节 腰椎管狭窄症患者的护理

【概述】

腰椎管狭窄症(stenosis of the lumbar spinal cannal)是指腰椎管因某些因素产生骨性或纤维性结构异常,导致单一平面或多平面的一处或多处管腔狭窄,致马尾神经或神经根受压所引起的一种综合征,但不包括单纯椎间盘突出及占位性病变。

【病因】

1. 先天性因素。
2. 继发性因素。
3. 发育性因素。

【病理】

腰椎管狭窄主要的病理改变包括黄韧带肥厚、黄韧带骨化、关节突肥大、椎板增厚,导致神经、血管和组织受压或缺血,出现马尾神经或神经根受压症状。

【分类】

分类方法不同,则类别也不相同(表12-14)。

表 12-14 腰椎管狭窄症的分类

类别	说明
先天性	特发性、软骨发育不全性
获得性	退变性、混合性、脊椎滑脱、医源性、创伤后

【诊断要点】

1. 临床表现

（1）神经源性马尾间歇性跛行，表现为患者步行数米或数百米后出现下肢疼痛乏力，需休息、下蹲、弯腰数分钟后方可继续前行，而后又重复出现上述症状。

（2）腰腿痛，表现为腰腿痛、腰骶痛或下肢痛。

（3）马尾神经受压，大小便障碍。

2. 体格检查

（1）腰椎管狭窄的患者往往主诉症状严重，体征却不明显。

（2）腰部后伸受限或压痛。

3. 辅助检查

（1）X线片：腰部X摄片可显示脊椎弧度、椎体、椎间隙、椎间关节和椎板的退行性改变，亦可测量腰椎管的矢径和横径。

（2）CT：可显示中央椎管和侧隐窝的骨性狭窄，还有黄韧带肥厚和腰椎间盘突出。

（3）MRI：椎管狭窄、脊髓受压。

【治疗】

1. 非手术治疗可缓解症状，具体包括短时间卧床休息、抗炎药物治疗、腰椎屈曲锻炼、腰椎保护性支具的应用、硬膜外间隙用药等。

2. 对症状严重、经非手术治疗无效、神经功能障碍明显者，可通过腰椎单一节段或多节段椎板的全部或大部分切除、神经根管扩大及神经根粘连松解术治疗。

【主要护理问题】

1. 焦虑恐惧 与慢性疼痛、丧失劳动力、担心手术效果有关。

2. 自理能力下降 与下腰痛、间歇性跛行、术后卧床有关。

3. 疼痛 与椎管狭窄、神经根受压有关。

4. 相关知识缺乏 缺乏对疾病、手术的了解，康复护理方面的知识。

5. 潜在并发症 脑脊液漏，椎间隙感染。

【护理目标】

1. 患者的焦虑恐惧程度减轻，配合治疗及护理。
2. 患者的疼痛得到改善，提高患者的生活自理能力。
3. 未发生并发症。
4. 患者掌握功能锻炼方法，能主动进行锻炼。

【术前护理措施】

术前护理内容见表 12-15。

表 12-15　术前护理内容

内容	要点
心理护理	了解患者的心理状况，给予针对性的开导 介绍疾病的相关知识，使患者安心治疗
呼吸系统管理	指导患者进行深呼吸 教会患者正确咳嗽咳痰

续表

内容	要点
安全管理	根据患者情况留陪伴 走道宽敞明亮,有扶手;地面干燥
术前准备	评估患者的全身情况,减少术后并发症的发生 经后路手术者,术前应行俯卧位适应性体位训练 术前遵医嘱完善各项常规检查、术前检查 术前禁饮食、男患者刮胡须、更换清洁患者服 术前训练床上大、小便 术前行药敏试验,术晨建立静脉通道,术前使用抗生素 术晨与手术室人员进行患者、药物核对后,送入手术室

【术后护理】

1. 术后常规护理 见表12-16。

表12-16　术后常规护理内容

内容	要点
全麻术后护理	了解麻醉和手术方式、术中情况、切口和引流情况 严密监测生命体征、持续低流量吸氧 床档保护防坠床
伤口观察及护理	观察伤口有无渗血渗液,若有,应及时更换敷料 血浆引流管固定通畅
体位护理	仰卧位休息对切口起到压迫止血的作用 翻身时注意轴线翻身,避免脊柱扭曲和拖拉
疼痛护理	评估患者疼痛评分,遵医嘱给予镇痛药物 评价镇痛泵(PCA)镇痛效果是否满意 提供安静舒适的环境
饮食护理	饮食营养均衡,高蛋白、高纤维素、易消化食物
基础护理	做好生活护理、管道护理、皮肤护理等工作

2. 脊髓神经系统观察　观察双下肢及足趾的感觉、

活动情况、肢体温度、颜色、排尿排便情况,如有异常及时通知医生。

3. 健康宣教 见表 12-17。

表 12-17 腰椎管狭窄症术后健康教育

要点	内容
功能锻炼	说明功能锻炼的目的、意义 术后麻醉清醒即指导患者作双下肢踝泵功能锻炼,四肢远端关节活动 术后 1~3 天指导患者主动作直腿抬高,股四头肌等长收缩、屈髋伸膝锻炼、双上肢上举、扩胸运动等 1 周后进行腰背肌力训练,具体参见腰椎间盘突出患者的护理
日常生活	指导患者正确的坐、立、卧、行的姿势 生活和工作中保持正确的姿势 避免胸腰段极度扭转
支具的使用	说明佩戴胸部支具的目的、意义、注意事项、使用时间 指导患者或家属学会自行佩戴支具
复查指导	定期门诊复查 如有不适,应随时就诊

【并发症】

并发症的临床表现及护理见表 12-18。

表 12-18 并发症的临床表现及护理

常见并发症	临床表现	处理
硬脊膜损伤 脑脊液漏	恶心、呕吐、头痛 伤口大量淡血性渗出 引流量多,色淡	可去枕平卧,局部压迫伤口 必要时探查伤口,行硬脊膜缺损修补术或肌瓣填塞

续表

常见并发症	临床表现	处理
神经脊髓损伤	截瘫症状加重，或原本脊髓神经功能正常者出现双下肢麻木、疼痛、活动障碍、大小便障碍等症状	及时观察下肢活动、感觉情况，并于术前比较有异常情况及时报告医生
血肿形成脊髓供应血管受压，瘫痪加重	伤口局部血肿：伤口局部疼痛加重、肿胀明显椎管内血肿：脊髓压迫症状	及时报告医生急症手术清理血肿

【前沿进展】

脊髓缺血再灌注损伤的研究进展

脊髓缺血再灌注损伤是原发性脊髓损伤的继发性损害，可见于脊柱外科如胸椎管减压术后的继发性神经功能损伤，严重者可导致截瘫、全瘫。脊髓缺血再灌注损伤的病理生理过程非常复杂，对其发病机制众说纷纭，目前较认可的机制有氧自由基介导的脂质过氧化作用、细胞内钙离子浓度的提高、兴奋性氨基酸的毒性作用、细胞凋亡及相关基因表达、炎性反应、血-脊髓屏障通透性改变等。目前对脊髓缺血再灌注损伤的治疗主要集中在药物治疗（如抗氧化剂、钙离子通道阻滞剂、糖皮质激素、神经生长因子的使用），缺血预处理与缺血后处理、低温处理、胚胎干细胞及嗅鞘细胞移植、氢气治疗、高压氧、高氧液治疗等。

【特别关注】

1. 患者的安全管理。
2. 术后并发症的观察与护理。

3. 术后健康教育。

（曾利辉，屈俊宏，宁　宁）

第四节　脊柱侧凸患者的护理

【概述】

脊柱侧凸（scoliosis）是指脊柱的一个或数个节段向侧方弯曲伴有椎体旋转的三维脊柱畸形。

【分类】

脊柱侧凸的分类方法较多，目前临床上习惯按照病因分为两大类：

1. 结构性脊柱侧凸

（1）特发性脊柱侧凸：占总数的75%～80%，根据年龄分为婴儿型、少儿型及青少年型。

（2）先天性脊柱侧凸：根据脊柱发育障碍可分为椎体形成障碍、椎体分节障碍及混合型三类。

（3）神经肌肉型脊柱侧凸。

（4）间质病变性合并脊柱侧凸。

（5）神经纤维瘤病合并脊柱侧凸。

（6）软骨营养不良合并脊柱侧凸。

（7）代谢障碍合并脊柱侧凸。

（8）脊柱外组织挛缩导致脊柱侧凸，如脓胸或烧伤后。

2. 非结构性脊柱侧凸

（1）姿势性脊柱侧凸。

（2）癔病性脊柱侧凸。

（3）神经根刺激性脊柱侧凸。

（4）双下肢不等长。

(5)髋关节挛缩。
(6)炎症刺激。

【病因】

特发性脊柱侧凸无明确病因,初发于生长期。各种病因导致神经肌肉瘫痪均可引起神经肌肉病性侧凸。椎骨发育障碍如半椎体或分节障碍导致先天性侧凸。其他原因有神经纤维瘤病、马方综合征、骨软骨发育不全、脊柱损伤或炎症等。

【病理】

特发性脊柱侧凸的病理改变包括四方面:①椎体、棘突、椎板及小关节的改变;②肋骨的改变;③椎间盘,肌肉及韧带的改变;④内脏的改变。

【诊断要点】

1.临床表现

(1)两肩高低不等。
(2)肩胛一高一低。
(3)侧腰部有皱褶皮纹。
(4)前屈肘时,两侧背部不对称(即"剃刀背征")。
(5)脊柱偏离中线。
(6)内脏压迫症状(表12-19)。

表12-19 脊柱侧凸患者内脏受压的表现

受压系统	临床表现
循环系统	心脏移位、心功能受限、活动后心悸、易疲劳
呼吸系统	肺活量减少、呼吸增快
消化系统	消化不良、食欲缺乏
神经系统	神经根性疼痛、脊髓麻痹症

2. 辅助检查 ①X 片；②CT；③MRI；④背部云雾摄像检查。

3. 脊柱侧凸的程度划分 脊柱侧凸的程度国际上通常用脊柱 X 线片上的 Cobb 角来测量。Cobb 角测量法为：先确定侧凸上、下端的中立椎体，在上下端中立椎体下缘各作一条椎体缘线，这两相交的角即为 Cobb 角。通过测量 Cobb 角，脊柱侧凸的程度划分见表 12-20。

表 12-20 脊柱侧凸程度划分

Cobb 角度数	脊柱侧凸程度
40° 以下	轻度侧弯
40°～70°	中度侧弯
70° 以上	重度侧弯

【治疗】

1. 治疗原则

（1）侧弯小于 20°，观察，每 6～8 个月随访一次。

（2）侧弯 20°～25°，密切观察，随访 6 个月，若侧弯进展超重 5°，应进行临床检查，并予以治疗。

（3）侧弯大于 25°，早期治疗。

2. 非手术治疗 首诊时，侧弯 Cobb 角大于 25°，或观察期间侧弯进展明显时，可采取支具保守治疗。

3. 手术治疗 下列情况为手术治疗的指针。

（1）支具治疗控制无效，脊柱侧凸度数仍在继续增加者。

（2）引起肺功能障碍者。

（3）青少年脊柱侧凸躯干不对称，严重畸形者。

（4）脊柱侧凸伴有疼痛或其他神经症状，保守治疗无效者。

（5）Cobb 角大于 45°的青少年。

（6）Cobb 角虽然小于 40°，但有严重胸前凸，或肋骨明显隆起者。

【主要护理问题】

1. 自卑、焦虑 与受疾病影响及担心手术风险有关。

2. 营养不足——低于机体需要量 与缺乏正确的营养知识、食欲缺乏有关。

3. 舒适度改变—疼痛 与手术创伤、术后腹胀有关。

4. 清理呼吸道低效 与咳嗽无力或疼痛有关。

5. 活动无耐力 体质较差、贫血有关。

6. 潜在并发症 感染、神经损伤、肠梗阻、肺不张、气胸、泌尿系统并发症。

【护理目标】

1. 患者自卑、焦虑程度减轻，配合治疗及护理。
2. 营养状况得到维持和改善，能摄入足够的营养。
3. 患者主诉不适感减轻。
4. 患者掌握自行咳嗽方法，并有效咳痰。
5. 活动耐力提高。
6. 术后未发生相关并发症。

【术前护理】

术前护理措施见表 12-21。

表 12-21 脊柱侧凸患者手术前护理

内容	要点
心理护理	根据患者文化程度，接受能力、心理特点进行个体化健康教育

续表

内容	要点
心理护理	鼓励患者表达自身感受和需求 解释手术治疗的必要性，效果及预后 加强家庭及社会支持
功能锻炼	对肺功能不全者，指导吸气、呼气锻炼以及咳嗽、咳痰 鼓励患者上下楼梯及扩胸运动，以增加肺活量和通气量 练习床上大小便和床上用餐
术前准备	积极完善术前检查，进行详细评估 术前抗生素皮试，术晨遵医嘱带入术中用药 术晨更衣、建立静脉通道 唤醒试验，术前训练患者听命令活动足趾，判断并及时发现脊髓有无继发性损伤，减少神经系统的并发症 与手术室人员交接核对无误后，送入手术室

【术后护理措施】

1. 骨科术后护理 见表 12-22。

表 12-22 术后护理

要点	内容
全麻术后护理	了解患者术中情况，麻醉、术式、切口和引流情况 持续低流量吸氧 持续心电监护、严密监测生命体征，尤其是血压变化，警惕低血容量性休克
伤口观察及护理	观察伤口有无渗血渗液，若有，及时通知医生并更换敷料 前路手术患者观察腹部体征、呼吸状况
神经功能观察	术后 24 小时应严密观察四肢感觉运动功能 术后麻醉清醒后即鼓励患者主动活动足趾，触摸是否有感觉，警惕发生脊髓水肿、血肿等
血浆引流管护理	正常情况第一天引流液为暗红色，300～400ml，第 2 天 50～100ml

续表

要点	内容
血浆引流管护理	如果引流量大,色淡,应考虑脑脊液漏,应立即通知医生处理 一般引流量小于50ml,可拔管
胸腔闭式引流管护理	经前路手术者可能会安置胸腔闭式引流管 护理按照胸腔闭式引流管护理要求进行
体位护理	术后6小时内去枕平卧位 6小时后可协助翻身,注意轴线翻身法 1周后,可根据医嘱摇高床头30°～45° 2周后,遵医嘱在支具保护下步行
饮食护理	全麻清醒后,患者可进食少量水 术后第1天食易消化、富有营养的流质,并少食多餐 前路手术肛门排气后无腹胀即可普食 鼓励患者多饮水,多进食含铁及维生素丰富饮食
基础护理	做好口腔护理,尿管护理,皮肤护理

2. 功能锻炼 见表12-23。

表12-23 脊柱侧凸术后功能锻炼

时间	锻炼内容
术后1天	嘱患者伸屈膝、髋关节及股四头肌的等长收缩,双上肢自主活动
第2天	腰背肌锻炼
第3天	嘱患者双下肢交替直腿抬高,预防脊柱术后神经粘连,严禁患者坐起,脊柱扭转
1周后	根据医嘱摇高床头40°～50°,禁止腰部屈曲
2周后	遵医嘱在佩戴支具的前提下下床,活动范围和强度应循序渐进 支具佩戴时注意骨凸处皮肤的保护,首次下床锻炼应充分评估患者体力,预防体位性低血压

3. 健康宣教

（1）说明功能锻炼的意义和方法。

（2）指导支具的穿戴方法与注意事项。

（3）术后 3 个月内不进行重体力或负重活动，半年避免体育运动，尽量减少脊柱活动，上身禁止前屈。

（4）保持正确的站、坐姿、佩戴双肩包。随身高调整座椅和书桌高度。

（5）定期复查，术后 1、3、6、12 个月来院复查。

【并发症及护理】

脊柱侧凸术后常见并发症及护理内容见表 12-24。

表 12-24　脊柱侧凸术后常见并发症

常见并发症	护理要点
肠系膜动脉综合征	表现为腹胀、恶心、上腹疼痛、间歇性呕吐等 给予禁食、补液，胃肠减压，严重者手术探查
肺部并发症	可能有肺部感染、乳糜胸、气胸、血胸等 术后观察呼吸状况 术后麻醉清醒后即指导患者深呼吸，有效咳嗽、咳痰 口腔护理每天 2 次，必要时行雾化吸入
腹胀	观察腹部体征，注意腹围及肠蠕动，肠鸣情况 腹胀明显而肛门未排气者，予以暂禁食，静脉补液 可行超声导入治疗或小茴香热敷按摩腹部，促进肠蠕动
脑脊液漏	表现为引流量增多，色淡 术后需注意观察切口引流液性状，颜色及量 听取患者主诉，有无头痛头昏等不适 若有异常，及时通知医生处理
感染	严密监测体温，保持伤口敷料清洁干燥 胸腔闭式引流瓶及血浆引流袋更换遵守无菌原则 遵医嘱使用抗生素

【前沿进展】

颅盆环牵引在重度脊柱侧凸矫正中的护理及应用

脊柱侧凸 Cobb 角大于 90° 称为重度脊柱侧凸,其特点为患者发病年龄小,发展迅速,畸形僵硬,肺功能严重受损,身体瘦弱,病死率极高。目前主要手术方式是脊柱后路器械矫正、截骨矫形、植骨融合椎弓根钉棒系统内固定。由于患者脊柱侧凸角度大、畸形僵硬、椎旁软组织挛缩造成手术操作难度极大。为提高矫形效果,减少脊髓损伤、肠系膜上动脉综合征、断钉、断棒等并发症发生,目前常采用颅盆环牵引在手术前减小脊柱侧弯角度,改善患者肺功能及体质,降低手术风险。颅盆环牵引架由颅环、盆环及 4 个支撑杆组成,将患者的躯干围在其中。其护理要点主要包括心理护理,消除患者自卑心理;及时发现过牵症状,如舌下神经受累、展神经受累、肠系膜上动脉综合征、臂丛神经及脊髓过牵;做好钉道护理,预防感染;体位护理,卧位时利用海绵垫保护皮肤,保证牵引效果;活动指导,有效咳嗽咳痰,爬楼梯提高肺活量;控制牵引进度,保证牵引固定有效等。

【重点关注】

1. 术前术后康复锻炼。
2. 围手术期心理护理。
3. 围手术期营养管理。
4. 术后并发症处理及护理。

(王瑞珍,屈俊宏,李　晔)

第五节 强直性脊柱炎患者的护理

【概述】

强直性脊柱炎（ankylosing spondylitis, AS）是一种以中轴受累为主的脊柱关节病。发病年龄多为 16～40 岁，男女比例为 5∶1，美国平均发病率为 0.13%，我国 AS 发病率为 0.26%～0.3%。

【病因】

病因目前尚未阐明，但已证实 AS 是一种具高度遗传倾向的疾病，HLA-B27 与其存在强关联，B27 阳性者患 AS 的概率是 B27 阴性者的 20～30 倍。感染、免疫、环境等因素也在多方面影响强直性脊柱炎的发病。

【病理】

1. 特征性改变是韧带和关节病变，病变最常见于骶髂关节，随后向脊柱的头侧发展，表现为软骨破坏及骨侵蚀，继而出现纤维性及骨性强直，脊柱形成"竹节样脊柱"。

2. 心脏病变：特征是侵犯主动脉瓣，累及二尖瓣前叶。

3. 肺部病变。

【诊断要点】

1. 临床表现

（1）关节病变表现：90% 的患者最先表现为反复发作的腰痛，腰骶部僵硬感的骶髂关节炎，腰、胸、颈椎病变等。夜间疼痛明显，晨起活动、热浴可减轻。非对称性的单关节及下肢大关节的关节炎为本病外周关节病变的主要的特征。

（2）关节外表现：主要为眼底病变，导致急性前葡萄膜炎、虹膜睫状体炎、虹膜后粘连、青光眼。同时可累及全身多个系统如心血管系统、呼吸系统、外周神经系统及肾脏伴发多种疾病。

（3）体检可发现脊柱驼背畸形，胸廓扩张度降低，局部有压痛，肌肉痉挛，脊柱活动对称受限等。

2. 辅助检查 实验室检查；X 片、CT、MRI、造影、血沉、脑脊液检查。

3. 诊断标准 "腰痛、腰椎活动受限"，"胸痛、胸廓活动受限"和"骶髂关节炎"是诊断强直性脊柱炎的三个要点。目前也有不少学者认为，腰痛加双侧骶髂关节炎（X 线）即可诊断本病。

【治疗】

1. 非手术治疗 见表 12-25。

表 12-25 非手术治疗内容

内容	要点
健康教育	讲解疾病相关知识，非手术治疗方案，提高患者遵医性
	保持正常的站姿、坐姿，睡姿多取仰卧位，且卧硬板床
	掌握正确用药知识
	减少负重，避免做引起疼痛的体力活动
	吸烟可加重气短，应戒烟
	注意膳食营养，多摄入高蛋白及富含维生素 C 的食物
体育锻炼	深呼吸，维持胸廓最大活动度
	颈椎活动，练习头颈部向前、后、左、右、旋转运动
	腰椎运动，练习腰部向前屈、后伸、侧弯及左右旋转躯体
	肢体运动，练习游泳，以增加四肢运动及肺活量

续表

内容	要点
物理治疗	热疗、激光照射、超短波治疗可放松肌肉,促进血循环 按摩疗法,早期疏通经络,增加关节活动幅度,改善肌肉、皮肤营养状态 支具预防和矫正畸形 牵引,早期防治脊柱和关节畸形 针刺疗法止痛
药物治疗	非甾体抗炎药控制疼痛及晨僵,同时可延缓影像学进展 皮质激素用于控制局部症状 甲氨蝶呤用于改变病情,常需定期复查肝功及血象 生物制剂如抗肿瘤坏死因子(TNF-cc)治疗活动性或对抗炎药治疗无效的 AS 有重要意义

2. 手术治疗 适用于晚期患者,脊柱、髋、膝等关节发生畸形强直,严重影响功能者。脊柱驼背畸形是 AS 晚期最严重的并发症,手术矫形是唯一有效的治疗方法,应先行髋关节矫形手术,再矫正驼背是合理手术方式。

手术目的在于恢复直立姿态、松解肋弓对腹部的压迫、改善肺功能或膈肌偏移、恢复水平凝视。

强直性脊柱炎的手术范围根据患者具体情况而定,包括颈椎手术,胸椎及腰椎手术、髋膝手术等。

【**主要护理问题**】

1. 焦虑/恐惧 与患者对疾病性质预后有关。

2. 舒适度的改变 与疼痛与体位不适,组织炎症有关。

3. 躯体移动障碍 与体力、降低卧床有关。

4. 废用综合征 与限制活动,活动减少有关。

5. 潜在并发症 感染、神经损伤、出血。

【护理目标】

1. 患者焦虑／恐惧程度减轻,能正确采用对待焦虑的方法。

2. 患者主诉不适消除或减轻。

3. 患者在帮助下进行躯体活动,卧床期间生活需求得到满足。

4. 患者能主动进行康复锻炼。

5. 术后未发生相关并发症或发生后能得到及时处理。

【术前护理措施】

术前护理内容见表 12-26。

表 12-26 强直性脊柱炎的术前护理

内容	要点
心理护理	鼓励患者表达自己感受,并耐心倾听
	减少或消除焦虑／恐惧的医源性相关因素
	充分介绍与患者有关的事项
	减少患者接触病、危重患者
	鼓励患者家庭成员,关心支持,共同缓解患者不适感
	肯定患者的合作及配合
饮食护理	摄入易消化,富含蛋白质,维生素饮食,多吃含钙、铁食物
	减少食入动物脂肪,控制体重
	禁烟、酒、辛辣刺激食物
	多饮水,进食新鲜蔬菜及水果,防便秘
心肺功能锻炼	由于胸廓扩展受限,应注意早期预防
	鼓励患者每日深呼吸及扩胸运动练习
	不能自理者,协助叩背部,督促患者咳嗽
	鼓励患者吹气球
	可借助床上提手装置,进行上肢拉伸锻炼

续表

内容	要点
功能锻炼	鼓励患者克服疼痛,经常活动脊柱、髋、肩、膝关节
	练习颈、胸、腰部左右旋转前伸后伸等各方向
	俯卧体位练习,利用自身受力矫正脊柱、髋关节的屈曲畸形
	练习扩胸运动及腰背肌锻炼
	靠墙直立或扶固定栏杆、床挡做屈髋屈膝下蹲运动
用药指导	指导患者正确掌握用药剂量、用法、药物疗效及不良反应
	按医嘱用药,不可自行停药、加量、减量
	定期复查肝肾功能及血常规
	加强患者医嘱依从性
术前常规准备	术前行抗生素皮试,术晨遵医嘱带入术中用药
	协助完成术前各项检查
	术晨更换清洁患者服
	术前建立静脉通道,遵医嘱输液完毕计划液体
	核对患者及物品,送入手术室

【术后护理措施】

1. 外科术后护理常规 见表 12-27。

表 12-27 常规护理内容

内容	要点
全麻术后护理常规	了解麻醉方式,术中情况,切口,引流情况
	术中带回液体,药品及要求特殊体位
	持续低流量吸氧
	持续心电监护
	严密观察生命体征
	加床挡保护
	应用广谱抗生素,预防感染

续表

内容	要点
伤口观察护理	观察伤口有无渗血渗液,注意切口周围有无肿胀,特别是颈前路手术患者,如果发现血肿压迫,立即通知医生拆除颈部伤口缝线
管道护理	保持各管道通畅、固定 观察并记录引流液性状及量如有异常及时报告、处理
疼痛护理	评估患者疼痛情况 遵医嘱予镇痛药物,并观察用药效果 采取合适卧位,并及时更换 提供舒适环境,消除不良刺激 心理疏导 局部炎症处理(超声导入治疗,更换伤口敷料)
健康指导	饮食规律卫生,戒烟酒,少食冷、硬食物,提高机体抵抗力 预防肺部、泌尿系、胃肠道感染,以免加重病情 保持良好的行为习惯,避免长时间同一姿势 卧硬板床,可俯卧休息 坚持功能锻炼和耐力训练,持之以恒,循序渐进

2. 专科护理 见表12-28。

表12-28 专科护理内容

内容	要点
呼吸道管理	颈椎前路手术者,床旁常规备好气切包及吸痰盘 术后即给予低流量吸氧,保持呼吸道通畅,雾化吸入 患者麻醉清醒后,即鼓励患者咳嗽、深呼吸 根据患者的血氧饱和度及喉部痰鸣音来决定是否吸痰 在病情允许下,指导患者进行腹式呼吸锻炼及咳嗽

续表

内容	要点
康复锻炼	全麻患者平卧 6 小时后,每 2 小时轴线翻身一次 颈部手术患者去枕平卧,颈部制动,保持颈部中立位 麻醉清醒后,即鼓励患者活动足趾,伸屈膝髋关节,收缩股四头肌,腓肠肌等运动,双上肢主动活动 术后第 1 天可练习直腿抬高 术后 4 周带支具可下床活动 6 个月后根据病情解除支具
全髋关节置换术后假体脱离的预防	对强直性脊柱炎合并脊柱后凸畸形、骨盆后倾、髋臼假体外展及前倾角度较大的假体脱离高危人群应予以高度重视,术后避免髋关节内收内旋,始终保持患肢外展 30° 中立位,患侧穿防旋鞋,出院后避免曲髋下蹲

【并发症及护理】

术后并发症及其护理措施见表 12-29。

表 12-29 并发症及其护理措施

并发症名称	临床表现	要点
神经损伤	双下肢感觉运动功能异常	麻醉清醒后,全面精确评估神经系统,并与术前进行比较 检查四肢的活动功能,肛门收缩能力,膀胱功能等,若发现患者肌力下降,需立即报告医生
中枢性高热	反复高热	保持适宜的室温 物理降温 做好皮肤护理,口腔护理

续表

并发症名称	临床表现	要点
中枢性高热	反复高热	遵医嘱给予补液，使用退热剂 观察并记录降温效果
出血	伤口持续有新鲜渗血 血浆引流管血性液体每小时引流量大于200ml	加强巡视和观察 监测生命体征变化 聆听患者主诉 定时监测血常规及生化 保持静脉补充血容量 如有异常及时与医生沟通
深静脉血栓	下肢肿胀、疼痛、感觉异常，腿围较健侧增粗	术后早期行双下肢被动及主动运动 遵医嘱使用抗凝剂

【前沿进展】

三维测量系统在人体脊柱形态测量中的应用

近年来，随着计算机图像处理技术、现代制造技术、光学和光电子技术的迅猛发展，三维测量技术也取得飞速发展，并在各个领域如工程设计、计算机辅助制造、计算机半自动设计、机器人、高速在线检测、医学诊断、质量控制及刑事侦查等发挥着越来越大的优势。脊柱测量仪与传统的测量强直性脊柱炎患者脊柱运动能力的方法如枕墙距、指地距、颌柄距、胸廓活动度、Schober指数等比较，具有最大程度的反映脊柱的立体三维运动的特点，且结果更为直观明了、易于理解接受；相比较普通X线片，脊柱测量仪在记录脊柱形态和活动上至少与功能性X线片一样具有优越性，因此可作为节段活动障碍的客观评定和随访，在未来具有很好的应用前景。

【重点关注】

1. 术前健康宣教。
2. 术后康复锻炼。

(王瑞珍,屈俊宏,李 晔)

第六节 脊柱损伤患者的护理

【概述】

脊柱损伤(spine injury)是指脊柱受到直接或间接的暴力导致脊柱骨性结构和支持韧带、关节囊,椎间盘和其他周围软组织的损伤。脊柱损伤常累及脊髓,造成脊髓损伤。

【病理】

脊柱损伤造成椎体骨折脱位或附件骨折时,移位的椎体、碎骨片、椎间盘等组织突入椎管,可直接压迫脊髓或马尾神经,引起局部水肿和缺血变性等改变。根据不同程度的损伤,可造成不完全性和完全性截瘫。严重脊柱脊髓损伤可引起有效循环血量锐减,组织灌注不足,末梢循环衰减,细胞急性缺氧等形式的多器官功能障碍综合征。

1. 脊柱损伤按损伤病程分类

(1)早期脊柱损伤:即损伤在3周内,区别于急性损伤。急性期是病理损伤处于进行性发展中,72小时反应最重,持续1周,之后逐渐缓解。

(2)陈旧性脊柱损伤:指损伤在3周以上,从急性过程过渡到修复过程,伴有脊髓内瘢痕形成。

2. 脊椎骨折并发脊髓损伤,按损伤程度分类

(1)脊髓休克:又称为脊髓休克。损伤后脊髓处于休克状态，使损伤平面以下感觉、运动及反射功能暂时消失或减弱。可在数小时或数日内逐渐恢复。

（2）脊髓受压：由于脊椎骨折、脱位后移位的骨折片、突出的椎间盘、向内挤入的黄韧带或硬膜外血肿等压迫，使椎管容积缩小，脊髓受单纯机械性压迫。若及时解除压迫，则脊髓功能可部分或完全恢复，否则脊髓可能发生缺血性坏死、萎缩等，造成永久性截瘫。

（3）脊髓水肿：损伤后脊髓不同程度水肿，受伤时可能较轻，伤后一段时间内逐渐加重。

（4）脊髓和神经根损伤：可分为脊髓完全横断损伤、脊髓和部分神经根损伤以及脊髓和神经根全部损伤三种情况。

（5）马尾神经损伤：第二腰椎以下的骨折脱位可引起马尾神经损伤。

【诊断要点】

1. 临床表现 疼痛，压痛及活动受限。

2. 神经症状 指脊髓、马尾或神经根受累症状（表12-30）。

表12-30 神经症状

损伤部位	具体症状
高位颈髓伤	指损伤平面在颈3脊髓以上，包括枕颈结合部、颈1颈2复合体。累及呼吸中枢未经及时抢救可导致立即死亡，症状轻者可表现颈部疼痛，活动受限，头晕
下位颈髓伤	指颈3以下部位颈髓伤，可致四肢瘫痪，也可出现损伤平面以下瘫痪
胸段或腰段脊髓伤	受伤平面以下感觉、运动及膀胱直肠功能障碍
马尾伤	除下肢运动及感觉有不同程度障碍，常可波及膀胱功能
神经根性损害	常因神经根受压而引起剧烈疼痛

3. 临床检查 询问外伤史,了解意识情况、心肺功能、脊柱局部、感觉与运动、会阴部和足趾的感觉、运动及反射等。

4. 辅助检查 主要是影像学资料,如 X 片、CT、MRI 等。

5. 完全性与不完全性脊髓损伤的鉴别

(1) 不完全性脊髓损伤:脊柱骨折脱位程度在 1cm 以下,足趾有自主性微动者、马鞍区有感觉者、缩肛反射存在、尿道球海绵体有反射、足趾残留位置感。

(2) 完全性损伤:脊柱骨折脱位程度在 1～2cm 或 2cm 以上,刺激足底,足趾有缓慢屈伸者。

【治疗】

1. 非手术治疗 对各类稳定型损伤采取卧硬板床休息制动、牵引、脱水、支具固定等保守疗法。

2. 手术治疗 目的是最大限度地恢复患者的功能,预防畸形和不稳定,尽可能改善神经系统功能。

【主要护理问题】

1. 焦虑 与担心预后有关。

2. 有皮肤受损的危险 与长期卧床,局部缺血缺氧有关。

3. 自理能力下降 与长期卧床,活动受限有关。

4. 清理呼吸道低效 与气管插管,呼吸肌乏力有关。

5. 有外伤的危险 肢体活动障碍,感觉异常有关。

6. 潜在并发症 感染、排尿障碍、便秘、压疮、体温异常。

【护理目标】

1. 减轻患者的焦虑程度,使其配合治疗和护理。

2. 术后未发生或发生并发症后即给予及时治疗和处理。

3. 能有效咳嗽咳痰，呼吸困难缓解，未发生窒息。

4. 皮肤破损愈合，不出现新的皮肤损伤。

5. 患者未发生外受伤，能采取自护措施。

【术前护理措施】

1. 术前护理常规内容 见表 12-31。

表 12-31 脊柱损伤术前护理常规

内容	要点
急救护理	保持呼吸道通畅，维持有效血液循环，保持水电解质平衡，高热患者物理降温，预防伤口及口腔感染
	床旁备气管切开包、吸痰盘及负压吸引器等抢救物品药品
心理护理	及时向患者解释各项操作治疗的目的，缓解焦虑，稳定患者情绪
	提高患者依从性，避免医源性相关因素刺激
	鼓励患者家庭成员参与医疗照护活动
病情观察	严密观察患者意识、瞳孔、脉搏、呼吸、血压的变化，尤其是呼吸的变化
	记录 24 小时出入量
	做好安全护理，对烦躁患者，加床档及约束带保护
	密切观察患者四肢感觉运动情况，若有变化，及时通知医生积极处理
	备好抢救药品及气切包、吸痰盘
	颅骨牵引患者参照牵引护理，保持颅骨牵引持续有效
体位	卧硬板床休息制动
	仰卧位，颈部保持中立位，采用轴线翻身方法更换体位
	翻身或搬运患者时，注意轴线翻身，避免加重脊髓损伤
	经后路手术患者行俯卧位训练，以适应手术强迫体位

续表

内容	要点
功能锻炼	教会患者深呼吸运动,有效咳嗽咳痰,行双上肢伸展扩胸活动,以避免发生坠积性肺炎
	对要行颈椎前路手术患者应进行气管、食管推移训练,颈过伸仰望位训练
	对后路手术者应行俯卧位训练,但应注意保持呼吸道通畅
	床上大小便训练
术前准备	遵医嘱交叉配血、药敏试验、禁饮禁食、介绍麻醉及手术情况

2. 激素冲击疗法 对于脊髓不完全性神经损伤的患者,在损伤8小时内用激素,可以明显改善脊髓功能。

一般常用的是甲基强的松龙,首次剂量30mg/kg,15分钟内静脉快速输入;45分钟后按照5.4mg/kg的剂量维持24小时静脉输入。注意消化道溃疡的预防。

【术后护理措施】

1. 常规护理内容 见表12-32。

表12-32 常规护理内容

内容	要点
全麻术后护理常规	持续心电监护,严密观察患者生命体征,注意呼吸变化
	持续低流量吸氧,根据血氧饱和度决定吸氧流量
	了解麻醉和手术方式、术中情况、切口和引流情况
	观察神志,评估四肢运动及感觉变化
	颈部手术者,颈部制动于中立位,枕后置软垫,床旁备好气切包及吸痰盘
	床档保护防坠床

续表

内容	要点
伤口观察及护理	观察伤口有无渗血渗液,若有,应及时更换敷料
疼痛护理	评估疼痛情况及时有效镇痛
基础护理	做好生活护理、管道护理、皮肤护理等工作
安全护理	保证环境安全,病床床档保护,烦躁患者行约束带保护,防止坠床
	指导患者及家人正确使用便器及减压用品,防止皮肤破损
	皮肤感觉异常者,严禁使用冰袋及热水袋,防止冻伤及烫伤
	注意患者异常反应,预防自伤、自杀
饮食护理	多食粗纤维食物,水果,多饮水,以促进肠蠕动
	少食多餐,进食高蛋白、高营养、清淡、易消化食物
体位护理	术后患者过床需保持脊柱水平位,局部不可弯曲
	麻醉清醒后定时行轴线翻身

2. 伤口及引流管护理 见表 12-33。

表 12-33 伤口及引流管护理内容

内容	要点
通畅	定时挤捏管道,使之保持通畅
	勿折叠、扭曲、压迫管道
	遵医嘱定时更换引流袋
固定	每检查引流管处,伤口渗血情况,若有渗血,需及时更换
	外出检查时注意正确固定,防止管道脱落及引流液逆流
	告知患者引流的管重要性,切勿自行拔出
观察并记录	观察引流液性状、颜色、量
	正常情况下手术当天引流液为暗红色,如有异常通知医生并处理

续表

内容	要点
拔管	引流管一般安置 48～72 小时,根据引流量决定拔管时间

3. 功能锻炼 见表 12-34。

表 12-34 功能锻炼的内容

项目	内容
原则	遵循尽早,循序渐进,持之以恒
主动运动	鼓励患者能动的肌肉、关节都尽最大限度的活动
	通过扩胸运动、抗阻力运动等锻炼上肢功能
	非颈部损伤者,指导患者做颈部前屈、后仰、旋转等活动
	加强深呼吸、咳嗽、咳痰训练
	利用床上拉手及健身带等康复器材锻炼上肢肌力及灵活性
被动运动	帮助瘫痪的肢体行关节的被动活动于肌肉按摩等
	被动活动下肢,行抬高、伸膝、曲髋等训练
膀胱功能训练	评估膀胱自主控尿能力,制定膀胱功能训练计划
	制定饮水 - 排尿 - 导尿时间表,记 24 小时饮水、排尿的时间和量
	早期给予保留尿管,训练膀胱逼尿肌功能
	拔除保留尿管后,鼓励患者自行排尿
	如仍不能自行排尿者,可指导患者行间歇导尿法

4. 并发症的预防及处理 见表 12-35。

表 12-35 并发症的预防及处理

并发症	预防及处理
压疮	做好皮肤护理,定时协助患者更换卧位
	皮肤受压及骨突处,予以减压垫保护,促进血循环

续表

并发症	预防及处理
压疮	加强营养,增强机体抵抗力 加强保持床单元清洁干燥 对皮肤破损处积极处理
肺部感染	保持病室清洁,温度及湿度适宜 帮助患者经常更换卧位,并以掌拍打背部 鼓励患者多饮水,保证足够的水分 指导患者有效咳嗽及深呼吸,并做好上肢外展、扩胸运动 遵医嘱行雾化吸入,每天3次 气管切开者,严格无菌操作,及时吸痰,动作轻柔,湿化气道,保持呼吸道通畅
脊髓损伤	严密观察四肢感觉、运动变化 注意大小便功能有无障碍 若出现脑脊液漏,应去枕平卧,并观察脑脊液的量及性状 如果发现患者感觉异常平面上升等,必须及时通知医生处理
泌尿系感染	鼓励多饮水,保证每日小便量2000~2500ml 保持尿管引流通畅,注意观察小便量,色泽及性状 留置尿管期间,按规范行保留尿管护理
下肢静脉血栓	鼓励患者主动活动肢体,定时更换卧位 被动按摩肢体肌肉 应用下肢静脉泵、持续被动活动仪等,促进血液循环 监测血常规及凝血常规
脊髓反应性水肿	由于手术创伤刺激,脊髓在术后24~72小时易出现水肿,应遵医嘱予以地塞米松、甘露醇、呋塞米等静脉滴注,同时注意局部制动

5. 出院指导

(1)继续加强功能锻炼。

(2)保持情绪稳定,做好自身调节。
(3)注意饮食营养,多食蔬菜及水果。
(4)加强自身安全,防止感冒。
(5)根据个体情况制订功能训练计划,预防肢体失用综合征。

【特别关注】

1. 术前急救护理。
2. 术后功能锻炼。

【知识拓展】

脊髓损伤泌尿道管理

脊髓损伤后可产生不同类型的下尿路功能障碍,脊髓不同节段的损伤均可对膀胱和尿道括约肌功能产生相应的影响。对尿失禁和尿潴留的不当处理会导致尿路感染、结石、肾盂积水、肾衰竭等严重后果。脊髓损伤急性期泌尿系管理原则是积极采取各种有效措施,及时有效地排空膀胱,预防膀胱过度膨胀、泌尿系感染、结石形成以及尿道损伤,保护肾脏。导尿后早期拔除尿管,尽早利用生理尿路排尿。常用的措施有经尿道留置尿管、间歇导尿、耻骨上膀胱造瘘等。脊髓损伤后期下尿路功能很难达到痊愈,此阶段泌尿系统管理原则是采取各种措施保护上尿路,应尽早、定期进行影像尿动力学检查,以明确下尿路病理生理状态和改变,根据结果,制订治疗方案,选择治疗方式,调整治疗方案。常用的治疗措施包括间歇导尿、手法辅助排尿、药物治疗、外科治疗等,以期提高患者生活质量。

(屈俊宏,李 晔,宁 宁)

参考文献

安永慧,赵金彩.2009.青少年特发性脊柱侧凸20例围手术期护理.河北医药,31(1):118,119

陈庭瑞.2013.强直性脊柱炎患者脊柱运动能力的研究.广州:南方医科大学,148

胡军,李秋香.2003.骨和软组织松解颅盆环牵引治疗脊柱侧弯的护理,中华护理杂志,38(4):273～275

贾连顺.2007.现代脊柱外科学.北京:人民军医出版社,801～815

刘晓伟,赵建宁,许斌.2014.颈后路减压手术后轴性疼痛及其预防措施的研究进展.中国脊柱脊髓杂志,24(6):567～570

李国华.2004,低成本机器视觉三维测量系统及其在逆向工程中的应用研究.天津:天津科技大学,1～73

廖利民,吴娟,鞠彦合.2013.脊髓损伤患者泌尿系管理与临床康复指南.中国康复理论与实践杂志,19(4):301～317

孙延卿,陈雄生.2010.脊髓缺血再灌注损伤的研究进展.脊柱外科杂志,8(5):311～315

吴剑,蔡贤华,游洪波,等.2014.强直性脊柱炎THA术后假体脱位的危险因素分析.中国骨与关节损伤杂志,29(12):1248,1249.

俞红,沈灿,刘艳丽.2013.中医护理路径加中药导入熨疗在腰椎间盘突出症中的效果评价.护士进修杂志,28(13):1177,1178

Gan TJ. 2007. Mechanisms underlying postoperative nausea and vomiting and neurotransmitter receptor antagonist-based pharmacotherapy. CNS Drugs,21(10):813～833

Hewson SM, Fehlings LN, Messih M, et al. 2013. The challenges of translating stem cells for spinal cord injury and related disorders: what are the barriers and opportunities Expert Rev Neurother, 13(2):143～150

Kajiya M, Silva MJ, Sato K, et al. 2009. Hydrogenmediates suppres-sion ofcolon inflammation induced by dextran sodium sulfate. Biochem BiophysResCommun, 386(1): 11～15

Wiggins GC, Shaffrey CI. 2007. Dorsal surgery for myelopathy and myeloradiculopathy. Neurosurgery, 60(1 Suppl 1): S71～81

第十三章 周围血管、神经损伤患者的护理

第一节 周围神经损伤的护理

【概述】

周围神经损伤的主要由于外伤、产伤、骨发育异常、铅和乙醇中毒等引起受该神经支配的区域出现感觉障碍、运动障碍和营养障碍。周围神经是指中枢神经（脑和脊髓）以外的神经。它包括12对脑神经、31对脊神经和自主神经（交感神经、副交感神经）。

周围神经损伤，平时、战时均多见，据第二次世界大战战伤的一些统计，四肢神经伤约占外伤总数的10%，火器伤骨折中约有60%合并神经伤。四肢神经伤最多见的为尺神经、正中神经、桡神经、坐骨神经和腓总神经。上肢神经伤较多，占60%～70%。

【病因】

导致周围神经损伤的原因十分复杂，临床症状也随患者的病因、体质等情况而差异很大，周围神经损伤常见的病因有：

（1）牵拉损伤，如产伤等引起的臂丛损伤。

（2）切割伤，如刀割伤、电锯伤、玻璃割伤等。

（3）压迫性损伤，如骨折脱位等造成的神经受压。

（4）火器伤，如枪弹伤和弹片伤。

（5）缺血性损伤，肢体缺血挛缩，神经亦受损。

(6)电烧伤及放射性烧伤。

(7)药物注射性损伤及其他医源性损伤。

除了上面介绍的以外还有一些不常见的原因。根据病因的不同以致临床表现也有许多的不同之处,要区别对待,具体情况具体分析。

【临床表现】

周围神经损伤的种类较多,以下是几种常见的周围神经损伤的临床表现:

1. 臂丛神经损伤 主要表现为神经根型分布的运动、感觉障碍。臂丛上部损伤表现为整个上肢下垂,上臂内收,不能外展外旋,前臂内收伸直,不能旋前旋后或弯曲,肩胛、上臂和前臂外侧有一狭长的感觉障碍区。臂丛下部损伤表现为手部小肌肉全部萎缩而呈爪形,手部尺侧及前臂内侧有感觉缺失,有时出现霍纳综合征。

2. 腋神经损伤 运动障碍,肩关节外展幅度减小。三角肌区皮肤感觉障碍。三角肌萎缩,肩部失去圆形隆起的外观,肩峰突出,形成"方形肩"。

3. 肌皮神经损伤 肌皮神经自外侧束发出后,斜穿喙肱肌,经肱二头肌和肱肌之间下行,并发出分支支配上述三肌。终支在肘关节稍上方的外侧,穿出臂部深筋膜,改名为前臂外侧皮神经,分布于前臂外侧皮肤。肌皮神经受伤后肱二头肌、肱肌及前臂外侧的皮肤感觉障碍。

4. 正中神经损伤 第一、二、三指屈曲功能丧失;拇对掌运动丧失;大鱼际肌萎缩,出现猿掌畸形;示指、中指末节感觉消失。

5. 桡神经损伤 桡神经损伤为全身神经中最易受损伤者,常并发于肱骨中段骨折。主要表现为伸腕力消失,而"垂腕"为一典型病症;拇外展及指伸力消失;手背第一，二掌骨间感觉完全消失。

6. 尺神经损伤 第四和第五指的末节不能屈曲；骨间肌瘫痪，手指内收外展功能丧失；小鱼际萎缩变平；小指感觉完全消失。

7. 股神经损伤 运动障碍，股前肌群瘫痪，行走时抬腿困难，不能伸小腿。感觉障碍，股前面及小腿内侧面皮肤感觉障碍。股四头肌萎缩，髌骨突出。膝反射消失。

8. 坐骨神经损伤 坐骨神经完全断伤时，临床表现与胫腓神经联合损伤时相似。踝关节与趾关节无自主活动，足下垂而呈马蹄样畸形，踝关节可随患肢移动呈摇摆样运动。小腿肌肉萎缩，跟腱反射消失，膝关节屈曲力弱，伸膝正常。小腿皮肤感觉除内侧外，常因压迫皮神经代偿而仅表现为感觉减退。坐骨神经部分受伤时，股二头肌常麻痹，而半腱肌和半膜肌则很少受累。另外，小腿或足底常伴有跳痛、麻痛或灼痛。

9. 腓总神经损伤 垂足畸形，患者为了防止足趾拖于地面，步行时脚步高举，呈跨越步态；足和趾不能背伸，也不能外展外翻；足背及小趾前外侧感觉丧失。

【诊断要点】

1. 伤部检查 检查有无伤口，如有伤口，应检查其范围和深度、软组织损伤情况，以及有无感染。

2. 肢体姿势 观察肢体有无畸形。

3. 运动功能的检查 根据肌肉瘫痪情况判断神经损伤及其程度，用六级法区分肌力。

4. 感觉功能的检查 检查痛觉、触觉、温觉、两点区别觉及其改变范围，判断神经损伤程度。

5. 营养改变 神经损伤后，支配区的皮肤发冷、无汗、光滑、萎缩。坐骨神经伤常发生足底压疮，足部冻伤。

6. 反射 根据肌肉瘫痪情况,腱反射消失或减退。

7. 疼痛 神经近侧断端有假性神经瘤,常有剧烈疼痛和触痛,触痛放散至该神经支配区。

8. 神经干叩击试验(Tinel 征) 在损伤平面或神经生长所达到的部位,轻叩神经,即发生该神经分布区放电样麻痛,称 Tinel 征阳性。

9. 肌电图检查(electromyography,EMG) 肌电图检查是通过描述神经肌肉单位活动的生物电流,判断神经肌肉所处的功能状态,可帮助区别病变系肌原性还是神经元性,并结合临床症状对疾病做出诊断。对于神经根压迫的诊断,肌电图具有独特的价值。

【治疗】

临床上治疗周围神经损伤的原则有:

1. 用修复的方法治疗神经断裂。
2. 用减压的方法解除骨折端压迫。
3. 用松解的方法解除瘢痕粘连绞窄。
4. 用锻炼的方法恢复肢体功能。

此病的临床症状十分的复杂,治疗起来还需根据患者的具体情况制订个体化的治疗方案,不可一概而论。

【主要护理问题】

1. 自理缺陷 与神经肌肉功能恢复不全有关。
2. 焦虑 担心疾病预后有关。
3. 疼痛 与炎性物质刺激神经末梢有关。
4. 皮肤完整性受损 与皮肤局部缺血坏死有关。

【护理目标】

1. 患者焦虑/恐惧程度减轻,配合治疗及护理。
2. 患者营养状况得到改善或维持。

3. 患者主诉不适感减轻或消失。

4. 术后未发生相关并发症,或并发症发生后能得到及时治疗与处理。

【术前护理措施】

术前护理措施见表13-1。

表13-1 术前护理措施

内容	要点
心理护理	向患者解释周围神经损伤手术的必要性、手术方式、注意事项
	鼓励患者表达自身感受
	教会患者自我放松的方法
	针对个体情况进行针对性心理护理
	鼓励患者家属和朋友给予患者关心和支持
观察神经功能恢复情况	了解患者感觉和运动功能恢复情况,通过汗腺检查,可了解自主神经恢复情况
保护皮肤	预防压疮及下肢溃疡发生
保持外固定效果	观察肢端感觉、运动

【术后护理问题及措施】

1. 术后护理问题及措施 见表13-2。

表13-2 术后护理问题及措施

护理问题	措施
疼痛(术后伤口有关)	评估疼痛的程度及位置
	进行心理安慰及护理
	转移注意力
	做好疼痛宣教,行VAS评分,指导合理用药并注意观察药物效果及有无不良反应发生
	局部冷敷、抬高伤肢等方法减轻伤肢水肿,起到减轻疼痛的作用
	采用超前镇痛及多模式镇痛方案进行个体化镇痛

续表

护理问题	措施
生活自理能力下降—肢体功能障碍	护士态度和蔼,取得患者信任 了解患者生活习惯,掌握心理动态及生活需要 主动给予帮助,做好晨晚间护理 协助患者饮食,排便,翻身等 把常用品放置患者便于拿取的地方,减少依赖感
应激心理状态	随时巡视患者 经常与患者交谈,了解其心理活动,打消思想顾虑 讲解成功案例或已康复患者的现身说法,树立患者战胜疾病的信心 治疗中定期检测患者神经功能,了解其恢复进程,使患者看到希望 防止思虑过度,注意劳逸结合
知识缺乏	取得患者的信任 向患者介绍病情,治疗方案 康复指导,讲解康复要求及注意事项,以便取得患者配合

2. 体位与活动 见表 13-3。

表 13-3 患者体位与活动

时间	体位与活动
全麻清醒前	去枕平卧位,头偏向一侧,患肢保持功能位,预防关节挛缩,患肢保暖,防止冻伤
全麻清醒后手术当日	低半卧位,患肢保持功能位,预防关节挛缩,患肢保暖,防止冻伤
术后第1日	半卧位为主,增加床上运动,可在搀扶下适当下床,沿床边活动
术后第2日	半卧位为主,可在搀扶下适当屋内活动
术后第3日起	适当增加活动度

被动活动时应注意：①只在无痛范围内进行。②在关节正常范围内进行。③运动速度要慢。④周围神经和肌腱缝合术后要在充分固定后进行。

3. 健康宣教 见表 13-4。

表 13-4 术后患者的健康宣教

内容	要点
饮食	四要：要饮食规律、要少食多餐、要营养丰富、要容易消化
	四忌：忌刺激性食物、忌坚硬食物、忌易胀气食物、忌烟酒
活动	应当根据患者个体化情况，循序渐进，对于年老或体弱的患者，应当相应推后活动进度
复查	出院后定期门诊随访，检查肢端感觉运动恢复情况，检查肝功能、血常规等
	术后定期复查，如有病情变化，随时门诊复查

【前沿进展】

周围神经损伤的手术治疗进展

Sunderland 神经损伤 5 度分类法：Ⅰ度，神经布分区域发生感觉障碍；Ⅱ度，轴索中；Ⅲ度，神经内膜损伤；Ⅳ度，仅神经外膜连续存在；Ⅴ度，神经完全断裂。

1. Ⅲ度以下神经损伤的手术方式有：

（1）神经松解术：本术式宜早期手术。

（2）神经移位术：适用于神经外形完整而长度相对不足而受牵拉或压迫所致的神经损伤。

2. 对于Ⅳ～Ⅴ度神经断裂伤，除非手术禁忌，均应早期手术缝合。常用的手术方式有：

（1）神经外膜缝合术：对于神经缺损小，以混合神经束为主的神经损伤效果最好。

（2）神经束膜缝合术：此术式要求在显微镜下进行，要求严格，为无创技术。

（3）神经外膜加束膜缝合法：在显微镜下纵行切开神经外膜，显露神经束或束组，连外膜和下面的神经束一起打结。

（4）黏合剂粘合神经：用特定的黏合剂直接将两神经断端连接起来。

（5）激光修复：用适当类型和剂量的激光直接端端"焊接"神经。

3. 神经损伤的手术方式有：

（1）神经牵拉延长术：较小的神经缺损可以通过适当游离、牵拉神经或屈曲关节来克服。

（2）体神经移植术：神经缺损较长，不能作直接缝合时，可采用神经移植的方法修复。

（3）体神经移植术：其最大障碍是免疫排斥反应，降低供体的抗原性是关键。

（4）神经转移术：原理是利用全部或部分地牺牲一个正常的供应神经，将受损神经远端与供应神经近端吻合而达到功能恢复。

（5）神经端侧吻合术：神经缺损行神经移植或神经转移术修复将造成供区功能障碍，使其临床上受到限制，可采用神经端侧吻合术。

（6）经肌内埋入法：当神经撕裂伤无法通过神经缝合的方法修复，则可将运动神经末端埋入肌肉进行修复。

（7）神经桥接术：是修复神经缺损的一种新尝试，使用的材料有骨骼肌、生物膜管、基膜管等。

以上各种手术方式皆有适应证，临床应根据具体情况选择最合理的手术方式。

【特别关注】

1. 神经损伤的治疗原则。
2. 经损伤的康复要点。

（彭 琪，王 琴，廖灯彬）

第二节 周围血管损伤的护理

【概述】

由于切割、穿透、火器或骨折、脱位等原因引起血液运行管道离断、撕裂、压榨及挫灭等病变时称之为周围血管损伤。老年人因开放性切割伤，穿透伤及火器伤少见，而因骨折、脱位等闭合性原因所致的周围血管损伤多见。

重要的血管伤常常伴有大出血、休克及肢体缺血坏死。过去，四肢损伤常采用结扎止血法挽救生命，截肢率高达49%，近30年来，随着血管修复技术的发展，其治疗已变为以修复为主。伴随休克和多发伤诊疗技术的提高，四肢血管损伤的死亡率和截肢率显著下降。

【病因】

创伤和动脉硬化是主要病因。包括以下原因：

（1）开放性穿通伤，如刀刺伤，枪弹伤。

（2）闭合性损伤，如骨折并发血管挫裂伤。

（3）医源性损伤，如动脉穿刺、插管损伤及手术误伤，其次为内源性感染如细菌性心内膜炎脱落的感染性栓子。

（4）动脉瘤，由创伤引起的动脉瘤，又称假性动脉瘤，大多数为单发性；由动脉硬化引起的，可呈多发性，且常与主动脉瘤同时存在。

【病理】

周围血管损伤绝大多数是由于外力所致。此外，挤压伤、高压力的爆震浪冲击伤、肢体的过度牵拉、扭曲等，也可造成血管损伤。周围血管损伤多见于战争时期，但在和平时期也屡有发生。主干血管损伤，可能导致永久性功能障碍或肢体丢失，甚至死亡。血管损伤的致伤因素见表13-5。

表13-5 血管损伤的因素

分类	类别
直接损伤	锐性损伤：刀伤、刺伤、枪弹伤、手术及血管腔内操作等
	钝性损伤：挤压伤、挫伤、外来压迫（止血带、绷带、石膏等固定的压迫）等
间接损伤	创伤造成的动脉强烈持续痉挛
	过度伸展动作引起的血管撕裂伤
	快速活动中突然减速造成的血管震荡伤

【血管损伤分型】

根据损伤程度，血管损伤分为不同类型（表13-6）。

表13-6 血管损伤分型

分型		表现
血管断裂	完全断裂	多有大出血，动脉断裂可引起短时喷射样大出血，常常伴有休克，甚至死亡。伤道狭小时，一般出血较小，但形成较大的张力性血肿

续表

分型		表现
血管断裂	部分断裂	视血管壁撕裂程度及状态不同,其临床表现差别甚大
血管痉挛		血管痉挛主要是由于血管壁上交感神经纤维受刺激所引起的防御性反射的结果。常常表现为远侧动脉搏动减弱或消失,肢体出现麻木、发冷、苍白等缺血症状
血管壁损伤		动脉壁损伤后可发生血管痉挛、血栓形成,还因血管壁较弱可继发外伤性动脉瘤
血管受压		可使血流完全受阻,引起血栓形成,造成远端肢体坏死
假性动脉瘤		动脉出血形成波动性血肿后,4～6周后因机化而形成包囊,囊内壁为新生血管内膜所覆盖,成为假性动脉瘤
动静脉瘘		伴行的动、静脉同时部分受损,其内腔发生直接交通,动脉血大部分不经过毛细血管床而直接流入静脉,即形成动静脉瘘

【临床表现】

血管损伤的临床表现见表13-7。

表13-7 血管损伤临床表现

症状	临床表现
出血	肢体主要血管断裂或破裂均有较大量出血。开放性动脉出血血液颜色呈鲜红色,多为喷射性或搏动性出血。闭合性血管损伤时常出现出血部位肿胀,皮下淤血,偶尔形成张力性或搏动性大血肿
低血压及休克	出血较多者因血容量减少,可出现低血压并导致失血性休克及创伤性休克

续表

症状	临床表现
肢体远端血供障碍	肢体远端动脉搏动消失或微弱 皮肤苍白是远端肢体完全缺血或血供严重不足的表现 皮肤温度下降 毛细血管充盈时间延长 疼痛是神经对缺血的早期反应 感觉障碍表现为感觉减退、麻木、甚至感觉完全丧失 运动障碍缺血时间稍长,肌肉运动减退以至完全消失 远端无活动性出血 搏动性血肿
疼痛	合并血管损伤导致肢体缺血,可产生剧烈性疼痛。疼痛呈持续性,随时间延长而逐渐加重,直到肢体发生坏死后。疼痛的主要机制是伤肢远端缺血、缺氧所致

【诊断要点】

1. 临床症状和体征根据病史和临床症状体征,判断损伤的性质、部位、程度。

2. 多普勒超声检查可了解患者有无血流,同时有助于判断患者的缺血程度。

3. 皮肤测温试验 应用皮肤测温计,能精确指示变温带位置及降温的幅度,以确定有无血管损伤。

4. 动脉造影术可显示血管狭窄、阻塞、夹层或血管破裂等。

5. 手术探查主要针对动脉伤可能性较大,但不能确诊的患者,应行血管造影或手术探查。

第十三章 周围血管、神经损伤患者的护理

【治疗】

1. 急救止血 使用敷料填塞加压包扎。

2. 抗休克 迅速补液输液,扩充有效血容量。

3. 手术探查和血管重建 充分暴露伤口,便于清创和控制出血,检查有无临近血管损伤,采用侧面修补、吻合及重建血管术。

4. 抗感染 有伤口感染者应用有效抗生素。

【主要护理问题】

1. 体液不足 与大量失血有关。

2. 组织灌注不足 与迅速失血有关。

3. 营养失调——低于机体需要量 与失血,不能进食有关。

4. 有周围血管神经功能障碍的危险 与肢体缺氧、创面感染和血管栓塞有关。

5. 潜在并发症 感染,肢体坏死,急性肾衰竭。

6. 焦虑/恐惧 与意外伤残有关。

7. 知识缺乏 与患者缺乏相应的康复知识有关。

【护理目标】

1. 患者生命体征平稳。
2. 患者皮肤红润,失血得到控制。
3. 患者营养状况得到改善或维持。
4. 患者肢体血管神经功能正常。
5. 术后未发生相关并发症,或并发症发生后能得到及时治疗与处理。
6. 患者焦虑/恐惧程度减轻,配合治疗及护理。
7. 患者及家属了解相关康复知识。

【术前护理措施】

术前护理措施 见表 13-8。

表 13-8 术前护理措施

要点	主要内容
密切观察病情变化	全身：BP、R、HR、CVP、尿量 局部：肢体皮温、肤色、肿胀、动脉搏动及甲床毛细血管反应
心理护理	解释周围血管损伤手术的必要性、手术方式、注意事项 鼓励患者表达自身感受 教会患者自我放松的方法 针对个体情况进行针对性心理护理 鼓励患者家属和朋友给予患者关心和支持
迅速止血	以无菌敷料加压包扎肢体残端，达到止血的目的
保持外固定效果	观察肢端感觉、运动
积极做好术前准备	建立静脉通道、备血、导尿及抗生素皮试等

【术后护理】

1. 护理措施 见表 13-9。

表 13-9 护理措施

要点	具体措施
病情观察	严密监测生命体征，特别是血压、脉搏、呼吸的变化 观察尿量的变化，每小时尿量至少为 30ml 观察末梢循环和液体出入量 观察肢体有无受压，观察患肢血供、皮温、感觉和活动
注意肢体保暖	保持室温在 25℃左右
预防感染	监测患者有无感染症状和体征 早期使用光谱抗生素

续表

要点		具体措施
预防感染		严格无菌操作
		谢绝或减少探视
		进食营养丰富的食物，增加抵抗力
减轻疼痛		评估疼痛的程度及位置
		进行患者心理安慰及护理
		转移患者注意力
		做好疼痛宣教，行 VAS 评分，指导合理用药并注意观察药物效果及有无不良反应发生
		局部冷敷、抬高伤肢等方法减轻伤肢水肿，起到减轻疼痛的作用
		采用超前镇痛及多模式镇痛方案个体化镇痛
血管危象	动脉痉挛	术后 24～72 小时易发生动脉痉挛，术后 24 小时最多发
		表现为皮肤苍白或呈灰色、皮温下降、肢体感觉运动异常、毛细血管充盈时间延长、动脉搏动减弱或消失，切开或针刺不出血
		处理上寻找可能造成动脉痉挛的原因并加以消除：如果室温偏低，患者感寒冷者等应注意保暖；疼痛、烦躁者应给予止痛剂、镇静剂；遵医嘱肌注罂粟碱或其他血管解痉剂
	动脉栓塞	术后 24～72 小时易发生动脉栓塞，术后 24 小时最多发
		原因为血管清创不彻底；或者血管吻合质量欠佳或吻合口张力过大；或血肿压迫、局部感染或长时间痉挛引起
		初期临床表现与动脉痉挛相同，经保温解痉镇痛治疗后 20～30 分钟无改善可诊断为动脉栓塞
		可进行手术探查

2. 体位与活动　见表 13-10。

表 13-10　患者体位与活动

时间	体位与活动
全麻清醒前	去枕平卧位，头偏向一侧
全麻清醒后手术当日	低半卧位，患肢抬高与心脏平齐或略高
术后第 1 日	低半卧位为主，增加床上运动，
术后第 2 日	半卧位为主，上肢患者可在搀扶下适当屋内活动
术后第 3 日起	适当增加活动度

注：活动能力应当根据患者个体化情况，循序渐进，对于年老或体弱的患者，应当相应推后活动进度。

3. 健康宣教　见表 13-11。

表 13-11　术后患者的健康宣教

饮食	四要：要饮食规律、要少食多餐、要营养丰富、要容易消化
	四忌：忌刺激性食物、忌坚硬食物、忌生冷食物、严禁烟酒
活动	根据体力，适当活动
复查	术后定期门诊随访，检查患肢血运功能情况，检查肝功能、血常规等
	术后每 3 个月复查一次，半年后每半年复查一次，至少复查 2 年
	如有病情变化，随时门诊复查

【常见并发症及处理】

术后常见并发症及其处理见表 13-12。

表 13-12　血管损伤常见并发症及处理

并发症	处理
血容量不足	建立双通道补液
	迅速配血和输血
	记录小时尿量

第十三章　周围血管、神经损伤患者的护理

续表

并发症	处理
急性肾衰竭	是血管损伤的严重并发症
	表现为少尿、尿比重、血钾、尿素氮上升
	应及时采取救治措施如血液透析等
中毒性休克	应按休克处理如镇静、解痉利尿、开放截肢等
血管危象	表现为皮温下降、皮肤苍白、组织脱水干瘪、毛细血管充盈时间延长
	应做手术探查,查找原因给予解除
伤肢肿胀	应及时行彻底的筋膜切开减压等综合措施妥善处理
吻合口漏血	可稍加压迫止血,如出现明显漏血,需重新修复
缝穿对侧血管壁	重新吻合,如不及时处理,可造成栓塞
血管的错吻	应及时重新吻合

【前沿进展】

血管损伤的早期诊断

时间是拯救一个有效肢体的重要因素,只有对血管损伤早期诊断才能及时修复血管,缩短肢体缺血时间,挽救肢体并取得较好的效果,减少并发症发生。血管损伤早期主要临床表现有:

(1)缺血是血管损伤的重要表现,肢体缺血的早期表现为"5P"征即疼痛、苍白、麻木、麻痹、无脉,是四肢血管损伤的主要依据。当出现以上征象时,诊断容易,而当循环损害临床征象不明显时,则需严格观察。

(2)无脉搏是血管损伤的证据,而有脉搏存在则不能完全排除近侧有动脉损伤,有 1/5~1/3 血管损伤后远端仍有搏动。

(3)彩色多普勒检查及动脉造影可协助诊断血管损伤。

早期诊断血管损伤的主要依据是临床征象,当怀疑

有血管损伤时应严密观察，并积极探查。

血管损伤的治疗

血管损伤的治疗原则是有效控制出血及尽快恢复肢体血液循环，对损伤血管的及时修复能减少并发症发生。手术前应迅速有效地纠正失血性休克，并对开放性伤口进行止血。止血方法应尽可能采用局部加压包扎法，对切割伤、刺伤，缺损在2cm以内者，行端端吻合；若缺损在2cm以上者，则取自体静脉移植。血管吻合口应注意：

（1）无张力，张力下修复的血管容易栓塞或痉挛而导致手术失败。

（2）对挫伤的血管要在显微镜下清创，以明确是否有血管内膜损伤。

（3）有内膜挫伤的血管均应切除至健康处，再行端端吻合或血管移植吻合。

（4）吻合的血管应尽量用健康的肌肉覆盖。

（5）深筋膜切开减压是处理四肢血管损伤的重要辅助措施。

应特别强调的是对严重创伤患者，治疗原则是抢救生命第一，保存肢体第二。

【特别关注】

1. 周围血管损伤的治疗原则。
2. 周围血管损伤的康复要点。

【知识拓展】

弹力袜的由来

弹力袜并非弹力丝袜，弹力袜的全名应该叫做压力递减型弹力袜，与一般妇女穿的丝袜有着很大的区别。

18世纪，有一位商人因严重的静脉曲张出现下肢溃疡（俗称老烂脚）。他有一个习惯，就是每年要到当地有名的温泉去放松几个星期。当地的温泉因为泉眼比较小，只能站在里面泡浴。令他感到奇怪的是，每年在温泉泡了几次后，脚上的溃疡都神奇般地好了。这位商人是一个非常善于思考的人，他想知道到底是什么治愈了自己的溃疡，是温泉的水质还是其他。于是他就做了个实验：将温泉的水带回家放在浴缸里洗澡，结果溃疡没有改善，而站在自己家的浴桶里洗澡，溃疡却能够治愈。显然，溃疡的治愈与水质关系不大，而与站浴有关。商人和他的几个研究物理的朋友一推敲，明白了其中的道理：就是站在温泉里洗澡和站在浴桶里洗澡都有一个共同点，就是站立时水产生的静水压在脚底最大，由下而上逐渐递减，大腿露出水面，静水压为零。就是这种由下而上递减的压力治愈了他的溃疡。商人脚上的溃疡是老毛病了，总不能随时带着水桶做治疗吧？于是商人和纺织厂商合作发明了一种治疗用的弹力袜。该袜的特点就是下面紧上面松，穿到脚上后压力由下而上递减，踝部压力最大，小腿次之，膝上最小。

（彭 琪，缪桂华，廖灯彬）

参 考 文 献

程璇，卢祖能. 2009. 周围神经病临床诊疗新进展. 卒中与神经疾病，16(3): 185～187

韩秀月. 2007. 周围神经损伤的手术治疗进展. 实用手外科杂志，21(2): 103，104

何波，段永壮，王增涛. 2007. 周围神经损伤的诊治研究进展. 生物骨科材料与临床研究，4(4): 33～36

刘志雄，张伯勋．2004．周围神经外科学．北京：北京科学技术出版社，367～384

罗凯燕，喻姣花．2005．骨科护理学．北京：中国协和医科大学出版社，434～437

宁宁，朱红．2010．外科护理新进展．北京：人民卫生出版社，87～92

宁宁．2004．康复护理学．北京：人民军医出版社，161～170

谭鸿雁．2003．现代周围血管外科手术学．北京：人民军医出版社，367～375

王大平，肖建德．2000．周围血管损伤的急救与显微外科治疗．中国现代手术学杂志，4(4)：272～274

吴丹明，符伟国．2006．周围血管腔内技术．沈阳：辽宁科学技术出版社，168～185

夏长所，于兆华．2005．周围神经外科治疗学．北京：中国科学技术出版社，121～134

胥少丁，葛宝丰．2005．实用骨科学．北京：人民军医出版社，125～140

徐恒，赵钢．2003．下肢深静脉血栓形成的研究进展．现代中西医结合杂志，12(20)：2259，2260

徐叶．2009．最新医院骨科临床护理操作规程与护理风险防范及护士长工作必备手册．北京：人民卫生出版社，176～184

Feldman EL, Cornblath DR, Porter J, et al. 2008. NINDS: Advances in understanding and treating neuropathy. J Peripher Nerv Syst, 13(1): 1～6

Ramer MS, Bradbury EJ, Michael GJ, et al. 2003. Glial cell line derived neurotrophic factor increases calcitonin gene related peptide immu noreactivity in sensory and motoneurons in vivo. Eur JNeurosci, 18(10): 2713～2721

Sommer C, Lauric G. 2007. Skin biopsy in the management of peripheral neuropathy. Lancet Neurol, 6(7): 632～642.

第十四章 骨与关节感染患者的护理

第一节 骨与关节化脓性感染患者的护理

【概述】

化脓性关节炎指由于细菌侵入致使关节滑膜发生的感染。多见于儿童,以髋、膝关节多见。

【病因】

化脓性关节炎感染的途径主要是血源性感染,可以是身体其他部位的化脓性病灶或潜在病灶的细菌进入血液所致。

最常见的致病菌是金黄色葡萄球菌,约占85%。其次是溶血性链球菌、白色葡萄球菌、淋病奈瑟菌、革兰阴性杆菌和肺炎球菌等。

【诊断要点】

1. 临床表现 见表14-1。

表14-1 化脓性关节炎的临床表现

表现方面	具体表现
全身症状	患者全身中毒症状明显,可出现寒战、畏寒、高热,体温可达39～40℃,严重者可出现中毒性休克
局部症状	患肢关节处疼痛剧烈、红肿,局部明显肿胀、压痛,皮温高,关节活动受限,处于屈曲位,稍微负重就可出现剧烈疼痛。若病变在髋关节,由于周围肌肉较厚,早期压痛肿胀不明显,但局部活动受限,特别是内旋受限

续表

表现方面	具体表现
实验室检查	红细胞沉降率增快、C反应蛋白增高、白细胞及中性粒细胞增高
	全身中毒症状严重时,70%患者可血培养阳性
关节穿刺检查	B超检查可及时发现关节腔积液
	关节液通常为絮状,镜检有大量脓性细胞,关节液也可做细菌培养及药敏试验

2. 影像学检查 CT、MRI 可鉴别关节周围软组织炎症及骨髓炎。正确 X 线检查可见关节肿胀、积液、关节间隙增宽,后期可出现间隙狭窄、关节软骨破坏;有骨性融合、关节间隙消失、关节畸形等。

【治疗】

早期治疗是治愈感染、保全生命和关节功能的关键。以全身支持疗法,应用广谱抗生素,消除局部感染灶为治疗原则。

1. 正确使用抗生素 早期应采用大量联合广谱抗生素治疗。后期可根据关节液培养和药物敏感试验的结果,调整敏感的抗生素。

2. 关节局部的制动 尽早行皮牵引或石膏、甲板固定关节于功能位,以减轻疼痛,控制感染扩散,预防畸形。

3. 关节穿刺减压术 适用于浆液性渗出期,早期尽可能采取关节腔内穿刺,抽出关节腔内浆液或稀薄脓液后,可注入抗生素于关节腔,视情况可以每日或隔日一次。但是反复穿刺必须严格无菌技术,以防加重感染。

4. 切开关节进行排脓及使用关节腔内灌注抗生素 行关节切开引流及关节镜下手术,彻底清除关节腔内坏死组织,并使用抗生素及大量生理盐水冲洗。根据关节腔内的情况可以选择缝合关节腔囊，关节囊外引流或者安置冲洗引流管，持续进行关节腔冲洗引流。

5. 营养支持 高热患者予以物理及药物降温，补液，维持内环境平衡。进食高蛋白、高维生素、高热量，易消化等食物，可少量多次输入新鲜血液，以加强身体抵抗力，促进康复。

【主要护理问题】

1. 舒适度改变 与疼痛有关。

2. 焦虑 与患者担心预后情况有关。

3. 体温过高 与患者感染有关。

4. 营养失调 低于机体需要量。

5. 有肢体失用综合征的危险

【护理目标】

1. 患者主诉疼痛感减轻或者消失。
2. 控制感染，防止扩散。
3. 患者焦虑程度减轻，情绪稳定。
4. 患者体温降至正常。
5. 纠正电解质代谢紊乱。
6. 保持正常关节功能。
7. 保持引流管通畅、防止逆行感染。

【术前护理措施】

1. 心理护理

（1）向患者做好解释工作，针对患者不同心理反应，认真分析，重视患者主诉，消除顾虑。

（2）医生及护士应具有精湛的技术，给予患者安全感及信任感。

(3)医生及护士应体贴关心患者,给予患者安慰及尊重,以稳定情绪。

(4)避免各种不良刺激。

(5)加强沟通及交流,使患者得到家庭及社会支持。

2. 术前常规准备

(1)术前进行抗生素皮试。

(2)完善相关检查:心电图、B超、血常规、血沉,C反应蛋白及药敏试验。

(3)更换清洁病员服。

(4)带入术中用药,建立静脉通道。

(5)与手术室人员进行患者、药物核对无误后送入手术室。

3. 病情观察

(1)注意观察患者肢体活动,加强保护,预防跌倒。

(2)指导患者床上活动,抬臀、咳嗽及踝泵运动。

(3)观察患者生命体征。

(4)注意患肢局部皮肤。

【术后护理措施】

1. 常规护理 见表14-2。

表14-2 常规护理内容

要点	主要内容
全麻护理	了解麻醉方法和手术方式、术中情况、切口和引流情况给予患者持续低流量吸氧,心电监护,床档保护
伤口护理	灌洗液配置后使时间不得超过24小时,监测体温及血象变化,密切观察伤口敷料及管周的渗液情况,如发现管周或伤口敷料有液体渗出,或伤口局部有肿胀痛,立即通知医生及时检查,并在无菌操作下更换敷料,保持管口周围皮肤清洁干燥,避免二次感染,患肢给予抬高放置,并给予制动

第十四章 骨与关节感染患者的护理

续表

要点	主要内容
疼痛护理	根据VAS评分评估者疼痛情况,予以超前、多模式镇痛 对有镇痛泵(PCA)的患者,应注意检查管道是否通畅,评价镇痛效果是否满意
高热护理	定时测量体温,采取有效的降温措施:物理降温法、药物降温法等以降低体温 高热者需绝对卧床休息,并按高热患者护理常规护理 鼓励患者多饮水或果汁等,及时补充液体,维持电解质的平衡 出汗多的患者,做好皮肤护理,应勤擦洗、勤更衣、勤更换床单被褥,保持患者的舒适和清洁

2. 关节腔持续冲洗引流的护理 遵医嘱行关节腔冲洗(图14-1),冲洗前应向患者讲解冲管治疗的目的及作用,取得患者积极配合。在冲洗治疗期间,避免管道脱出,做好引流管护理工作(表14-3),同时让患者了解定时冲洗的意义,确保治疗顺利进行。

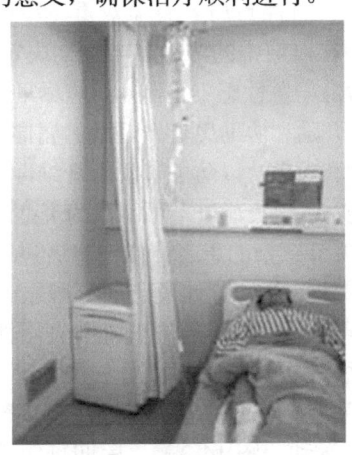

图14-1 膝关节冲洗

表 14-3　引流管护理内容

要点	内容
通畅	保持冲洗管及引流管通畅，妥善固定、经常挤压引流管、避免管道扭曲、受压、堵塞及脱出。如果引流液有较多血凝块或絮状物，加快冲洗速度，直至引流液澄清。发生引流管道堵塞或冲洗液不能顺利滴入时，应低压反复冲洗，调整引流管位置，保证管道恢复通畅
无菌操作	及时倾倒引流液，保持引流袋低于患肢 50cm 严格无菌技术操作，防止逆行感染
固定	引流管应妥善固定于床旁 告知患者妥善固定管道的重要性，嘱其勿牵拉，防引流管脱落
观察	观察引流液体性状、颜色、量 记录冲洗量和引流量，保持冲洗量与引流量的平衡

3. 抗生素合理应用　应用抗生素的依据是：使用抗生素前细菌培养和药物敏感度的试验结果。应根据医嘱合理使用抗生素：应现配现用；观察患者有无过敏反应及毒性反应，并且注意患者有无双重感染；合理安排时间，根据药物在血液中的浓度和半衰期决定用药。

4. 康复锻炼　急性感染控制后，应尽早地进行功能康复锻炼，逐步鼓励和协助患者做轻微的屈伸运动，渐渐增加活动的幅度和次数，以防关节发生纤维性粘连。功能锻炼要循序渐进，运动负荷过重可能成为炎症迁延的诱因。

（1）膝关节感染的患者：指导患者进行股四头肌等长收缩运动，踝关节的背伸及趾屈等踝泵运动。并使用气压泵，以促进血液循环，防止肌肉失用性萎缩、关节僵硬、足下垂，以及深静脉血栓。

（2）髋关节感染的患者：指导患者进行股四头肌收缩运动及踝泵运动（图 14-2），后期行屈髋、伸髋、髋外展及直腿抬高（图 14-3），肘关节感染患者，应指导患者练习握拳运动。

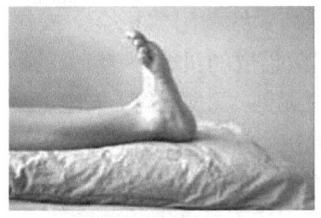 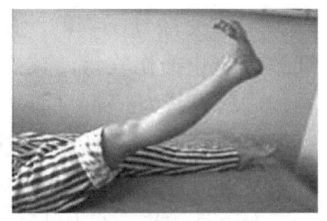

图 14-2　踝泵运动　　　　图 14-3　直腿抬高运动

【特别关注】

1. 抗生素的合理运用。
2. 关节腔持续冲洗引流的护理。
3. 关节腔穿刺、穿刺液涂片、革兰染色、培养对早期诊断及治疗具有指导意义。
4. 早期正确诊断，及时治疗是获取良好关节功能的关键。

【前沿进展】

化脓性关节炎的治疗进展

对于化脓性关节炎，早期引流是保全和挽救关节功能的关键。目前最大的争议是关节穿刺抽吸与外科灌洗的选择。

外科界认为：把化脓性关节看作闭合感染的脓肿，多选择经关节镜灌洗或切开引流，不仅可以引流脓液，还可以在直视下清理坏死组织和碎屑；随着关节镜广泛应用及技术的提高，运用关节镜进行膝关节的彻底清创治疗膝关节感染优势明显。关节镜下行膝关节清创术手术的创伤小，可切除滑膜坏死组织和黏附于滑膜及软骨面的脓苔、纤维素带，这是开放手术难以彻底清创的隐匿区域，不论是充血、水肿的初期炎性滑膜，还是呈灰白色、有纤维蛋白黏附的后期炎性滑膜均可彻底清除，减少术后炎性分泌物的产生，减少细菌附着机会；操作细致，防止损伤软骨，减少细菌扩散的机会。

内科界认为：穿刺抽吸相对无创、简便易行、安全、无麻醉风险，而且还可以每天注入抗生素，监测关节液变化；特别是对全身情况不良患者更是安全的选择。大量的文献认为后者更具优势，至少外科灌洗引流不是必须的选择。

冲洗液的选择：①文献表明采用3%过氧化氢进行冲洗是因为3%过氧化氢溶液能对血性分泌物起分解作用，且对伤口起杀菌作用，然后用0.9%氯化钠溶液快速冲洗把黏附在管壁上的渗出物冲洗出来，保持了引流的通畅；当分泌物逐渐减少，引流液转清、转稀时，可只使用0.9%氯化钠溶液冲洗。②文献表明采用生理盐水1000ml+5%碘伏125ml及生理盐水2000ml持续交替灌洗引流。碘伏灌洗引流是由表面活性剂与碘络合而成的不稳定络合物，表面活性剂起载体和助溶作用。碘与菌体蛋白的氨基酸结合使其变形，碘伏能在溶液中逐渐释放出碘，可保持较长时间杀菌作用，且杀菌作用不受脓液抑制，有使组织脱水，减少病灶渗血、渗液，促进肉芽生长，促进病灶愈合的作用。同时，持续灌注冲洗不破坏机体的保护性免疫应答，有利于抑制导致组织损伤的变态反应。

（李　晔，王瑞珍，李玲利）

第二节　骨与关节结核患者的护理

【概述】

骨与关节结核为骨与关节的特异性感染，主要经血液传播而感染致病。其病原菌主要是牛型分枝杆菌，原发病灶绝大多数为肺结核,少数为消化道结核。以青少年及儿童为好发人群,30 岁以下患者约占 80%,好发部位为脊柱,其中又以下胸椎为主,其次是膝关节、髋关节与肘关节(图 14-4 ~ 图 14-6)。本病与生活贫困有着直接的关系。

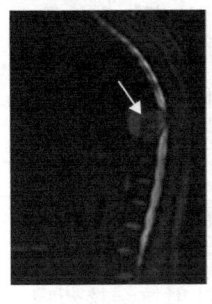
图 14-4　脊柱结核

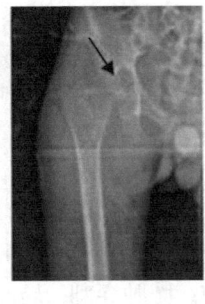
图 14-5　髋关节结核

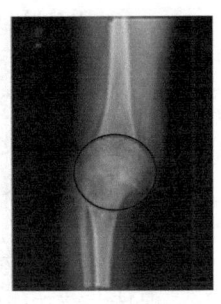
图 14-6　膝关节结核

【诊断要点】

该病起病缓慢,早期症状主要为低热、盗汗、乏力、贫血、消瘦等;病变部位疼痛,活动后加剧;大多为单发性,30% ~ 50% 的患者起病前往往有关节外伤史;严重者可出现关节肿胀与积液,压痛、关节功能受限与关节畸形或者关节强直。全关节结核发展导致病灶部位积聚多量脓液、死骨、结核性肉芽组织和干酪样坏死组织,而形成"寒性脓肿",脓肿破溃后,可流出米汤样脓液,脓肿也可与内脏器官沟通而成为内漏。若患者为混合性感染,可出现体温高、贫血、明显中毒等症状,甚至可出现肝、肾衰竭。X 线平片检查十分重要,但 6 ~ 8 周后才出现改变,不作为早期诊断。骨关节结核典型的 CT 表现具有特征性,表现为多发骨破坏,边缘环绕骨硬化缘,冷脓肿形成,部分脓肿边缘可见钙化,增强后见边缘环行强化(称之为"边缘"征);软组织内形成钙化及死骨。

【治疗】

1. 全身治疗

(1)支持疗法:注意休息与营养,注意补充热量、维生素及蛋白质。严重贫血患者给予新鲜血液输注。

(2)药物疗法:抗结核药物使用应遵循早期、联合、适量、规律及全程用药的原则。主要用药包括异烟肼、利福平、乙胺丁醇片及链霉素等。

2. 局部治疗 包括局部制动:根据患者病情采用牵引、石膏绷带、夹板等方法个性化制动,预防与矫正畸形,保持关节功能位;脓肿穿刺;局部注射抗结核药物;手术治疗等方法。

【主要护理问题】

1. 体温异常——低热 与结核病有关。

2. 营养代谢失调——低于机体需要量 与疾病消耗有关。

3. 焦虑/恐惧 与担心疾病预后有关。

4. 知识缺乏 与患者缺乏结核用药有关知识与康复锻炼知识有关。

【护理目标】

1. 控制结核病灶,防止病变蔓延或加重。
2. 加强患者营养,增强机体免疫力与组织修复能力。
3. 患者充满信心,积极接受治疗。
4. 了解疾病的基本原则、预后情况,树立患者康复信心。

【术前护理措施】

1. 一般护理

（1）心理护理：给患者讲解疾病的治疗方法、手术方式、预后情况等，使患者正确了解疾病与治疗相关知识；鼓励患者说出自身感受；鼓励患者家属及亲友对患者表示关心；邀请治疗效果好的病友现身说法，增强患者信心，疏导心理压力。

（2）观察用药后副作用：由于抗结核药物使用疗程较长，副作用大，需要注意观察用药后副作用。如链霉素可影响听力、呼吸肌麻痹；利福平有肝损害、胃肠道反应；异烟肼可引起末梢神经炎、肝损害及神经症状；乙胺丁醇可诱发视神经炎、关节痛及痛风等。

（3）饮食护理：给予高热量、高蛋白、高维生素饮食，同时注意膳食搭配多样化及色、香、味以增进患者食欲。

2. 术前常规

（1）协助完善相关术前检查：红细胞沉降率、C反应蛋白、结核抗体、结核DNA、血常规、心电图、B超等。

（2）术前一天进行抗生素皮试，备好相关抗生素，术晨遵医嘱带入术中用药。

（3）术前一天备同型血，术中备用。

（4）术前告知患者禁饮、禁食时间，洗澡（勿感冒、手术部位皮肤无破损），取下义齿，不佩戴任何饰物。

（5）术晨更换清洁病员服。

（6）术晨建立静脉通道。

（7）术晨测量体温、脉搏、呼吸，必要时应测量血压。

（8）术晨与手术室人员进行患者、药物、影像学资料等核对后，将患者送入手术室。

【术后护理措施】

术后常规护理见表 14-4。

表 14-4 常规护理内容

要点	主要内容
全麻术后护理常规	了解麻醉方式和手术方式、术中情况、切口和引流情况 给予患者持续低流量吸氧 给予患者持续心电监护 床档保护,防患者坠床 严密监测患者生命体征
伤口观察及护理	观察伤口有无红、肿、热、痛、渗血及渗液情况,如有异常及时通知医生
各管道观察及护理	管道应保持通畅,妥善固定,并观察有无异常情况;尿管护理按照尿管常规护理进行,一般术后第 2 天即可拔出,拔管后关注患者排尿情况
疼痛护理	准确评估患者疼痛情况 给予口服镇痛药:塞来昔布、曲马多等常规镇痛药物 遵医嘱给予镇痛药物:口服药物、针剂 给予患者提供安全舒适的环境
体温观察	定时给予体温测定(6 小时一次) 体温>39℃,应采取相应降温措施 出汗多患者,应鼓励多饮水并勤擦洗、勤更衣,保持衣物及床单元干燥整洁,保证患者舒适与清洁,防止受凉
饮食	脊柱结核患者行前路手术时,待排气后可饮水,进流食;脊柱结核患者行后路手术时,禁饮食,6 小时后改流食;宜进食清淡、易消化、高热量、高蛋白等营养丰富的食物,禁食牛奶、甜食等产气食物 少食、多餐,忌生冷
体位	绝对卧床休息,增加机体抗病能力 在医护人员指导下变换体位 注意防止引流管的脱出及植入骨的松脱

【健康指导】

1. 髋关节结核手术后,待疼痛及肌肉痉挛消失后,进行各关节的主动、被动活动。
2. 膝关节结核手术后石膏固定 3 个月,进行不负重的关节功能锻炼。
3. 脊柱结核手术后必须卧床 3～6 个月,根据病情决定起床活动时间。
4. 出院后应继续使用抗结核药 3 个月。
5. 术后 3 个月复查。
6. 避免患肢负重防止摔倒。
7. 继续加强营养。

【前沿进展】

髋关节结核外科治疗新进展

髋关节结核在全身骨关节结核发病率中位居第三位,患者多为儿童且为单侧发病。髋关节结核全身治疗和局部治疗同样重要,抗结核药物是治疗关键,一般应用 1～1.5 年,用药原则为早期、联合、适量、规律、全程;单纯滑膜结核可先行皮肤牵引,关节腔内注射抗结核药物,疗效不佳时可行滑膜切除术;单纯骨结核,股骨头与髋臼内有骨脓腔及死骨时应及早行病灶清除术;关节软骨和周围骨质广泛受累,采取关节融合术;有寒性脓肿形成时宜做彻底的病灶清除;晚期全关节结核满足条件即可采用全髋关节置换术;关节镜技术在髋关节结核术中可进行彻底关节清理,减少创伤,彻底清除病灶,减少开放手术引起的切口不愈合、窦道形成等并发症效果好。

【知识拓展】

链霉素发现史

链霉素是一种氨基葡萄糖型抗生素,是继青霉素后第二个生产并应用于临床的抗生素。它的发现不是偶然而是精心设计、有系统的长期研究的结果。

自学生时代起,赛尔曼·瓦克斯曼(Selman A. Waksman)就对放线菌的生态学和分类学产生了兴趣,收集了许多放线菌。肺结核是对人类危害最大的传染病之一,在进入20世纪之后,仍有大约1亿人死于肺结核。世界各国医生都曾经尝试过多种治疗肺结核的方法,但是没有一种真正有效,患上结核病就意味着被判了死刑。即使在科赫于1882年发现结核杆菌之后,这种情形也长期没有改观。青霉素的神奇疗效给人们带来了新的希望,能不能发现一种类似的抗生素有效地治疗肺结核呢?

瓦克斯曼听到有关青霉素的故事,他想,不知道他的放线菌是否具有青霉素那样的抗菌物质? 1940年,瓦克斯曼与同事伍德鲁夫(H. B. Woodruff)分离出第一种抗生素,放线菌素,由于毒性太强,价值不大。经过一次次实验,瓦克斯曼研究组先后分离出20多种抗菌物质,而在1943年链霉素菌株问世。在证实链霉素毒性不大之后,梅奥诊所的两名医生开始尝试将它用于治疗结核病病人,效果出奇的好。1944年,美国和英国开始大规模的临床试验,证实链霉素对肺结核的治疗效果非常好。它随后也被证实对鼠疫、霍乱、伤寒等多种传染病也有效。与此同时,瓦克斯曼及其学生继续研究不同菌株的链霉菌,发现不同菌株生产链霉素的能力也不同,只有4个菌株能够用以大规模生产链霉素。链霉素的抗结核杆菌的特效作用，开创了结核病治疗的新纪元，为此，1952年塞尔曼·瓦克斯曼博士获得了诺贝尔生理学医学奖。

（蒲兴翠，侯晓玲，李玲利）

参 考 文 献

陈孝平．2005．外科学（下册）．北京：人民卫生出版社，85～102

马建国．2011．骨与关节结核的分类治疗．中外健康文摘，8(21)：175，176

冒太银．2010．化脓性关节炎关节腔持续灌洗的护理．实用心脑肺血管杂志，18(1)：79，80

王辉，宋家秀．2006．套管针关节穿刺灌注治疗化脓性关节炎的护理．长江大学学报（自科版），3

王秀丽．2014．骨与关节结核患者的临床护理．医药前言，7：239

燕晓云．2013．骨与关节结核手术患者的护理．中外健康文摘，10(12)：245，246

曾绍聪．2010．关节镜技术治疗化脓性膝关节炎的术后护理体会．中国当代医药，22

张慧，岳枫．2007．抗结核药物的历史与研究进展．实用医技杂志，14(26)：3686，3687

赵建荣，张丽琴．2012．持续抗生素盐水冲洗治疗化脓性膝关节炎的护理中外健康文摘，39

周总光，赵玉沛．2009．外科学．北京：高等教育出版社，211～232

朱红英，沈竹青．2011．骨科内固定术后感染患者碘伏灌洗引流治疗的护理．护理学报，1：18

Canale，S T，Beaty，J H．2011．坎贝尔骨科手术学．王岩译．北京：人民军医出版社，912～940

第十五章 骨肿瘤患者的护理

第一节 概 述

骨肿瘤是指发生在骨内或起源于各种骨组织成分，如骨髓、血管、神经、脂肪、纤维组织等的肿瘤。

【病理分类】

骨肿瘤分为良性及恶性。良性骨肿瘤易根治，预后良好；恶性骨肿瘤发展迅速，预后不佳，死亡率高。恶性骨肿瘤又分为原发性和继发性。从体内其他组织或器官的恶性肿瘤经血液循环、淋巴系统转移至骨骼为继发性恶性骨肿瘤。还有一类病损称瘤样病变，肿瘤样病变的组织不具有肿瘤细胞形态的特点，但其形态和行为都具有肿瘤的破坏性，一般较局限，易根治。

【流行病学】

骨肿瘤患者中男性多于女性，原发性良性肿瘤多于恶性。因恶性肿瘤死亡者有两个年龄高峰，具体为15～20岁，30～75岁。解剖部位对肿瘤的发生也有重要意义，骨肿瘤多见于长骨的骨干骺端，如股骨远端、肱骨近端。

【发病原因】

肿瘤的形成是一个复杂、多步骤的过程，是正常组织从正常的表型逐渐转变为不正常增殖细胞集落的过程。内因有素质学说、基因学说、内分泌学说等；外因有化学元素物质和内外照射慢性刺激学说，病毒感染学说等。部分多发性骨软骨瘤和纤维样增殖症与家族遗传有关。

【骨肿瘤的生长方式】

解剖屏障是骨肿瘤最易突破发展的蔓延方向，当骨肿瘤在它所在间室蔓延到一定距离就会跨过解剖屏障进入相邻的另一个室间。良性肿瘤一般不会侵袭临近正常组织，其生长缓慢，周围形成一个反应性的骨包膜。恶性肿瘤会侵蚀骨骼，且在生长过程中较早穿破骨膜。肿瘤常伴随某一根血管穿过解剖屏障从一个室间蔓延到另一个室间。根据原发肿瘤的生长方式可将肿瘤分为良性自愈型、良性活跃型、良性侵袭型、恶性肿瘤。

【骨肿瘤的外科分期】

Enneking 提出骨与软组织肿瘤的外科分期，其结合肿瘤组织学分级、肿瘤大小、深度、局部淋巴结转移情况和远处转移情况，能更具体反映肿瘤情况，指导临床治疗。

G（grade）表示病理分级。共三级：G_0 为良性，G_1 为低度恶性，G_2 为高度恶性。

T（site）表示肿瘤解剖定位。分为：T_0 囊内，T_1 间室内，T_2 间室外。

M（metastasis）表示有无局部与远隔转移。分为：M_0 无远处转移，M_1 有远处转移。

1. 良性肿瘤分期

1级（G0，T0，M0）　　静止性肿瘤

2级（G0，T1，M0）　　活动性肿瘤

3级（G0，T2，M0）　　侵袭性肿瘤

2. 恶性肿瘤分期

Ⅰ期（$Ⅰ_A$，$Ⅰ_B$）：低度恶性

Ⅱ期（$Ⅱ_A$，$Ⅱ_B$）：高度恶性

Ⅲ期（$Ⅲ_A$，$Ⅲ_B$）：有局部和远处转移

A：间室内，B：间室外

【临床表现】

骨肿瘤的临床表现及症状轻重与病程长短及肿瘤性质及大小有关。

1. 疼痛与压痛 生长速度越快的肿瘤疼痛症状越显著,突然爆发的剧烈疼痛常伴病理性骨折。除骨样骨瘤外,良性肿瘤多无疼痛,恶性肿瘤几乎均有局部疼痛。

2. 肿块 良性肿瘤常表现为质硬而无压痛,恶性肿瘤常表现为发展迅速的局部肿胀和肿块,表面可见血管怒张。

3. 功能障碍,压迫症状 邻近关节的肿瘤可引起关节活动功能障碍。压迫到周围组织时,可引起相应症状,如脊柱肿瘤可引起截瘫,骨盆肿瘤可引起消化道和泌尿道机械性梗阻症状等。

4. 病理性骨折 轻微外伤引起病例性骨折是某些骨肿瘤的首发症状,也是恶性骨肿瘤和骨转移癌的常见并发症。

5. 转移和复发 晚期恶性肿瘤可经血流和淋巴向远处转移,良性、恶性肿瘤均可出现复发的可能。

6. 全身症状 伴随肿瘤的生长,恶性肿瘤晚期可逐渐出现全身症状,如消瘦、乏力、贫血,晚期可出现恶病质。

【骨肿瘤的诊断】

骨肿瘤的诊断必须临床、影像学和病理学三者结合;生化测定也是必要的辅助检查。常用的影像学检查方法:X线检查,CT,MRI,DSA检查等。

【骨肿瘤的治疗】

骨肿瘤的治疗主要以肿瘤的性质、大小和部位为依据。一般良性肿瘤并有压迫症状者与恶性肿瘤多采用手术治疗,手术治疗包括刮除、切除与截肢术等。总的治疗原则是以彻底切除为主,同时尽可能保存功能。综合治疗主要包括放疗、化疗、免疫治疗及热疗等。

【骨肿瘤的护理】

骨肿瘤的护理常规主要包括放、化疗的护理、围手术期护理、并发症的预防、对症护理、饮食护理、心理护理及康复护理等。

(杨 杨,刘晓艳)

第二节 骨科良性肿瘤患者的护理

【常见种类】

良性骨肿瘤包括来源于骨基本组织的骨瘤、骨旁肉瘤、骨样骨瘤、良性骨母细胞瘤、软骨瘤、良性软骨细胞瘤、纤维瘤、骨巨细胞瘤Ⅰ、Ⅱ级以及来源于骨附属组织的血管瘤、神经瘤、神经鞘瘤、神经纤维瘤等。其中骨软骨瘤最多,其次为骨巨细胞瘤、软骨瘤、骨瘤、骨化纤维瘤、血管瘤等。部分肿瘤有其特殊的好发部位,如骨软骨瘤常发生在长骨骺线附近,骨巨细胞瘤好发于长骨骨端。大部分良性肿瘤的发病年龄高峰在 11 ~ 20 岁。

【临床表现】

良性骨肿瘤常表现为先有肿块,无疼痛或疼痛较轻,生长速度比较缓慢,一般没有全身症状。肿块的界限清晰,其表面一般无改变,无或有轻微压痛,听诊无杂音,良性骨肿瘤无全身转移的倾向,但有时良性骨肿瘤会转变为恶性骨肿瘤。

【辅助检查】

从临床最常作的 X 线检查结果看,良性肿瘤常生长缓慢,不转移,骨质破坏常呈膨胀性,与正常骨界限清楚,边缘锐利,骨皮质常保持连续性,松质骨多有留存,溶骨的少,密质骨完整或变薄,一般无骨膜反应,常无软组织肿块影。另外,良性骨肿瘤化验检查一般无异常发现,细胞形态学检查见细胞分化成熟近乎正常,细胞/基质之比为低到中度。

【治疗与预后】

良性骨肿瘤主要采用手术治疗,少数外生良性骨肿瘤可无需治疗。若肿瘤过大,生长过快,有恶变倾向或影响患肢功能时,应手术切除。手术界限和方法主要以良性骨肿瘤病损的外科分期为指导。

手术方式主要有以下几种:

(1)刮除植骨术:适用于良性骨肿瘤及瘤样病变。术中彻底刮除病灶至正常骨组织,再用药物或理化方法杀死残留瘤细胞后置入填充物。填充材料中以自体骨移植愈合较好,也可使用其他生物活性骨修复材料。

(2)外生性骨肿瘤的切除:如骨软骨瘤切除术,手术的关键是完整切除瘤骨质、软骨帽及软骨外膜,防止复发。

(3)截肢手术:少数肿瘤过大,反复复发,累及神经血管,有恶变倾向者,则考虑截肢手术。

良性骨肿瘤经过彻底切除或刮除植骨等治疗后多数预后较好,复发率较低。不彻底的治疗对于良性骨肿瘤的预后极为不利,例如,骨软骨瘤,如手术切除不彻底,则易复发,多发生在术后 1 年或数年后。同时良性骨肿瘤一旦复发,对其的治疗将较为复杂,尤其是对于有恶变倾向的良性骨肿瘤,最常见的就是良性骨巨细胞瘤。

一、骨样骨瘤

骨样骨瘤是一种孤立性、圆形的、成骨性、具有特点的良性骨肿瘤,其特点是病变中心有一血管骨样组织的核心,周围有一硬化骨带。

【临床表现】

好发于7～25岁的儿童和青少年,男女发病率比为(3～2):1。骨样骨瘤的大小一般直径在1cm左右,也有为1.5cm。好发部位多为长管状骨,特别是下肢。将近有50%～60%的病例发生在股骨和胫骨,其中首先是股骨,其次是胫骨。手部的骨样骨瘤常位于近节指骨及掌骨,远节指骨较为罕见。脊柱骨样骨瘤常发生在脊柱后部结构。

疼痛为主要症状,表现为间歇性疼痛,夜间疼痛,进行性加重,多数患者服用小剂量的阿司匹林后疼痛减轻。如果肿瘤长在关节附近,可出现关节发红、肿胀、疼痛等关节炎的症状,并影响关节功能。

【辅助检查】

细胞形态学检查结果常表现为肿块中含有数量不等的骨骼组织及含有细胞的纤维组织,偶尔还可以看到骨小梁和少数的成骨细胞、成纤维细胞。

X线检查常表现为病变直径＜1cm,最大不超过2cm,为椭圆形或圆形的中心X线透明区,周围有均匀的硬化带包绕。常见于股骨颈和胫骨上段两个部位。不同部位的骨样骨瘤的X线征象不一样。

放射性核素扫描在活动期表现为广泛的放射性核素

浓集，由于瘤巢和反应区均摄取放射性核素，所以核素浓集范围大大超过 X 线上所示的瘤巢范围。

CT、MRI 检查能显示出瘤的大小以及血运情况。

【治疗】

手术治疗的原则是准确定位，彻底切除，包括骨样骨瘤的巢穴及周围的反应性硬化骨。如果手术中未能完全将骨样骨瘤切净，术后病理检查时没有发现巢穴，在这种情况下临床症状也可以消失，但术后易于复发。为了准确地对骨样骨瘤进行定位，可在术前进行放射性核素检查。对症状较轻，尤其对那些手术较困难或术后会发生严重并发症的患者，可行保守治疗，即口服水杨酸盐对症治疗。

二、骨软骨瘤

骨软骨瘤是一种常见的、软骨源性的良性肿瘤，是发生于骨表面的骨性突起物，顶面有软骨帽，中间为髓腔。凡有内生软骨骨化的骨骼均可产生骨软骨瘤。

【临床表现】

骨软骨瘤可分为单发性和多发性两种。单发性骨软骨瘤又称为外生骨疣，多发性骨软骨瘤又称为骨软骨瘤病，多数有家族遗传史，具有恶变倾向。

骨软骨瘤多发生于儿童或青少年，遗传性多发性骨软骨瘤好发生于男性。多见于长骨骨骺的附近，好发部位以股骨下端和胫骨上端最多，其次为肱骨上端，桡骨和胫骨下端及腓骨的两端，而骨盆、肩胛骨、脊椎、肋骨虽然少见，但也有发生。

骨软骨瘤可以长时间没有任何症状，多是无意中发现硬包块才确诊,除非肿瘤压迫了血管、神经、妨碍关节活动或其表面的滑囊发生炎症,才会引起疼痛。当骨软骨瘤发生恶变时可出现疼痛、肿胀、软组织包块等症状。肿瘤在患者成年后即可自行停止生长,所以一旦发现肿瘤又开始生长时,则应注意肿瘤可能有恶变倾向。单发性恶变率为 0.5%～1.0%,多发性为 2% 左右。

【辅助检查】

X 线检查显示在长管状骨的骨表面上有单个或多个骨性突起,与骨干骺相连,并由骨皮质及骨松质组成。由于肿瘤基底部形状不同,常可分为有蒂(有一窄颈、蒂顶部较宽)及无蒂(基底宽而扁)两种。如帽盖小,分界清楚,带有规则点状钙化,为良性生长;如帽盖大而厚,边界不清楚,含不规则或不完全的钙化,则应注意有恶变的可能。

对于解剖部位较复杂的,如肩胛骨、骨盆、脊柱等,可再结合 CT 检查。

【治疗】

无症状者可不予以手术,但要密切观察。如患者感觉疼痛或影响关节功能活动时,或肿块长大时,则行手术治疗。手术切除时应从肿瘤基底四周部分正常骨组织开始,包括纤维膜或滑囊、软骨帽等,以免复发。

三、软骨瘤

软骨瘤是透明软骨组织构成的软骨源性的良性肿瘤。好发于手和足的管状骨。

【临床表现】

软骨瘤可发生在骨内(内生软骨瘤)、骨表面(骨膜软骨瘤或外生软骨瘤），其中内生软骨瘤较多见。病灶可以是单一的，也可以是多发的（内生软骨瘤病），同时也可伴有软组织血管瘤（Maffucci综合征）。

单发的内生软骨瘤发病年龄一般在30～40岁，好发于近节指骨，其次是掌骨和中节指骨。多发的内生软骨瘤发病年龄一般在10岁以下，男性多于女性。长、短管状骨均可发病，可为单侧或者双侧。Maffucci综合征是一种少见的、先天性非遗传性中胚层发育不良，表现为多发的内生软骨瘤及软组织血管瘤。发病年龄多在10岁以下，也有出生时发现的，男、女发病率相等。

发病后表现为局部逐渐肿胀，呈不规则的球形或梭形，但没有发红、发热、疼痛等改变，局部的皮肤也正常，偶尔会出现病理性骨折。Maffucci综合征可以造成不同程度的病残，但主要的并发症是软骨的恶变。

【辅助检查】

X线检查显示：单发的内生软骨瘤发生于指（趾）骨时，呈中心位。可见边缘清晰，整齐的囊状透明阴影，受累骨皮质膨胀变薄，在透明阴影内，可见散在的砂粒样致密点。发生于掌（跖）骨者，肿瘤阴影较大，常偏于骨端，骨皮质的膨胀也较显著，无骨膜反应。发生于四肢长骨者，肿瘤的阴影广泛。肿瘤恶变时，可见骨皮质破坏及骨膜反应。多发的内生软骨瘤与单发的内生软骨瘤相似。Maffucci综合征在X线上的典型表现是：位于干骺端的中心或偏心的放射性透光区，其中有不等量的钙化以及在软组织中可见静脉石。

【治疗】

单发的软骨瘤一般采用病灶刮除术及自体骨植骨

术。多发的软骨瘤难以将每个切除，对于无症状者可不予以治疗，仅随时观察。对于有症状部位可采用病灶刮除术及自体骨植骨术，对明显肢体畸形的患者可行截肢术。Maffucci综合征治疗方法类似于多发的软骨瘤。

四、骨巨细胞瘤

骨巨细胞瘤为交界性或性质不确定的肿瘤，可分为巨细胞瘤和恶性巨细胞瘤。骨巨细胞瘤是一种良性的、局部侵蚀性的肿瘤，而恶性巨细胞瘤表现为原发性骨巨细胞瘤的恶性肉瘤，或原有骨巨细胞瘤的部位发生恶变（继发性）。

【临床表现】

骨巨细胞瘤在中国的发病率比在欧美国家高，占骨肿瘤14%～16%。骨巨细胞瘤好发于20～40岁，女性略多，好发部位为长骨骨端和椎体，特别是股骨下端和胫骨上端。

骨巨细胞瘤可分为三级：Ⅰ级为良性，巨细胞很多，少有细胞分裂；Ⅱ级介于恶性或良性之间，间质细胞较多，巨细胞较Ⅰ级为少；Ⅲ级为恶性，发生少，间质细胞多，细胞核大，形态如肉瘤，细胞分裂多，巨细胞少而小，核数目也少，Ⅰ、Ⅱ级可转化为Ⅲ级。

病变范围较大者，疼痛为酸痛或钝痛，偶有剧痛及夜间痛，是促使患者就医的主要原因。部分患者有局部肿胀，可能与骨性膨胀有关。病变穿破骨皮质侵入软组织时，局部包块明显。患者常有压痛及皮温增高，皮温增高是判断术后复发的依据之一。毗邻病变的关节活动受限。躯干骨发生肿瘤，可产生相应的症状，如骶前肿块可压迫骶丛神经，引起剧痛，压迫直肠造成排便困难等。

【辅助检查】

X线检查主要表现为侵及骨骺的溶骨性病灶,具有偏心性、膨胀性,边缘无硬化,也无反应性新骨生成,病变部骨皮质变薄,呈肥皂泡样改变。伴有病理性骨折,系溶骨破坏所致,通常无移位。骨巨细胞瘤的X线改变对本病的诊断起重要作用。

活跃期肿瘤血运丰富,血管造影显示弥漫的血管网进入瘤内,类似恶性肿物的影像。CT检查能具体显示出肿瘤大小及位置。

细胞学检查能显示出成片的卵圆形单核瘤性细胞均匀分布于大的巨细胞样成骨细胞之间。

【治疗】

骨巨细胞瘤的治疗以手术切除为主,单纯的刮除术复发率甚高,应用切刮术加灭活处理,植入自体或异体松质骨或骨水泥,但是复发率还是高;对于复发者,应作切除或节段截除术或假体植入术。该病对化疗无效,对手术困难者(如脊椎),可放疗,放疗后易发生肉瘤变。

【护理】

(一)主要护理问题

1. 焦虑/恐惧 与患者担心肿瘤的发展、预后及手术有关。

2. 舒适的改变 与疼痛有关。

3. 自理能力下降 与患肢活动受限有关。

4. 营养失调——低于机体需要量 与肿瘤侵袭、术后患者食欲缺乏、吸收不良有关。

5. 知识缺乏 与患者缺乏疾病相关知识有关。

6. 自我形象紊乱 与患者截肢术后有关。

7. 潜在并发症 出血，血肿形成，感染，关节功能障碍，关节脱位及半脱位，骨折不愈合及骨折等。

【护理目标】

1. 患者焦虑/恐惧程度减轻，积极配合治疗及护理。
2. 患者对疾病知识有一定了解。
3. 患者营养状况得到改善或维持在良好状态。
4. 患者主诉不适感减轻或消失。
5. 术后患者未发生相关并发症，或并发症发生后能及时得到治疗与处理。

【术前护理措施】

1. 术前心理护理

（1）向患者介绍疾病相关知识，解答患者对疾病的疑问，缓解患者对肿瘤所产生的恐惧与焦虑。

（2）向患者介绍手术成功病例，增加患者战胜疾病的信心，主动配合治疗。

（3）帮助截肢患者正确认识截肢后的自我形象，介绍安装假肢的相关信息，增加患者信心。

（4）鼓励患者表达自身感受，正确释放不良情绪。

（5）鼓励患者家属及朋友给予患者关心及支持。

（6）避免各种不良刺激。

2. 术前常规准备

（1）协助患者完成相关检查：如心电图、B超、X线检查、CT、生化检查等。

（2）行抗生素皮试，准备术中带药，指导患者术前用药。若皮试阳性者，应及时通知主管医生，更换抗生素，并标记相关药物过敏。

（3）进行术前宣教，告知注意事项。

3. 适应性训练

（1）胃肠准备：术前1周训练患者在床上解大小便，特别是脊柱（骶骨）及下肢肿瘤患者。

（2）呼吸道准备：术前应在床上进行深呼吸、有效咳嗽、咳痰的练习，特别是有呼吸道基础疾病的老年患者。

4. 加强营养支持 合理安排饮食，加强营养，以增加抵抗力及修复愈合能力，对体质虚弱、高龄的进食少的患者，可静脉补充营养。

5. 病情观察 术前密切观察患者的生命体征，注意观察肿块及周围皮肤的情况，评估患肢活动情况，加强保护患者，防止患者跌倒引起病理性骨折。同时注意患者检查结果，特别是生化检查，有无电解质紊乱，有无低蛋白血症，有无凝血功能障碍。

【术后护理措施】

1. 病室环境 术后室温一般应保持在25～28℃为宜，如果室温过低，可引起小血管收缩，外周阻力增加，血流速度减慢致血栓形成。尽量保持病室清洁、空气新鲜，减少探视人员，避免患者感冒。

2. 全麻术后护理常规

（1）患者麻醉未醒前应给予去枕平卧位。如果患者呕吐或有呕吐倾向时，应将患者头偏向一侧。遵医嘱安置心电监护及吸氧，密切观察生命体征。

（2）患肢体位：患肢置于舒适的体位，抬高患者，促进血液循环，减轻手术后患肢水肿。截肢术后患者，不宜抬高患者，抬高会导致残端上翘，不利于假肢的安装，但水肿较为严重者，可抬高1天。

（3）管道护理

1）输液管道保持通畅,留置针固定妥善,密切观察留置针周围皮肤有无发红、肿胀。

2）安置尿管的患者,术后应观察尿液颜色以及量,评估患者出入量是否平衡。一般术后第一天可拔出尿管,不能拔出者,应及时训练膀胱功能,为下地活动做准备。

3）安置有血浆引流管的患者,术后应观察、记录引流液的性状、颜色、量。2小时内血浆引流量＞100ml,且持续有鲜血流出,应警惕术后出血,可暂时夹闭血浆引流管,密切观察伤口敷料是否有渗血,患肢是否肿胀,判断是否有血肿形成。

（4）做好患者口腔护理、尿管护理、定时翻身、雾化等基础护理。

3. 患肢护理

（1）术后抬高患者,观察敷料包扎的松紧度是否合适。

（2）有石膏的患者应观察石膏固定情况,患肢肢端血供,石膏边缘皮肤有无受压。老年瘦弱患者应注意观察石膏受压皮肤,避免压疮的形成。

（3）观察患肢远端皮温、肢端血供、活动、足背动脉搏动情况,当肢端出现发凉、发紫、感觉减退、感觉麻木等异常情况时要及时通知医生,采取相应措施。

（4）伤口渗液较多的患者,可进行红外线治疗,及时更换伤口敷料。

4. 疼痛护理 评估患者疼痛情况,及时给予疼痛治疗,保证患者睡眠质量。对于有镇痛泵的患者,应注意观察通道是否通畅以及镇痛泵的不良反应,评价阵痛效果是否满意。

5. 饮食指导 全麻术后6小时即可进食,根据患者情况进流质、半流质饮食，之后鼓励患者进食高蛋白、高热量、高维生素和易消化的食物。若患者食欲缺乏，摄能不足，可给予外周营养支持。

6. 并发症的观察 术后观察伤口引流液情况，判断是否持续出血。正确保持患肢体位，防止关节脱位或半脱位。做好跌倒防护措施，避免二次骨折。

7. 截肢术后护理

（1）体位：术后第一天可抬高患肢，预防肿胀。下肢截肢者，每3～4小时俯卧20～30分钟，并将残肢以枕头支托，压迫向下。仰卧位时，不可抬高患肢，以免造成膝关节的屈曲挛缩。

（2）观察和预防术后出血：注意观察截肢后肢体残端的渗血情况，伤口引流液的性质和引流量。对于渗血较多者，可用棉垫加弹性绷带加压包扎，截肢术后患者床旁应常规放置止血带，以备急用。同时注意观察残端皮温及血运情况，判断残端敷料松紧度。

（3）幻肢痛：绝大多数截肢患者在术后相当长的一段时间内感到已切除的肢体仍然有疼痛和其他异常感觉，称为幻肢痛。疼痛多为持续性，尤以夜间为甚，属精神性疼痛。引导患者注视残肢，接受残肢的现实。应用放松疗法等心理治疗手段逐渐消除幻肢痛。

（4）残肢功能锻炼：上肢截肢者，术后1～2天可下床活动，下肢截肢者术后2～3天可在练习床上坐起，术后2周内在床上进行残肢的主动、被动活动，以及肌肉的抗阻运动。消除残端水肿方法是：用弹性绷带每日反复包扎，均匀压迫残端，促进软组织收缩，残端按摩、拍打及蹬踩，增加残端的负重能力。制作临时义肢，鼓励患者拆线后尽早使用，可消除水肿，促进残端成熟，为安装义肢做准备。

8. 健康宣教

（1）指导患者在床上早期进行健肢活动，可预防静脉血栓形成，防止关节僵硬、肌肉萎缩。

（2）术后第1天可让患者开始肌肉的等长收缩活动，禁止进行影响骨和肌肉稳定性的活动。

（3）术后1～2周，患者可在医生指导下逐步进行功能锻炼，从"坐"到"站"再到"行走"。教会患者正确使用助行器、拐杖等行走用具。

（4）需要佩戴支具的患者，应教会患者正确戴脱支具，学会观察肢端循环，调节支具松紧度以及关节活动度。

（5）下地行走时不能负重，告知家属必须陪伴患者进行功能锻炼，做好防跌倒措施。

（6）告知患者及家属术后定期门诊随访，及时拍摄X线片，以了解肿瘤切除部位的骨修复情况，再根据复查结果决定康复锻炼方案。

（千春兰，杨　杨，刘晓艳）

第三节　恶性骨肿瘤患者的护理

【概述】

恶性骨肿瘤又称"骨癌"，可分为原发性骨肿瘤，继发性骨肿瘤与转移性骨肿瘤三种。原发性骨肿瘤指由局部组织长出的恶性瘤，原发恶性骨肿瘤以骨肉瘤、软骨肉瘤、纤维肉瘤为多见；继发性骨肿瘤则由良性骨瘤转变而来，转移性骨肿瘤则是由其他系统的恶性肿瘤发生远处转移，转移至骨骼的结果，常见的有肺癌、前列腺癌、乳癌、肝癌、甲状腺癌、子宫颈癌、胃、结肠癌、肾癌、鼻咽癌等。

【常见种类】

恶性骨肿瘤包括来源于骨基本组织的骨肉瘤、骨旁骨肉瘤、软骨肉瘤、纤维肉瘤、骨巨细胞瘤Ⅲ级，来源于骨附属组织的血管内皮肉瘤、脂肪肉瘤、未分化网状细胞瘤、骨原发性网状细胞肉瘤、多发性骨髓瘤，以及来源于其他组织的脊索瘤和四肢长骨造釉细胞瘤等。恶性骨肿瘤占所有骨肿瘤的33.2%，其中骨肉瘤发病率最高，其次依次为软骨肉瘤、骨髓瘤、尤文肉瘤、恶性骨巨细胞瘤等。骨肉瘤好发于长骨干骺端，尤文肉瘤好发于长骨骨干，而骨髓瘤和转移瘤多见于扁骨。转移性神经母细胞瘤多发生在一岁以内的婴儿，尤文肉瘤多见于5～15岁，青少年以骨肉瘤多见，骨巨细胞瘤常见于20～40岁，而40岁以上，则多为骨髓瘤和转移瘤。

【临床表现】

恶性骨肿瘤常表现为先有疼痛，后出现肿块，疼痛剧烈，夜间痛明显，肿块生长迅速，全身症状表现为发热、消瘦，晚期甚至出现恶病质。肿块的界限不清晰，周围组织有浸润，其表面红热，有静脉充盈，压痛明显，血液循环丰富的可闻及杂音。恶性骨肿瘤晚期可有全身其他组织器官转移。

【辅助检查】

从X线检查的结果看，恶性骨肿瘤常生长迅速，易侵及邻近组织和器官，骨质破坏呈浸润性，病骨与正常骨界限模糊不清，骨皮质断裂或缺损，松质骨呈不规则溶骨破坏，骨质增生，可有硬化区，密质骨破坏或"虫蚀样"缺损，常有肿瘤骨或肿瘤软骨形成，常有骨膜反应，呈放射状、三角形或葱皮样，易侵及软组织形成软组织肿块,软组织影明显,可见肿瘤浸润阴影及骨质增生,可有转移的表现。另外,恶性骨肿瘤常发现有贫血、白细胞和碱性磷酸酶增高、血沉增快,细胞形态学异型性明显,大小不一,排列紊乱,核大深染且有核分裂。在某些肿瘤的诊断中,化验检查有一定的帮助,如成骨肉瘤患者碱性磷酸酶可以增高;多发性骨髓瘤患者可有贫血、尿本周蛋白阳性;棕色瘤患者有血钙、血磷异常等。

【治疗与预后】

1. 手术治疗

(1) 大块切除术:即将肿瘤及其周围正常组织截除。残留的骨缺损可用自体骨灭活回植、大块骨移植融合关节、人工关节置换、同种异体半关节移植或自体腓骨头代替桡骨下端及肱骨上端等方法修复。

(2) 肿瘤段肢体截除远端再植:即将肿瘤所在的一段肢体(包括皮肤、肌肉、血管)整段截除,但常保留主要神经,再将远端植到近端肢体上。或下肢旋转180°,将踝关节代膝关节,再装假肢。

(3) 截肢术或关节离断术。

2. 化学治疗 适用于骨肉瘤、尤文肉瘤、恶性纤维组织细胞瘤等。可经静脉给药或行区域灌注。

3. 放射治疗 适用于对放射线敏感的肿瘤如骨髓源性肿瘤等,对手术不能彻底切除或不适宜手术者也可辅以放疗。在化疗放射治疗的同时,可以配合使用一些中药,减轻毒副作用,增强放疗、化疗的疗效,增强体质以更好地完成治疗。

相对良性骨肿瘤而言,恶性者具有生长速度快,组织破坏严重,治疗困难、预后欠佳等特点。正因如此,只有尽可能做到早期发现、早期治疗,才能尽量争取更好的治疗效果。

一、骨肉瘤

骨肉瘤也叫成骨肉瘤，恶性骨肿瘤中最常见的一种，是从间质细胞系发展而来，肿瘤迅速生长是由于肿瘤经软骨阶段直接或间接形成肿瘤骨样组织和骨组织。虽然骨肉瘤在各年龄组中均有报道，但多数发生在 10～20 岁，男性多于女性。最典型的位置是在管状骨（约80%），股骨远端及胫骨、肱骨的近端是最常见发病部位。

【病因】

骨肉瘤与其他人体肿瘤一样，病因不清，机制不明，其发病因素非常复杂，内因有素质学说、基因学说、内分泌学说等；外因有化学物质和内外照射、慢性炎症刺激学说，病毒感染学说等。另外一些良性骨肿瘤如 Paget 病，骨巨细胞瘤和骨纤维组织结构不良等骨骼疾病可继发骨肉瘤，这种情况多见于中年以后的患者。下肢负重骨在外界因素（如病毒）的作用下使细胞突变，可能与骨肉瘤形成有关。

【病理】

骨肉瘤病理表现为含大量肉瘤样基质，部分标本看不到肿瘤骨样组织，只有胶原条索，包括肿瘤细胞。肿瘤生长不太旺盛的区域只有细胞的间质。有的肿瘤主要是新生的软骨和不典型的棱形细胞。骨肉瘤的病理分型可分为四型：第一型主要是骨样组织；第二型骨样组织和骨组织并存；第三型没有骨样组织和骨组织，只有胶原纤维；第四型很少见，其主要成分为软骨细胞和形态不一、分化不良的肿瘤细胞。骨肉瘤的转移方式包括血行转移、淋巴转移、直接浸润。

【临床表现】

最早出现的临床症状是疼痛,多为隐痛,持续性,在活动后疼痛加重,夜间痛较明显。患者出现包块,包块增长速度常以月计,当肿块明显增大时可出现临近关节的反应性积液,关节活动受限。

肿瘤体积的大小可根据肿瘤部位的深浅,以及肿瘤侵及软组织大小而定。肿块局部伴有压痛,其硬度根据肿瘤组织内所含的骨组织多少而不同。瘤体积大时则可出现皮肤表面血管怒张现象。

【辅助检查】

1. 化验检查 红细胞沉降率加快,碱性磷酸酶或乳酸脱氢酶升高,其中乳酸脱氢酶的异常提示预后不良。血清铜、锌及铜/锌比值在骨肉瘤的诊断、疗效判定,判断转移及估计预后是有一定的作用。

2. X 线 早期骨肉瘤 X 线表现不明显,特别是位于骨松质内就更难发现。由于肿瘤产生的骨组织量的不同,X 线表现可以是多种多样的。典型的骨肉瘤的 X 线表现为骨组织同时具有新骨生成和骨破坏的特点。肿瘤多位于长管状骨的干骺端,该病具有特征性的 X 线征象——考德曼套袖状三角(Codman 三角)。晚期可看到肿瘤浸润软组织的阴影,可在部分病例中见到病理性骨折。

3. MRI 和 CT 是判断骨肿瘤性质、范围和有无周围软组织浸润的有效手段,可早期发现肺部和其他脏器的转移病灶,是骨肉瘤临床检查的常规项目。

4. 核素骨扫描 是早期发现和晚期鉴别有无转移病灶的常用方法。

【治疗进展及预后】

1. 化疗　早期时多采用间歇大剂量化疗方案,其优点:①有利于保存干细胞,使造血系统得以恢复。②有利于保护免疫力。③大剂量化疗由于浓度高通过物理作用,可使药物由细胞外进入细胞内。④能扩散到血运差的实体瘤。随着化疗方案的改进,多采用新辅助化疗,即指在充分且正规的术前化疗后手术,确定手术所切除肿瘤的坏死率,决定术后化疗方案。

2. 手术治疗

(1)肿瘤瘤段切除加人工关节置换。

(2)瘤段截下灭活后再植术。

(3)高位截肢术。

(4)髋关节离断术。

(5)半骨盆切除术。

3. 其他治疗方法　放疗、热疗、免疫治疗、基因治疗、中医治疗等。

4. 预后　传统的治疗方法(截肢、放疗)骨肉瘤的预后差,5年存活率不超过20%,但由于新辅助化疗的兴起,使成骨肉瘤5年以上成活率大为提高。

【主要护理问题】

1. 焦虑/恐惧　与患者担心疾病的预后和肢体残缺有关。

2. 疼痛　与肿瘤压迫及侵及神经、手术创伤有关。

3. 自我形象紊乱　与化疗引起的副作用和截肢有关。

4. 营养不良——低于机体需要量　与食欲缺乏、恶病质有关。

5. 躯体移动障碍　与疼痛及肢体功能受损有关。

6. 睡眠形态紊乱　与焦虑及疼痛有关。

7. 自理能力下降 与肢体受损有关。

8. 知识缺乏 肿瘤护理知识缺乏。

9. 活动无耐力 与长期化疗、卧床、恶病质有关。

10. 潜在并发症 自杀倾向、压疮、肺部感染、泌尿系感染、便秘、肢体废用综合征、病理性骨折。

【护理目标】

1. 患者对所患疾病知识有一定了解。
2. 患者的疼痛得到缓解或消失。
3. 患者充满信心,接受治疗,战胜疾病。
4. 患者能够自主活动。
5. 患者心态正常,能够适应身体疾病所至的变化。
6. 患者无抗肿瘤化疗药物外渗。
7. 无压疮及口腔溃疡发生。
8. 患者饮食好,睡眠好。
9. 患者无潜在并发症的发生。

【护理措施】

1. 心理护理

(1)尊重患者的个性和人格:深入了解患者的性格特征,尊重患者的需要。

(2)解释骨肿瘤手术的必要性、手术方式、注意事项。介绍手术成功病例,增加患者自信心。

(3)鼓励患者表达自身感受。

(4)教会患者自我放松的方法。

(5)根据个体情况进行针对性心理护理。

(6)鼓励患者家属和朋友给予患者关心和支持。

2. 饮食

(1)宜高蛋白、高热量饮食。

（2）高维生素类易消化饮食。

（3）增加纤维素的摄入，多饮水，预防便秘。

（4）不能进食者遵医嘱静脉补充热量及其他营养。

3. 疼痛的护理 恶性骨肿瘤的主要表现之一是剧烈、持久，夜间加重的疼痛，晚期剧烈顽固的疼痛是患者的主要痛苦，患者对疼痛的恐惧甚于大于死亡，因此，为了提高骨肉瘤患者的生存质量，应加强疼痛护理。

（1）应及时有效控制疼痛，在药物镇痛方面，WHO推荐的三阶梯止痛疗法，效果较好。

（2）为患者创造安全舒适的氛围。

（3）使患者感受到被理解和被关怀的温暖。

（4）指导患者预防或减轻疼痛，引导患者放松，使之从精神和身体的紧张中解脱。如气功、催眠、暗示、想象等。

（5）帮助患者建立良好的人际关系。

（6）引导患者过愉快充实的生活。

4. 体位

（1）由于易发生病理骨折，故应卧床休息。

（2）避免下床负重。

5. 术前常规准备

（1）功能锻炼：患者入院后即开始指导肛门括约肌收缩训练。股四头肌的等长收缩锻炼及踝关节背伸和背屈。

（2）呼吸训练：有吸烟史者嘱其戒烟。慢性咳嗽者、哮喘者术前3天行预防性雾化，2次/天，指导有效深呼吸，咳嗽咳痰。

（3）训练床上大小便：术前3天指导患者进行床上使用便器的适应性训练。

（4）肠道准备：行骨盆及骶骨肿瘤切除术前3天

开始进食半流质饮食,术前1天进食流质饮食,术前1天开始服用甘露醇,术前1天和术晨各清洁灌肠一次。

(5)术晨更换清洁患者服,术晨建立静脉通道。

(6)皮肤准备:术前1天用肥皂水清洗手术区域,避免抓伤局部,术晨备皮,范围根据手术部位而定。

6. 化疗护理

(1)用药前注意事项

1)向患者说明化疗的目的、重要性,化疗时和化疗后可能出现的反应及预防措施,取得患者的理解与配合。

2)测量身高、体重:由于化疗药物大多按体表面积和体重计算用量,应严格准确进行测量,患者在清晨排空大小便,空腹,只穿贴身衣裤,不穿鞋。

3)化疗前安置PICC或CVC管,保证用药安全,减少化疗药物外渗的风险。如患者拒绝安置,应向患者及家属解释化疗药物外渗风险以及并发症,签写医患沟通表。

(2)化疗不良反应

1)胃肠道反应:常发生在用药当日及次日,表现为恶心、呕吐、食欲缺乏,个别表现为上腹痛。可给予止吐药,以及泼尼松进行治疗。

2)骨髓抑制:化疗后有不同程度的白细胞下降,个别患者白细胞可下降至2×10^8/L以下。用药后应常规用升白药,当白细胞降至3×10^8/L以下时,应特别注意预防感冒,预防感染,可将患者隔离,及时处理感染灶。

3)肝功能受损:接受大剂量化疗的患者中约1/3患者可有转氨酶升高,持续时间在1周至4个月不等,大部分在3周内恢复。

4)心肌受损:多柔比星对心肌有损害,应给予密切观察,常见有心悸、期前收缩、T波低平或倒置。

5）感染：可出现多发疖肿、败血症。

6）溃疡：表现为口腔、阴道黏膜溃疡。

7）脱发。

8）腹泻或者便秘：有些化疗药引起患者腹泻，有些引起便秘，但是便秘患者相对较多。腹泻可引起脱水，电解质紊乱，便秘则可在后期引起肠梗阻，肠梗阻对于肿瘤患者来说是很严重的，发生肠梗阻后，可能引起梗阻性黄疸（因为化疗患者的肝脏功能不好），随之引起腹水（蛋白低），有一部分患者肠梗阻后病情快速恶化，随之死亡。

（3）用药时注意事项

1）大剂量化疗会对患者引起全身反应，治疗前应该对患者做全面检查，包括心、肺、肝、肾、血液等方面。治疗中应给予适当的支持疗法，补给维生素B、维生素C。

2）化疗是用注意患者的水化及碱化。常规在使用前1天静脉输入3000ml液体，鼓励多饮水，保证尿量，及时检查肾功能。

3）使用大剂量甲氨蝶呤时，应特别注意亚叶酸钙的使用，因其可解救MTX的毒性作用。

4）在使用多柔比星之前应做心电图检查，化疗后嘱患者平卧位休息。必要时安置心电监护，观察心率。

5）用化疗药物要做到四个严格：严格执行"三查七对"，严格按医嘱剂量给药，严格执行无菌技术，严格按规定时间用药。

6）用药过程中加强巡视，观察有无化疗药物外渗，针口处有无红肿热痛的现象。

（4）护理

1）心理支持：鼓励患者表达其忧虑和恐惧心理，并给予安慰和心理支持，告知脱发现象是暂时的，停药后会再生。

2）观察药物毒性反应：定时查患者血常规，观察有无牙龈出血、皮肤瘀斑、白细胞数减少时采取保护性隔离措施。

3）恶心、呕吐的护理：①渐进性放松训练，指导患者在柔和音乐中，从上到下放松全身肌肉。②催眠疗法：让患者在单调的语言引导下进入睡眠状态2次/天。③应用化疗药物前30分钟应用止吐剂，避免油腻及辛辣食品，少食多餐。

4）限制陪护人数，减少交叉感染的机会，避免感冒。

5）鼓励患者多饮水，保证尿量在3000ml以上。

6）化疗药物外渗的处理：①一旦发现化疗药物外渗时，应立即停止化疗药注入，可保留针头接注射器，尽量回抽漏于皮下的外渗药物，然后拔除针头。②发生化疗药外渗后要及时通知主管医生及病房护士长。③用0.2%利多卡因或者10ml生理盐水+地塞米松15mg分别在2、4、8、10点方向局部皮下浸润注射封闭，既可以稀释外漏的药液和阻止药液的扩散，又起到止痛作用，封闭液的量可根据需要配制。④外渗24小时内可以用冰袋局部50%硫酸镁冷敷，冷敷期间应加强观察，防止冻伤，冷敷可使血管收缩，减少药液向周围组织扩散。注意不能热敷。⑤加强交接班制度，密切观察局部变化。⑥凡在输入化疗药物时应反复向患者及家属宣传药物副作用及有关注意事项，取得患者的配合。⑦在给患者使用化疗药物时尽可能应用PICC或静脉置管。PICC或静脉置管穿刺，可减少对血管刺激性，减少外渗风险，特别是PICC可长时间留置于静脉内，这样既减少了静脉穿刺次数，延长了每次静脉穿刺的间隔时间，又能使静脉输液更加方便。

7. 放疗

（1）不良反应

1）一般反应：可表现为食欲缺乏、疲乏无力、头痛、头晕、免疫功能低下等。

2）消化道反应：表现为恶心、呕吐、消化不良、胃脘不适、腹胀、腹泻等。

3）骨髓抑制：表现为白细胞、红细胞、血小板降低等，又以白细胞降低常见。

4）局部反应：红斑、渗出、溃疡、口干；病理性骨折、放射性脊髓炎引起的感觉运动障碍、重者截瘫。

5）皮肤反应，根据损伤程度可分为三度：

Ⅰ度仅表现为红斑，有灼痛和刺痒，称为干反应。

Ⅱ度为渗出、糜烂，称为湿反应。

Ⅲ度为经久不愈的溃疡或坏死

（2）注意事项：放疗患者进入放射治疗室不能带金属物品，如手表、项链、钢笔、耳环、义齿、钥匙等，以免增加射线吸收，加重皮肤损伤。放射皮肤保持清洁，避免受损感染。

（3）护理

1）通过健康教育使患者了解放疗的必要性，以及放疗中与放疗后可能出现的反应。

2）注意皮肤的保护，保持照射野皮肤清洁干燥；清洗时应注意勿用肥皂，也不要用力擦洗照射部位，毛巾要柔软，擦拭时应沾干禁止粘贴胶布和涂刺激性药物；避免在阳光下曝晒，禁用热水袋；切忌手指抓搔皮肤，如果奇痒难忍，可用手掌轻轻拍击，也可扑些薄荷淀粉、痱子粉，既能止痒，又能使局部皮肤干燥。

3）外出时防止日光直接照射，剃胡须时避免剃破皮肤造成感染；皮肤脱屑期切忌用手撕剥。

4）放疗前要加强营养，鼓励患者进食。

【术后护理措施】

1. 骨科术后护理常规 见表 15-1。

表 15-1 术后护理常规

要点	内容
全麻术后护理常规	术后患者尽量安置在监护病房 了解麻醉和手术方式、术中情况、切口和引流情况 持续低流量吸氧，持续心电监护 床档保护防坠床 严密观察患者的体温、脉搏、呼吸、血压、意识状态、血氧饱和度 及时补充血容量，预防和控制休克的发生
伤口观察及护理	观察伤口有无渗液、渗血，渗出量及其性质，引流管可接一次性负压吸引器（注意：引流管有无扭曲、折叠、引流是否通畅，负压吸引器引流出的血液量、颜色、性质及单位时间内流出的血） 观察腹部体征，有无腹痛腹胀等 若伤口渗血过多应立即更换敷料 若单位时间内流出的血液过多，应立即报告医师并及时处理
各管道观察及护理	输液管保持通畅，留置针妥善固定，注意观察穿刺部位皮肤 尿管按照尿管护理常规进行，一般术后第一日可拔除尿管，拔管后注意关注患者自行排尿情况 创腔引流管参照创腔引流管护理相关要求
疼痛护理	评估患者疼痛情况 有镇痛泵（PCA）患者，注意检查管道是否通畅，评价镇痛效果是否满意 遵医嘱给予镇痛药物 提供安静舒适的环境
基础护理	做好晨晚间护理、口腔护理、尿管护理、翻身、雾化等工作

续表

要点	内容
患肢血液循环的观察及护理	患肢末梢的皮肤颜色、温度、肿胀度、感觉运动、毛细血管充盈情况等 若足趾或手指皮温较健肢低、青紫、肿胀、感觉麻木、运动减弱,应立即报告医生紧急处理

2. 预防呼吸道感染的护理 见表 15-2。

表 15-2 预防呼吸道感染护理内容

要点	内容
术后体位	麻醉清醒后,在病情允许的情况下,给予患者半卧位
呼吸	术后指导患者进行缩唇式呼吸 遵医嘱行雾化吸入,拍背协助排痰
环境要求	保持空气洁净,病室每 4 小时开窗通风一次,严格限制探视人数 空气湿度在 50%～60%,温度在 18～24℃ 各种护理操作注意保暖,避免受凉

3. 生活饮食护理 一般患者术后当天全麻清醒后,饮水,如无呛咳,则可进食流质、半流质,术后第 1 天可进普食,注意多饮水,多食蔬菜、水果。饮水量＞1500ml。对于骨盆及骶骨切除术者,饮食内容见表 15-3。

表 15-3 骨盆及骶骨切除患者饮食护理

时间	进食内容	进食量
术后当天～肛门排气	禁食	全身
肛门排气当天	流质	50～80ml/h
肛门排气第 1 天	半流质	100～200g/次,4～5次/天
肛门排气第 2 天	软食为主	少食多餐,5～6餐/天

续表

时间	进食内容	进食量
肛门排气第 3 天起	逐步过渡至正常饮食 注意营养丰富、忌生冷、产气、刺激性食物 鼓励多饮水，多食蔬菜、水果 饮水量 > 1500ml，保持大便通畅，防止尿路感染和便秘	

4. 体位与活动 见表 15-4。

表 15-4 患者体位与活动

时间	体位与活动
全麻清醒前	去枕平卧位，头偏向一侧
全麻清醒后手术当天	低半卧位，保肢术后患肢予以抬高，有利促进静脉回流，减轻肿胀 指导患肢股四头肌等长收缩及踝关节伸屈运动
术后第 1 天	半卧位为主，增加患肢主动运动，可用助行器辅助下床站立
术后第 2 天	半卧位为主，可用助行器辅助适当下床活动
术后第 3 天起	适当增加髋关节，膝关节，踝关节活动度

注：活动能力应当根据患者个体化情况，循序渐进，对于年老或体弱的患者，应当相应推后活动进度。

5. 截肢术后护理 见表 15-5。

表 15-5 截肢术后护理

要点	内容
观察	严密观察患肢残端伤口出血情况 床旁备止血带和血管钳，以防残端血管结扎线脱落导致大出血而危及生命

续表

要点	内容
体位	术后残肢应平放在床上
	观察残端有无肿胀、发红、水泡、皮肤坏死及并发感染的现象
心理支持	要理解患者的烦躁
	用耐心、爱心、细心和责任心对待患者
	劝导家属多关心鼓励患者,给予心理和精神上的支持
幻觉痛的护理	幻觉痛是指患者截肢术后一段时间内对已经切除部分的肢体存在一种虚幻的疼痛感觉,多为夜间持续性疼痛,少有剧烈疼痛
	可采用心理诱导和心理治疗,在生活上给予帮助和照顾
	通过交流、暗示、说服、诱导,使患者学会放松转移自己的注意力,消除不良心理因素
	可轻叩神经残端,配合治疗。如离子导入、热敷,早期配装义肢
	对顽固性幻觉痛除心理治疗外,可行局部封闭治疗
康复指导	保持正常姿势,一侧下肢截除后肢体会失去平衡,可引起骨盆倾斜和脊柱侧弯,教会患者扶拐下地前矫正姿势
	每日坚持数次俯卧
	避免不良姿势。如身体向一侧倾斜,大腿截除后残端翘起、外展位,小腿截除后防止膝关节屈曲挛缩
	残肢训练:小腿截肢以增加膝关节屈曲肌力,伸髋肌肌力训练,患者平仰卧,使残肢上下屈伸运动,5~10次/天,5~10分钟/次
	内收肌抗阻训练:患者平卧,双下肢均伸直,残肢左右运动,4~6次/天,5~10分钟/次
	伸膝肌抗阻训练:患者坐于椅子上,健肢垂直放下,膝关节下残肢前后运动,6~8次/天,1~15分钟/次
	以上运动应教会患者及家属,以便患者出院后坚持训练

6. 健康宣教 见表 15-6。

表 15-6 骨肉瘤术后患者的出院宣教

要点	内容
饮食	营养丰富、高热量、高蛋白、高维生素易消化饮食 忌刺激性食物、忌易胀气食物、生冷饮食、忌烟酒
活动	预防骨折 严防过早负重导致病理性骨折 制订活动计划,逐步达到生活自理 坚持功能锻炼,循序渐进,持之以恒 用助行器辅助行走,保持身体平衡
复查	定期复查:放化疗期间定期门诊随访,检查肝功能、血常规等 术后每3个月复查一次,半年后每半年复查一次,至少复查5年

【并发症的处理及护理】

并发症及护理见表 15-7。

表 15-7 并发症及护理

常见并发症	临床表现	处理及护理
切口感染	患者体温高 伤口局部红、肿、热、痛 伤口分泌物有异味	观察有无切口渗血、渗液及红肿,疼痛,局部伤口有无波动感 保持创口引流管通畅及有效负压,防止折叠、脱落 同时保持切口敷料清洁干燥、防止尿液污染 监测体温变化 合理、有效应用抗生素 指导患者进食高蛋白、高能量、富含维生素的饮食
髋关节脱位	术后患肢短缩畸形 肢端内收或外旋	术后患肢保持外展 30°,中立位,穿丁字鞋 两腿间放一个梯形枕 翻身时以健侧为主

续表

常见并发症	临床表现	处理及护理
髋关节脱位	术后患肢短缩畸形 肢端内收或外旋	嘱咐患者不要交叉双腿 床头摇高不大于90° 指导患者不要床上屈膝而坐、不要坐沙发或矮凳 一旦脱位立即通知医生紧急处理
膀胱损伤	患者无尿 腹腔大量积液 腹痛 腹部压痛、反跳痛、腹肌紧张	保持导尿管通畅 密切观察尿色、尿量，准确记录 观察腹部变化，注意有无压痛、反跳痛、肌紧张等腹膜炎症状 切口有无淡黄色渗液 必要时行耻骨上膀胱造漏
休克	患者全身无力、大汗、面色苍白、心动过速、血压低，晕厥	需密切观察生命体征及尿量的变化 补充足够的血容量，以防休克

二、软骨肉瘤

【概述】

软骨肉瘤（chondrosarcoma）是指发生于软骨细胞或间叶组织的原发性恶性肿瘤。肿瘤性软骨基质组成，也可在原有良性软骨肿瘤基础上恶变而来，即继发性软骨肉瘤。根据细胞组织学特点可分为普通型、间叶型、去分化型、透明细胞型及黏液型软骨肉瘤等。根据其发生部位的不同，可分为中央型及外周型两种。中心型软骨肉瘤，多发生在40～70岁的中老年人，男性高于女性，约为3：2。周围型软骨肉瘤发病年龄稍年轻一些，一般见于 20 岁以下，好发于男性，发病率较中心性软骨肉瘤少。中心型软骨肉瘤长常发生于长骨骺端、骨盆、肋骨，与中心性软骨肉瘤相比，周围性软骨肉瘤更好发于骨盆和躯干骨，并且膝关节和肘关节的远端几乎不常见。

【病因】

发病原因不明。本瘤是从软骨细胞或间胚叶组织发生，并起源于躯体任何软骨内化骨的骨骼。Giovanni Tallini 等学者研究发现软骨肉瘤患者常常会多一条 7 号染色体。G Ⅲ 软骨骨瘤患者常有 17p1 的异常。提示 *CerbB*-2 癌基因异常表达，7 号染色体的增多，17p1 的改变可能与软骨肉瘤的发生有关。实验性病理认为软骨肉瘤与病毒感染有关，而边缘型软骨肉瘤与遗传因素有关。

【病理】

细胞丰富，细胞及细胞核的大小及形态不一；常常具有多核，有时可见单核或多核巨大软骨细胞，细胞核染色质显著增深，有时可见有丝分裂。继发性软骨肉瘤，其恶性变区域分布不均。软骨肉瘤多数体积较大，一般直径可超过 4cm，最大可达 20cm。多数体积较大的肿瘤发生在扁平骨或不规则骨上，特别是髂骨、肋骨和肩胛骨。中央型软骨肉瘤常造成骨皮质破坏和侵入到软组织中，这两点是区别于内生软骨瘤的重要特点。周围型软骨肉瘤外观上是一个大的骨外的结节状肿瘤，即使侵入了软组织，常常也有较好的分界线。典型的良性骨软骨瘤的帽盖是均匀而光滑的，但是软骨肉瘤，则为不规则，粗糙，或颗粒状。

软骨肉瘤的转移方式包括血行转移、淋巴转移、直接浸润。

【临床表现】

患者早期感觉患处不适,几天或几周后出现肿胀及肿块,晚期可出现静脉曲张,局部皮肤温度升高及充血发红。患者会感觉关节周围疼痛,最初是间歇性疼痛,以后逐渐加重,转为持续性疼痛,夜间更为明显,止痛药无效。患者的关节活动受限,部分患者可发生关节积液,甚至会发生病理性骨折。

原发性软骨肉瘤以钝性疼痛为主,由间歇性逐渐转为持续性,邻近关节者可引起关节活动受限。局部可扪及肿块,无明显压痛,周围皮肤伴有红热现象。

继发性软骨肉瘤多见于30岁以上成年男性。好发于骨盆,其次为肩胛骨、股骨及肱骨。偶然发现肿块,病程缓慢、疼痛不明显,周围皮肤无红热现象,临近关节时可引起关节肿胀、活动受限,压迫神经则可引起放射性疼痛、麻木等。很难发现位于胸腔和骨盆的肿瘤,直至压迫内脏,产生相应症状才被发现。

【辅助检查】

1. X线检查 X线常表现为一密度减低的阴影,病灶中有斑点状或块状钙化点。钙化是类型与密度和肿瘤的恶性程度有关,高度恶性的软骨肉瘤如有钙化产生,则表现为无定型、垫状的、散在的、不规则的阴影。中央型软骨肉瘤常表现为一个增大的、轻度膨胀的、多叶状的溶骨性病变,伴有骨膜骨形成、骨皮质增厚,内骨膜侵蚀,散在点状、不规则的钙化。周围型软骨肉瘤可由单发性骨软骨瘤或遗传性多发骨软骨瘤恶变而来。

2. CT检查 对软骨肉瘤中钙化的显示优于平片,有助于定性诊断。可以了解肿瘤在骨内及软组织中的范围。

3. 放射性核素 对确定中央型软骨肉瘤的边界,以及发现隐蔽的播散病灶有可靠价值。对于骨软骨瘤来说，检查中如果没有放射性核素的核浓集现象，基本可以排除恶性转化的可能。

4. PET-CT

【治疗进展及预后】

过去认为软骨肉瘤对放射治疗不敏感，因而很少采用放疗作为单独的治疗软骨肉瘤的手段。近年来，采用放疗增敏剂和恢复软骨肉瘤细胞 P16ink4a 蛋白的表达来增加放疗敏感性已取得一定成效。对低度恶性四肢软骨肉瘤的手术治疗，近年来倾向于病损内刮除加局部辅助治疗。非手术治疗方面，除了放疗，采用新的血管内皮生长因子抑制新生血管生长，以抑制肿瘤发展；基因治疗是肿瘤治疗研究热点，为软骨肉瘤的治疗提供新的方法。

软骨肉瘤预后较骨肉瘤好，手术治疗 5 年治愈率为 40% ～ 50%。

【主要护理问题】

1. 焦虑/恐惧 与患者担心疾病的预后和肢体残缺有关。

2. 疼痛 与肿瘤压迫及侵及神经、手术创伤有关。

3. 自我形象紊乱 与化疗引起的不良反应和截肢有关。

4. 营养不良 与食欲缺乏、恶病质有关。

5. 躯体移动障碍 与疼痛及肢体功能受损有关。

6. 睡眠形态紊乱 与焦虑及疼痛有关。

7. 自理能力下降 与肢体受损有关。

8. 知识缺乏 肿瘤护理知识缺乏．

9. 活动无耐力 与长期化疗、卧床、恶病质有关。

10. 潜在并发症 自杀倾向、压疮、肺部感染、泌尿系感染、便秘、肢体失用综合征、血容量不足、病理性骨折。

【护理目标】

1. 患者心态正常，能够适应身体的变化。
2. 患者的疼痛得到缓解或消失。
3. 患者充满信心，接受治疗，战胜疾病。
4. 患者能够自主活动（床上或床下）。
5. 患者对所患疾病知识有一定了解。
6. 患者无抗肿瘤化疗药物外渗。
7. 无压疮及口腔溃疡发生。
8. 患者饮食好，睡眠好。
9. 患者无潜在并发症的发生。

【护理措施】

参见骨肉瘤相关内容。

三、尤文肉瘤

【概述】

尤文肉瘤（Ewing's sarcoma）是表现为各种不同程度神经外胚层分化的圆形细胞肉瘤，以小圆细胞为主要特征的原发性肿瘤。它占所有原发性骨肿瘤的 6%～8%，是儿童和青少年最常见的恶性原发性骨肿瘤。发病高峰年龄在 10～20 岁，30 岁后少见。男性发病较多，男女比例为（1.6～2）：1。常发生于长骨（股骨、肱骨）骨干和骨盆，也可累及脊柱、肋骨、肩胛骨等。肿瘤多从骨干部的骨髓腔出发，破坏骨松质，浸润骨皮质，并引起骨膜的反应性增生。

【病因】

目前尤文肉瘤已被公认是一种独立的骨肿瘤，但对其来源和性质仍存在有不同的意见，如间充质细胞、成骨细胞，占恶性骨肿瘤的10%～14.2%，而我国此病并不多见。发病年龄多见于青少年，以男性略多见。与其他肿瘤一样，无确切的病因。

【病理】

肿瘤多发生于骨干部，从骨干中央向干骺端蔓延，自骨肉向外破坏，肿瘤呈结节状，质地柔软，无包膜。切面呈灰白色，部分区域因出血或坏死而呈暗红色或棕色。初期为髓腔灰白色的肿瘤结节病灶，以后结节灶逐渐融合成片，剖面如鱼肉状呈灰色，其间有出血、坏死灶，也有的形成囊腔，腔内充满液化坏死组织，以后随髓腔扩大，侵蚀骨皮质、穿破骨皮质并侵及软组织而成巨大包块，包绕患骨，肿瘤周围可有不完整的假膜。肿瘤细胞呈圆形或多角形，形态相当一致，胞浆很少，染色浅，胞膜不清楚。细胞核呈圆形或椭圆形，大小比较一致，颗粒细，分布均匀。肿瘤细胞内有丰富的糖原，PAS多为阳性。

【临床表现】

最常见的表现是疼痛、肿胀，局部红肿热痛。初发时不严重，为间歇性疼痛，活动时加剧，此后迅速变为持续性疼痛。2/3的患者局部病损骨周围可产生软组织肿块，生长迅速，质地硬，皮温高，压痛明显。全身情况差，患者常伴有发热、贫血、厌食、消瘦等全身症状，白细胞计数增高，有时类似急性血源性骨髓炎。发生在脊椎者常伴有剧烈神经根性痛，截瘫及大小便失禁。尤文肉瘤发展极快,早期即可发生广泛转移,累及全身骨骼,内脏及淋巴。5%~10%长骨病变就诊时合并病理骨折。

【辅助检查】

1. X线表现 常表现较广泛的溶骨性浸润性骨破坏及骨增生。为虫蚀状溶骨性破坏,界限不清,骨皮质不完整,伴有大小不等的无钙化的骨外软组织阴影,骨膜增生呈现葱皮样改变者,约在一半以内,有时可见 Codman 三角,并出现对称性梭形软组织肿胀或软组织肿块。发生在扁骨时,X线表现可呈现出溶骨型、硬化型及混合型骨破坏三类。位于椎体的病变,表现为椎体广泛骨质破坏,邻椎可受累,多无骨膜反应,椎旁可见软组织阴影。

2. CT、MRI 检查

【治疗进展及预后】

尤文肉瘤与骨肉瘤一样,多采用化疗、放疗、手术等综合治疗。经过综合治疗,未转移骨尤文肉瘤患者的生存率可达到 70%,但复发率依然高达 30%,复发和转移性尤文肉瘤的治疗及预后仍不理想。近年来,基因治疗是肿瘤治疗研究热点,现在主要是在研究与尤文肉瘤有关的染色体及基因组,同时也有很多新的治疗方法正在研究,但尚未达到临床治疗标准。

尤文肉瘤为生长迅速的骨肿瘤,早期便可穿破骨皮质,或经血道转移至肺、胸膜或其他骨,因而预后差。重要的预后因素包括临床分期、肿瘤部位和大小、诊断是否有骨盆转移等。

【主要护理问题】

1. 焦虑/恐惧 与患者担心疾病的预后和肢体残缺有关。

2. 疼痛 与肿瘤压迫及侵及神经、手术创伤有关。

3. 自我形象紊乱 与化疗引起的不良反应和截肢有关。

4. 营养不良——低于机体需要量 与食欲缺乏、恶病质有关。

5. 躯体移动障碍 与疼痛及肢体功能受损有关。

6. 睡眠形态紊乱 与焦虑及疼痛有关。

7. 自理能力下降 与肢体受损有关。

8. 知识缺乏 与缺乏肿瘤护理相关知识有关。

9. 活动无耐力 与长期化疗、卧床、恶病质有关。

10. 潜在并发症 自杀倾向、压疮、肺部感染、泌尿系感染、便秘、肢体失用综合征、血容量不足、病理性骨折。

【护理目标】

1. 患者心态正常，能够适应身体的变化。
2. 患者的疼痛得到缓解或消失。
3. 患者充满信心，接受治疗，战胜疾病。
4. 患者能够自主活动。
5. 患者对所患疾病知识有一定了解。
6. 患者无抗肿瘤化疗药物外渗。
7. 无压疮及口腔溃疡发生。
8. 患者饮食好，睡眠好。
9. 患者无潜在并发症的发生。

【护理措施】

参见骨肉瘤相关内容。

四、脊索瘤

【概述】

脊索瘤（chordoma）起源于胚胎残留的脊索组织，

是一种罕见的原发性恶性肿瘤,位于脊椎椎体和椎间盘内,罕见于累及骶前软组织,大多数脊索瘤起源于椎骨附近骨内脊索残留物而不是椎间盘。

脊索瘤主要好发于50~60岁的中老年,亦发生于其他年龄。两性均可累及,发病率无差异。其生长缓慢,在出现症状前,往往已患病5年以上。

大部分发生在脊椎和颅底,以骶尾椎最多见。脊索瘤50%长在骶尾部,35%位于蝶枕部,其他依次为颈、胸、腰椎部。骶尾部脊索瘤,多见于50~70岁男性,儿童和青少年患者罕见,男女比例约为3∶1,而蝶枕部肿瘤则常见于儿童。

【病因】

脊索瘤是由胚胎残留的脊索组织发展而成,是一种先天性肿瘤。脊索是胚胎期中胚层组织,以后成长为部分颅底和脊柱,其残余的脊索组织即为脊索瘤的来源,也可能与感染后脊髓炎和疫苗接种后脊髓炎遗传等因素有关。

【病理】

脊索瘤表现为光滑性结节肿瘤组织为白色半透明胶冻状含大量黏液伴广泛出血时呈暗红色。瘤体边缘常呈分叶状或结节状,表面有一层纤维组织包膜一般不穿破进入邻近脏器。镜下见肿瘤细胞较小,立方形、圆形或多角形,胞膜清楚胞质量多红染常见空泡,空泡大者可达到一般细胞体积的几十倍,即所谓"大空泡细胞"。胞核圆形或卵圆形,位于中央。细胞排列成索条状或不规则腺腔样,期间为黏液偶见核大深染细胞、多核细胞和核分裂细胞。

病理上脊索瘤可分为三个类型,①典型型脊索瘤:占脊索瘤80%～85%，多见于40～50岁成年人，无性别差异。瘤内无软骨或其他间充质成分。病理上细胞角蛋白和上皮膜抗原的免疫染色阳性。②软骨样脊索瘤，占脊索瘤5%～15%，其镜下特点除上述典型所见，尚含有数目不等的软骨样区域，发病年龄较轻。③非典型型脊索瘤，占脊索瘤约10%，含普通型成分和恶性间充质成分，镜下表现为肿瘤增殖显著减少，并可见到核分裂象。少数肿瘤可见血液转移和蛛网膜下隙种植性播散。本型可继发于放疗后或良性型恶变，常在诊断后6～12个月死亡。

【临床表现】

病程长，平均在3年以上，头痛为最常见症状，头痛性质是持续性钝痛，常为全头痛，也可向枕部或颈部扩展，因肿瘤部位，肿瘤的发展方向不同其临床表现各有所不同。

1. 鞍部脊索瘤 垂体功能低下，主要表现为阳痿、闭经、身体发胖等；视神经受压产生原发性视神经萎缩，视力减退及双颞偏盲等。

2. 鞍旁部脊索瘤 主要表现动眼、滑车、展神经麻痹，以展神经受累较为常见。

3. 斜坡部脊索瘤 主要表现为Ⅵ、Ⅷ脑神经受损的症状，同时可伴有对侧的长束损害。由于肿瘤发生于颅底，可引起交通性脑积水，如肿瘤向桥小脑角发展，出现听觉障碍，耳鸣、眩晕等症状；若起源于鼻咽壁远处，常引起鼻不通气、疼痛，可见脓性或血性分泌物等症状。

【辅助检查】

根据临床表现皮损特点的特征性及影像学检查，一般可以做出诊断。患者多为中年人，表现为局部渐增的疼痛和功能障碍，位于骶尾椎的肿瘤产生各种压迫症状，骶前肿瘤比向背侧生长者明显。

1. X 线片 显示肿瘤以溶骨性破坏为主，不见钙化及骨化，可见骶骨局部破坏及其钙化斑块，位于骶、尾椎的肿瘤自骶椎中央或偏一侧产生局限性骨质破坏，可使骨质扩张，变薄，消失，位于胸、腰椎椎体者椎体破坏压陷，但椎间隙保持完整。

2. CT 对确定肿瘤具有定位和定性价值，发现肿瘤有钙化或斑块形成，具有重要价值，并可指导手术，静脉注药后能够明显强化，有助于阐明肿瘤的内容物及其周边包膜特征，骶骨脊索瘤的骨扫描检查常为密度减低或冷结节，CT 可清晰显示脊索瘤骨破坏和软组织阴影与马尾神经，大血管及周围组织的关系，注射造影剂可增强 CT 影像的清晰度。

3. MRI MRI 检查对肿瘤有定位和定性价值，是评价脊索瘤非常有益的手段，当 CT 扫描发现骨性破坏后，应常规进行磁共振检查。

4. PET-CT 可通过骨微小代谢改变来协助诊断脊索瘤，具有重要价值。

5. 膀胱造影及钡剂灌肠 有助于判断肿瘤的范围。

【治疗进展及预后】

手术切除是治疗脊索瘤的首选方法，目前公认的脊索瘤治疗方法是完整（或大块）切除。化疗对于脊索瘤是无效的，术后辅助放射治疗越来越多的应用于临床，而新药物的研发、术前动脉栓塞的应用，以及射频消融等都被用于脊索瘤的临床治疗。

骶骨脊索瘤经手术切除加辅助放疗预后最佳，1.5 年和 10 年生存率分别为 50%～87.8%、28%～70.0%。多数报道无瘤生存期大于5年。近期治疗的患者生存期优于早年治疗的,可能是得益于外科放疗技术的进步。

【主要护理问题】

1. 恐惧 与丧失肢体功能或担心疾病的预后有关。

2. 疼痛 与肿瘤压迫及侵及神经、手术创伤有关、截肢后患肢痛有关。

3. 躯体移动障碍 与疼痛及肢体功能受损有关。

4. 营养失调——低于机体需要量 与食欲减退、恶病质有关。

5. 知识缺乏 与缺乏肿瘤护理相关知识有关。

6. 自我形象紊乱 与化疗引起的不良反应和截肢有关。

7. 潜在并发症 病理性骨折、血容量不足、自杀倾向、压疮、肺部感染、泌尿系感染、便秘、肢体失用综合征。

【护理目标】

1. 患者心态正常,能够适应身体的变化。
2. 患者的疼痛得到缓解或消失。
3. 患者充满信心,接受治疗,战胜疾病。
4. 患者能够自主活动(床上或床下)。
5. 患者对所患疾病知识有一定了解。
6. 患者无抗肿瘤化疗药物外渗。
7. 患者饮食好,睡眠好。
8. 无并发症的发生。

【术前护理措施】

1. 心理护理

(1)尊重患者的个性和人格,深入了解患者的性格特征,尊重患者的需要。

(2)护士要耐心、细致地做好解释工作,消除患者焦虑、恐惧、悲观、绝望等负面情绪,积极配合治疗,乐观地对待疾病和人生。

(3)向患者及家属讲解脊索瘤的特点、治疗方法与预后,以便让患者心中有数并配合治疗。

(4)护士应为患者创造整洁舒适的环境,提供一切便利条件,满足患者护理基本需求,使患者相信医护人员是在全心全意关心自己,以增强战胜疾病的信心。

2. 症状护理 见表15-8。

表15-8 脊索瘤术前症状护理

症状	护理措施
尿潴留	给予心理暗示,使其放松全身肌肉
	创造有利于排尿环境,消除患者的顾虑
	对于麻醉术后或不习惯床上排便的功能性尿潴留者,可以利用肛门括约肌与膀胱括约肌的协同作用,用开塞露或甘油塞肛有助排尿
	手置于患者下腹部膀胱膨隆处,向左右轻轻按摩10~20次,促进腹肌松弛,切忌用力过猛而损伤膀胱
	上述措施无效或尿潴留系梗阻引起,则选用导尿术,必要时留置导尿管
便秘	可于早餐前适当饮用较敏感的刺激物(如咖啡、茶、开水或柠檬汁等热饮料),以促进排便
	创造合适的环境(如用屏风或布帘遮挡)
	按结肠走向环状按摩腹部促进肠蠕动
	轻压肛门部位促进排便
	必要时使用甘油栓塞肛,刺激肛壁引起排便反应并起局部润滑作用,以协助和养成定时排便的习惯
	排便时适当用力,以促进排便。协助进行增强腹部肌肉力量的锻炼
	合理饮食,选用富含植物纤维的食物及其他粗粮食物,刺激肠壁促进肠管蠕动,使粪便及时排出;多食果汁、新鲜水

症状	护理措施
便秘	果及果酱等食物;多饮水,防止粪便干燥,少食多餐,避免食用刺激性食物,如辣椒、生姜等

3. 饮食护理 由于手术与化疗都需要足够的营养支持,因此,保证充足的营养供给尤为重要。鼓励患者定时进餐,多食高蛋白、高热量、高维生素、易消化的食物。增加纤维素的摄入,多饮水,预防便秘。

4. 体位 由于肿瘤对骨质破坏大,易发生病理性骨折,故应卧硬板床,避免下地负重。脊柱肿瘤患者翻身时,应保持头、肩、腰、臀在一直线上,防止脊柱扭曲和扭曲造成或加重瘫痪。

5. 术前准备

(1)肠道准备3日:骶尾部病变患者术前3日开始进流质饮食,术前1日禁食,术前晚及术晨均清洁灌肠,以防术中及术后污染切口。

(2)备足够的血:由于手术出血多,常需要大量输血而备足够的血。

6. 放疗患者的护理

(1)加强健康教育,使患者了解放疗的必要性以及放疗中级放疗后可能出现的反应。

(2)注意皮肤的保护,避免物理的(紫外线、机械性创伤、摩擦)和化学的(刺激性物质,如酸、碱、碘酒和橡皮膏等)刺激。

(3)外出时防止日光直接照射,剃胡须时避免剃破皮肤造成感染;皮肤脱屑期切忌用手撕剥。

(4)放疗前要加强营养,鼓励患者进食。

【术后护理措施】

1. 骨科术后护理常规 见表 15-9。

表 15-9 常规护理内容

要点	内容
监测生命体征	术后患者回监护房或尽量住单间病房
	持续吸氧、心电监护、床旁备负压吸引装备
	密切观察患者的体温、脉搏、呼吸、血压、瞳孔、意识状态、血氧饱和度变化
	床档保护防坠床
	严密监测生命体征
伤口观察及护理	观察伤口有无渗液、渗血,渗出量及其性质
	引流管可接一次性负压吸引器(注意:引流管有无扭曲、折叠、引流是否通畅,负压吸引器引流出的血液量、颜色、性质及单位时间内流出的血)
	若伤口渗血过多应立即更换敷料
	若单位时间内流出的血液过多,应立即报告医师处理
管道观察及护理	输液管保持通畅,留置针妥善固定,观察穿刺部位皮肤
	尿管按照尿管护理常规进行,一般术后第1日可拔除尿管,拔管后注意关注患者自行排尿情况
	创腔引流管参照创腔引流管护理相关要求
疼痛护理	评估患者疼痛情况
	有镇痛泵(PCA)患者,检查管道是否通畅,评价镇痛效果
	遵医嘱给予镇痛药物
	提供安静舒适的环境
患肢血液循环的观察	密切观察患肢末梢血液循环情况,包括末梢的皮肤颜色、温度、肿胀度、感觉、运动、毛细血管充盈情况等
	若足趾或手指皮温较健肢低、青紫、肿胀、感觉麻木、运动减弱,应立即报告医师处理
基础护理	做好晨晚间护理、口腔护理、尿管护理
	定时翻身、雾化、保持患者个人清洁等工作

2. 预防呼吸道感染的护理　见表 15-10。

表 15-10　预防呼吸道感染护理内容

要点	内容
术后体位	麻醉清醒后,在病情允许的情况下,给予患者半卧位
呼吸	术后指导患者继续进行缩唇式呼吸 遵医嘱雾化吸入 拍背协助排痰
室内环境	保持空气洁净,病室定时开窗通风,严格限制探视人数 有呼吸道传染病的家属及医护工作人员不得进入病房 空气湿度在 50%～60%,温度在 18～24℃ 各种治疗护理操作均需注意保暖,谨防患者受凉

3. 饮食护理　见表 15-11。

表 15-11　患者饮食护理

时间	进食内容	进食量
术后当天～肛门排气	禁食	—
肛门排气当天	流质、半流质	5～6 次/天
肛门排气第 1 天	半流质	100～200g/次,4～5 次/天
肛门排气第 2 天	软食为主	少食多餐 5～6 餐/天
肛门排气第 5 天	逐步过渡至正常饮食 注意营养丰富 忌生冷、产气、刺激食物	鼓励多饮水,多食蔬菜、水果,饮水量 > 1500 ml,保持大便通畅,防止尿路感染和便秘

4. 体位与活动　见表 15-12。

表 15-12　患者体位与活动

时间	体位与活动
全麻清醒前	去枕平卧位,头偏向一侧,平卧 2 小时压迫伤口止血

续表

时间	体位与活动
全麻清醒后手术当天	左右侧卧位交替，避免骶部伤口受压 指导患肢股四头肌等长收缩肌及踝关节伸屈运动
术后第1天	低半卧位为主，增加下肢主动屈伸运动
术后第2天	低半卧位为主，嘱患者做提肛肌锻炼，3～4次/天
术后第3天起	适当增加髋关节，膝关节，踝关节活动度
术后第4天起	单纯软组织手术患者可带腰围下床站立或床边行走 禁止弯腰下蹲
术后2～3周	骶骨切除骨盆环重建者术后2～3周可下地，3月内勿负重

5. 健康宣教 见表15-13。

表15-13 脊索瘤术后患者的出院宣教

要点	内容
饮食	营养丰富、高热量、高蛋白、高维生素易消化饮食 忌刺激性食物、忌易胀气食物、生冷饮食、忌烟酒
活动	卧床期间应加强功能锻炼，为下床做准备 预防骨折，严防过早负重导致病理性骨折 制定活动计划，逐步达到生活自理 坚持功能锻炼，循序渐进，持之以恒 带腰围逐步下床行走，保持身体平衡
复查	定期复查：放化疗期间定期门诊随访，检查肝功能、血常规等 术后每3个月复查一次，6个月后每半年复查一次，至少复查5年

【并发症及护理】

并发症的处理及护理见表 15-14。

表 15-14 并发症的处理及护理

常见并发症	临床表现	处理及护理
切口感染	体温高 伤口局部红、肿、热、痛 伤口分泌物有异味	观察有无切口渗血、渗液及红肿、疼痛,局部伤口有无波动感 保持创口引流管通畅及有效负压,防止折叠、脱落 保持切口敷料清洁干燥、防止尿液污染 监测体温变化 合理、有效应用抗生素 指导患者进食高蛋白、高能量、富含维生素的饮食
膀胱损伤	患者无尿 腹腔大量积液 腹痛、压痛反跳痛明显 腹肌紧张	保持导尿管通畅 密切观察尿色、尿量,准确记录 观察腹部变化,注意有无压痛、反跳痛、肌紧张等腹膜炎症状 切口有无淡黄色渗液 必要时行耻骨上膀胱造瘘
休克	患者全身无力、大汗、面色苍白、心动过速、血压低,晕厥	密切观察生命体征及尿量的变化 补充足够的血容量,以防休克

(杨 杨,张 林,刘晓艳)

第四节 上肢肿瘤患者的护理

【概述】

上肢骨肿瘤(upper limb osteogenic sarcoma)主要发生于上肢长骨及肩胛带骨,以肱骨病变多见。骨肿瘤的生长可累及周围组织、关节,破坏骨质,引起疼痛、肿胀、畸形、关节功能障碍、病理性骨折等,严重影响上肢活动,使患者生活质量明显受损。

【病因及分类】

骨肿瘤可病理分类为恶性肿瘤、良性肿瘤和瘤样病变;按病变来源可分为原发性肿瘤和转移性肿瘤(表15-15)。转移性骨肿瘤是由身体其他部位的恶性肿瘤通过血液或淋巴液转移而来,肿瘤来源以乳腺癌、甲状腺癌、肺癌、前列腺癌、肾细胞癌多见。原发性骨肿瘤的病因尚不明确。

表15-15 常见原发性骨肿瘤

类别	特点
骨软骨瘤(osteochondroma)	一种常见的良性骨肿瘤,好发于青少年,病变多发生于长骨干骺端,常合并骨骼发育异常,多发性骨软骨瘤具有遗传性
软骨瘤(chondromatosis)	一种常见的软骨源性良性肿瘤,常发生于手、足的管状骨,内生软骨瘤指发生在髓腔内的软骨瘤,较多见;发生于骨表面的外生性软骨瘤则较少见
骨样骨瘤(osteoidosteoma)	为良性成骨性肿瘤,由成骨细胞及其产生的骨样组织构成,常发生于长管状骨,多见于青少年
骨巨细胞瘤(osteoclastoma)	一种中间性溶骨性肿瘤,属于潜在恶性肿瘤,多侵犯长骨,具有较强的侵袭性,对骨质的溶蚀破坏作用大,好发于青壮年,女性发病率较高
骨肉瘤(osteosarcoma)	最常见的恶性骨肿瘤,好发于青少年,长管状骨干骺端病变多见。广义的骨肿瘤主要包括来源于骨组织的骨肉瘤,来源于骨髓的尤文肉瘤,来源于软骨的软骨肉瘤和来源于梭形细胞结缔组织的骨纤维肉瘤等

续表

类别	特点
骨纤维肉瘤（fibrosarcoma）	是起源于纤维组织的一种少见的、原发性恶性骨肿瘤。好发于成年人，并发病理性骨折较多，约33%。长管状骨干骺端为好发部位

【临床表现】

上肢骨肿瘤常见临床表现见表15-16。

表15-16 临床表现

临床表现	特点
疼痛	良性骨肿瘤多无疼痛，恶性骨肿瘤几乎都有疼痛，且呈进行性加重，可表现为局部压痛，夜间疼痛加重等
肿块与水肿	良性骨肿瘤肿块质硬、通常无压痛表现；恶性肿瘤局部肿块及水肿常发展迅速，表面可见浅表血管怒张
功能障碍	病变累及邻近关节时，可出现疼痛、肿胀、畸形等症状导致受累关节功能障碍，如关节活动障碍
病理性骨折	良、恶性骨肿瘤均可能发生病理性骨折，系骨质遭到肿瘤破坏所致
体重下降及贫血	常见于恶性骨肿瘤患者

【紧急救护】

1. 病理性骨折的紧急救护

（1）观察患者有无休克症状，做好抗休克准备。评估骨折处有无伤及主要神经及血管。

（2）及早固定患肢，避免盲目搬动造成二次损伤。伤口及时清创、包扎止血，遵医嘱及时予以抗生素抗感染治疗。

（3）积极完成辅助检查，完善各项术前准备。根据病情留置尿管，严密观察患者生命体征动态及尿液颜色、性质、量的变化。

（4）做好心理护理，听取并解答患者及家属的疑问，减轻其恐惧、焦虑感。

2. 骨肿瘤破溃出血的紧急救护 骨肿瘤破溃出血易发生在恶性肿瘤患者中，特别是在肿瘤生长迅速且已侵犯肢体重要血管的情况下，出血可导致失血性休克等严重后果。因此，对此类患者的护理工作应做到防患于未然，一旦发生肿瘤破溃出血，积极配合医生进行紧急救护。

（1）避免多次搬动患者，对瘤体进行保护，避免受到撞击、压迫等。

（2）床旁备压脉带，做好床旁交接，备血急用。

（3）一旦发生破溃出血，立即抗休克处理，于患肢近心端扎压脉带控制出血，迅速建立多条静脉通路，补液、输血，严密观察患者各项生命体征变化。

（4）完善各项急诊术前准备。安置尿管，准确记录24小时出入量，必要时观察每小时尿量，确保患者出入平衡。

【治疗方案】

肢体骨肿瘤的保肢治疗已成为主流手术方式，同时肱骨及桡骨等上肢骨是原发恶性骨肿瘤的好发部位之一，由于上肢特别是手部功能的重要性，保肢治疗尤为重要。上肢骨肿瘤切除后的骨缺损重建方式主要包括关节融合、人工关节假体置换、异体骨移植、自体骨移植等。

1. 如果肿瘤未累及主要的血管神经，又无其他明显禁忌，均可采用保肢手术以改善患者生活质量。如果出

现以下情况,则考虑截肢手术:

(1)主要神经血管受累。

(2)伴有病理性骨折,肿瘤细胞可能随血液转移至肿瘤界限外。

(3)不恰当的活检造成正常组织平面和间隙感染。

(4)肿瘤已引起局部感染。

(5)广泛肌肉组织受累,手术切除后无足够的肌肉组织来维持肢体功能。

2. 根据临床外科分期

(1)良性骨肿瘤以手术治疗为主。少数外生性骨肿瘤可观察保守治疗,但若肿瘤生长过快、过大,有恶变倾向或严重影响肢体功能时,应手术切除。

(2)恶性骨肿瘤采用手术治疗、化疗、放疗等综合治疗方法,其中手术治疗又主要涉及保肢手术和截肢手术。

【术后观察要点】

上肢骨肿瘤术后观察要点见表15-17。

表15-17 术后观察要点

要点	内容
密切观察生命体征	观察血压:血压可直接反映出患者循环血容量的情况。术后应观察伤口是否持续肿胀,有无渗血,术后伤口持续出血可引起术后血压过低。此时,应及时通知医生,及时补充血容量,同时观察患者尿量,记录24小时出入量
	观察体温:一般术后出现低热,为正常现象,如果出现38.5℃以上的高热,则可能是术前评估不够,术中肿瘤组织未能一次性切除,导致肿瘤物质释放,也可能是肿瘤周围感染组织没有切除干净,还可能是术后血色素过低。此时,应立即通知医生,给予降温措施,同时抽血化验生化及血常规

续表

要点	内容
伤口护理	观察患肢肢端循环,皮温,判断伤口敷料或石膏包扎的松紧度
	有伤口引流管的患者,观察引流液的量、性状等,引流量过多时,应及时通知医生,可夹闭引流管2小时后再观察
	观察患肢感觉运动情况,一般全麻术后患者患肢有感觉运动,如果合并阻滞麻醉的患者,则术后24小时内可恢复感觉运动。异常者,则考虑术中伤及神经
患肢功能位的维持	上肢功能较多,与生活息息相关,一般术后都会将患肢维持在相应功能位。如肱骨近端肿瘤,术后应用臂托悬吊肩关节6周,维持在肩肘关节位;桡骨远端肿瘤,术后石膏托固定于腕关节功能位2周后,再应用管型石膏固定于功能位至少4周

【康复护理】

骨肿瘤往往给患者及其家庭带来巨大的心理压力和沉重的经济负担,在康复护理工作中应全程做到人文关怀,理解患者的情绪反应,给予患者及家属心理上的支持,做好知识宣教,鼓励患者积极配合治疗,以"提高患者生活自理能力,改善生活质量"为目标,做好全程、连续性康复护理工作。

上肢骨肿瘤康复护理要点见表15-18。

表15-18 康复护理

要点	内容
术前康复评估	评估患者的康复需求,营养状况,四肢肌力等级,心肺功能情况制订康复计划

续表

要点	内容
术前健康教育	戒烟、戒酒，指导深呼吸及咳嗽训练；预防跌倒，指导患肢活动，避免负重，防止病理性骨折发生；充分告知康复的目的和意义，介绍成功案例，以便患者积极配合康复治疗，提高自我效能感
术前康复锻炼措施	饮食指导：根据病情进食高蛋白、高热量、高维生素、高纤维饮食 呼吸道训练方法：可行缩唇运动、膈肌呼吸锻炼，遵医嘱可行雾化吸入治疗，指导有效咳嗽咳痰。特别是老年人或体弱者，应避免感冒受凉，积极治疗呼吸道原发疾病 肌力训练：患肢肌力训练以等长收缩为主，鼓励患者下床活动，加强健侧肢体锻炼，可行低耗能有氧运动，如上下楼梯训练、慢跑等 日常生活活动能力训练：根据患者自理能力情况，在保护患肢的前提下，鼓励患者完成力所能及的生活活动
术后康复评估	评估患者活动耐力情况，疼痛评分，营养情况，具体治疗方案，制订术后康复计划
术后健康教育	术后长期制动可引起肌肉失用性萎缩，使肌力下降，影响肢体活动功能和患者生活质量，向患者讲解术后康复锻炼的重要、必要性，但需要注意康复锻炼应遵循循序渐进的原则，勿操之过急，避免锻炼不当而引发出血等并发症；积极动员家属等社会支持力量，鼓励患者战胜疾病的信心，多与患者进行情感交流，积极配合治疗
术后康复锻炼措施	保肢手术患者的康复锻炼，以临床常见的肱骨近端肿瘤保肢手术为例 肌肉等长收缩练习：麻醉清醒后，患肢功能位做指、腕、肘肌肉等长收缩练习，每天 5～20 次 等长握拳练习：术后 1 日，协助患者半卧位练习等长握拳练习，每次 5 分钟，每天 10～20 次 被动等张肌肉练习：术后 3 日开始，在充分镇痛的前提下，行腕、肘关节屈曲等张被动活动，活动

续表

要点	内容
	量以患者耐受程度为宜，活动范围不宜过大，与手术医生共同制订患者的康复锻炼实施细则
	主动抗阻力训练：术后1周，增加指、腕、肘主动抗阻力运动练习，在臂托保护下做肩前屈、内收和内旋的摆动练习，1周后进行仰卧位肩关节被动前屈上举及外旋练习，每次3～5个，每天3次
	肩关节主动运动：术后3周，开始肩前后、内外摆动练习，肩前屈内收、内旋的主动运动，逐步增加肩外展、后伸和外旋的主动牵伸和被动牵引练习，同时注意加强肩带肌力练习以便恢复肩关节稳定性
	截肢手术患者的康复锻炼：
	术后卧床休息1～2天，仰卧位时肢体保持伸直状态不要抬高残端，以免关节屈曲挛缩
	术后3天，取坐位或站立位，协助患者开始活动关节，防止关节僵直，每次10～20分钟，每天2～4次，注意关节活动度应视患者残端伤口愈合情况而定，活动度过大可能造成残端出血；另外，截肢术后患者身体平衡感较差，康复锻炼的同时，应严防患者跌倒、坠床事件发生
	术后2～3个月，待残肢水肿消退后，就可穿戴假肢
出院指导	进食高蛋白、高维生素、粗纤维饮食，防止感冒，增强身体抵抗力
	指导患者家中自我护理的方法，如感染征象的监测、残肢护理等
	增强患者自信心，指导制订活动计划，鼓励患者锻炼生活自理能力，活动时量力而行，防止病理性骨折
	鼓励患者合理利用社区资源，定期复查、了解骨肿瘤切除部位骨修复情况，评价康复治疗效果

【前沿进展】

1. 护理重点难点剖析及护理实施体会

（1）护理重点：骨肿瘤的生长严重影响肢体活动，使患者生活质量明显受损，尽可能地恢复患者的生活自理能力、改善生活质量是康复护理的重点。

（2）护理难点：康复指导减少围手术期感染、病理性骨折等并发症的发生，遇到肿瘤破溃出血等危象时能及时实施正确救护。

（3）护理体会：骨肿瘤治疗过程持续时间长，尤其是恶性肿瘤，预后差，死亡率高，患者及家属往往背负巨大的心理压力和经济负担，护理工作中应注重评估患者及家属的心理状态，加强情感交流与人文关怀，使其积极配合治疗，避免轻生、自伤等惨剧发生。

2. 特别关注 绝大多数截肢术后患者会经受长时间的幻肢痛困扰，幻肢痛是指患者对已切除部分的肢体存在一种虚幻的疼痛感觉，多为夜间持续性疼痛，尤以夜间为甚，严重影响患者的康复效果。目前幻肢痛的治疗方案存在争议，主要以心理治疗、理疗等为主，其治疗效果尚不明确，期待更多优化治疗方案能够切实缓解患者痛苦，促进康复。

3. 展望 近年来，随着新辅助化疗的发展，影像技术及外科手术经验技术的提高，恶性肿瘤的 5 年生存率由原来的 30% 提高到 60%，大量的恶性骨肿瘤患者接受了保肢手术，而避免了传统的截肢手术。保肢手术已成为四肢骨肿瘤外科治疗的趋势，手术方法也正不断改进，势必要求康复护理工作根据现况不断改革创新，联合多学科共同为患者的康复而努力。

（张　林，张　洁，刘晓艳）

第五节 下肢骨肿瘤患者的康复护理

【概述】

下肢骨肿瘤（lower limb osteogenic sarcoma）主要发生于下肢长骨股骨和胫骨，如股骨下端和胫骨上端。由于下肢骨负重较大，更易发生病理性骨折，患者卧床时间相对上肢骨肿瘤患者较长，随之产生肺部感染、泌尿系感染等并发症的风险也较高。因此，在针对此类患者的康复护理工作中，除应注重保护患肢，尽量恢复患肢功能、增强患者生活自理能力外，还应重视预防各类并发症的发生，实施全面、连续性的康复护理服务。

【术后观察要点】

下肢骨肿瘤术后观察要点见表 15-19。

表 15-19　术后护理

要点	内容
密切观察生命体征	血压：血压可直接反映出患者循环血容量的情况。术后伤口持续出血可引起术后血压过低，应通知医生，及时补充血容量，同时观察患者尿量，记录 24 小时出入量
	体温：一般术后可出现低热，为正常现象，如果出现 38.5℃以上的高热，则可能是术前评估不够，术中肿瘤组织未能一次性切除，导致肿瘤物质释放，或肿瘤周围感染组织没有切除干净，还可能是术后血色素过低。此时，应立即通知医生，给予降温措施，同时抽血化验生化及血常规

续表

要点	内容
伤口护理	观察患肢肢端循环，皮温，判断伤口敷料或石膏包扎的松紧度；有伤口引流管的患者，观察引流液的量、性状等，引流量过多时，应及时通知医生，可夹闭引流管2小时后再观察，同时术后第1天，应换接负压引流瓶，引流2～3天；观察患肢感觉运动情况，一般全麻术后患者患肢有感觉运动，如果合并阻滞麻醉的患者，则术后24小时内可恢复感觉运动。异常者，则考虑术中伤及神经
术后下肢深静脉血栓的预防	病情观察：观察患者有无心慌、胸闷、胸痛、咳嗽及呼吸困难等症状，防止出现肺栓塞及肢体栓塞。定时观察下肢皮温和周经的变化并记录，同时观察患肢肿胀的程度，以及足背动脉搏动情况
	药物预防：一般术后6～8小时开始注射低分子量肝素。使用过程中应正确掌握注射量，观察有无不良反应，注意患者的肩颈、前胸、腋窝、大腿等部位有无皮肤瘀斑或出血点
	尽量避免在下肢进行穿刺
	术后可由远心端向近心端挤压肌肉，促进静脉回流，不要在腘窝及小腿下单独放置枕头，以免影响深静脉回流
	可使用间歇式气加压装置促进血液回流
	术后多吃高纤维食物，保持大便通畅，避免用力，引起栓子脱落。鼓励患者尽早下床活动
关节脱位的预防	关节置换的患者可利用梯形枕等维持关节功能位，如髋关节置换术后的患者应保持外展15°～30°水平放置，膝关节前面及足背朝向天花板，严禁髋内收、内旋、屈曲。翻身时，应固定患肢后，轴线翻身。告知患者及家属不要随意下床或搬动患肢，应在医生的指导下进行康复锻炼

【康复护理】

下肢骨肿瘤康复护理见表 15-20。

表 15-20 康复护理

要点	内容
术前康复锻炼	避免下床负重活动及跑步、快走等运动,告知患者预防病理性骨折的重要性
	提前进行股四头肌等长收缩练习及踝关节伸屈运动
	训练床上大小便,进行床上使用便器的适应性训练
术后康复锻炼	保肢患者康复锻炼
	肌肉等长收缩及踝关节伸屈运动:手术当日,待患者全麻清醒后,取低半卧位,抬高患肢减轻肿胀,指导患肢股四头肌等长收缩及踝关节伸屈运动,每个动作持续 5～10 秒,每隔 1 小时做 10 次
	患肢主动运动及下床站立、行走练习:术后 5～14 天,可在保护下行患肢抱大腿上提屈膝活动、侧身患肢在上行无重力膝关节屈伸动作、患侧小腿悬于床沿,健侧足与小腿压于患侧足上做向下按压动作。在助行器协助下进行下床站立、行走练习,以增强肌肉力量
	负重行走练习:术后 15 天～2 月,视具体情况,可脱离助行器逐渐负重行走,由平路行走过渡到上下楼梯训练。(注意:活动量及进度应视患者具体情况而定,循序渐进,老年或体弱者可适当推后活动进度)
	截肢患者康复锻炼:避免关节挛缩,术后残肢应平放于床上,嘱患者避免身体侧倾等不良姿势,避免长时间将关节维持于同一位置,防止发生关节屈曲挛缩,积极进行残肢邻近关节的功能锻炼
	关节活动及肌力练习:术后 2～3 天,可床上坐起,术后 2 周内,床上进行残肢关节主、被动活动及肌肉抗阻力运动
	下床活动:术后 2 周,可在助行器协助下下床活动,主要练习平衡站立、屈膝平衡及单足跳运动

要点	内容
术后康复锻炼	术后2~3个月，待残肢水肿消退后，可穿戴假肢。注意：截肢患者平衡感尚未恢复，在早期锻炼阶段，需留陪护以免发生跌倒意外 关节置换患者康复训练 膝关节置换：术后当日抬高患肢，保持患者外展30°中立位，防止患肢外旋外翻压迫腓总神经，同时进行被动踝关节背伸、跖屈运动；术后第1天，进行股四头肌等长收缩锻炼，主动背伸踝关节，尽力伸膝，持续5~10秒，50次/小时，3~4次/天，并向心性按摩，促进回流；拔出引流管后，可使用CPM机，从10°~40°开始；术后7~10天，督促患者进行静脉瓣功能锻炼。将患肢悬持于床旁1~2分钟，然后抬高放于床上6~7分钟，逐渐增加下垂时间，减少抬高时间。同时可行仰卧位直腿抬高训练，还可以逐渐进行抗重力伸膝锻炼；术后2周，可借助助行器下床站立，进行行走锻炼 髋关节置换：术后3天内，在床上进行肌肉的等长收缩练习，如股四头肌、臀肌、腓肠肌等，同时对患肢进行向心性按摩，加强健侧下肢的活动；术后4~7天，可利用CPM机进行患肢功能锻炼，从30°开始，2次/天，每次10°逐渐增加。同时进行被动活动髋关节训练，加强患肢膝关节训练，抬臀训练，根据病情，可酌情指导患者正确从卧位到座位，要注意患肢的支持；翻身指导：术后7天，如无特殊情况，可允许患者翻身。正确姿势：伸直患侧髋关节，双腿间夹一软枕，保持外展旋转中立位，伸直同侧上肢，手掌垫在大粗隆后面，向健侧翻身，防止患肢外旋；下地时的选择：骨水泥型假体——初次髋关节置换术，术中也没有植骨、骨折等情况，患者在术后3天可以离床，1周即可以下地进行康复练习。生物型假体：术后2周可以开始康复训练，至少在术后6周才能开始步行练习。有大粗隆截骨、术中股

续表

要点	内容
术后康复锻炼	骨骨折的患者,行走练习更应根据X线片情况,推迟到术后至少2月;术后2周,继续加强床边体位转换训练,同时进行站立位髋屈伸练习,侧卧位外展练习,但是外展不宜超过60°。如果髋臼位置良好,且为初次髋部手术者,可考虑髋关节外旋练习;术后2周以后,继续加强髋关节训练,同时指导患者正确使用助行器,进行步行训练

(张 林,张 洁,刘晓艳)

第六节 脊柱肿瘤患者的康复护理

脊柱为人体的中轴骨骼,也是人体运动的主轴,具有承重、减压、保护、运动等功能。分为颈段、胸段、腰段和骶尾段。脊柱肿瘤大约占全身骨肿瘤的6%～10%,可分为原发性脊柱肿瘤和转移性脊柱肿瘤,其中原发性脊柱肿瘤相对较少,占所有肿瘤发病率的0.4%左右。脊柱原发性肿瘤中累及胸腰椎者较为常见,累及颈椎则较为少见。

【常见种类】

我国原发性良性肿瘤主要是:骨软骨瘤、骨血管瘤、骨母细胞瘤、软骨瘤、神经纤维瘤、骨样骨瘤等。原发性恶性肿瘤主要是:骨巨细胞瘤、脊索瘤、恶性淋巴瘤、软骨肉瘤、骨肉瘤等。

(1)骨母细胞瘤:脊柱骨母细胞瘤一般起源于脊柱后柱结构,仅累及椎体的极为少见。在脊柱肿瘤的发病率约为11%,一般以腰椎、胸椎多见,该瘤好发于10～25

岁的青少年，男女比为 2 : 1。

（2）血管瘤：脊椎血管瘤在脊柱良性肿瘤中比较常见，发病率为 10% ～ 12%。在脊柱中其发生率依次为胸椎、腰椎、颈椎和骶椎。

（3）骨巨细胞瘤：发病年龄多在 20 ～ 40 岁，女性稍多，约占脊椎肿瘤发生率的 15%。颈、胸、腰、骶椎均可受累，但以胸椎和骶椎发生率较高。

（4）脊索瘤：多发生于 40 ～ 50 岁，男性多于女性。残留部位以骶尾部最为多见，约占 60%，其次是颅底蝶骨，个别也见于胸腰椎。

（5）脊髓瘤：是最常见的恶性原发性骨肿瘤，占多有原发性骨肿瘤的 45%，多见于 40 岁以上的男性，主要发生于 50 ～ 70 岁。脊椎为好发部位，其中腰椎更为常见。骨髓瘤主要侵犯骨髓，但也可在骨外形成浸润灶。

【辅助检查】

1. X 线检查 所有脊柱肿瘤患者均需要常规摄正、侧位，必要时还需要摄特殊体位的 X 线片，以获得病变的部位、范围等基本信息。对椎管内外的脊柱肿瘤最好加摄左右斜位片，以便明确椎间孔的受累情况。

2. CT 及 MRI CT 检查具有更高的脊柱肿瘤分析率，能对脊柱肿瘤的横断面进行扫描。对脊柱肿瘤软组织侵犯范围的显示不如 MRI，但对脊柱骨性结构的改变、成骨性肿瘤的表现及一些钙化灶的显示具有优势。增强后的 MRI 能更好地显示肿瘤坏死中心血供情况，并与肿瘤周围的水肿反应区形成对比，已成为评价脊柱及周围软组织肿瘤的首选方法。

3. 放射性核素骨扫描 可发现较小、较深的病变。

4. DSA 检查 能清晰地显示肿瘤的血管供应及分布

情况，有助于初步判断肿瘤的性质。

5. 蛋白电泳 检测血清蛋白组成，其中 M 蛋白的电泳鉴定对骨髓瘤、浆细胞瘤的诊断具有重要意义。

6. 特殊检查 细胞及组织学检查，酶免疫学检查。

【临床表现】

1. 疼痛 是患者就诊的主要原因和疗效评价的主要指标，可分为脊柱局部疼痛、脊柱轴向疼痛和神经根性疼痛。

2. 肿胀和肿块 骶椎和颈椎较易出现局部肿块。

3. 功能障碍和压迫症状 脊柱肿瘤具有向最小阻力的椎旁、椎管内方向生长的特性，椎旁食管受压出现食道异物感、吞咽困难，气管受压导致呼吸困难等上呼吸道阻塞症状，颈交感神经链受到刺激出现霍纳综合征等交感神经激惹症状，椎动脉受压可出现头晕等椎动脉缺血症状。发生椎管内压迫时，出现肢体感觉运动功能障碍，甚至截瘫，发生于上颈椎的肿瘤压迫延髓和上颈髓更可造成严重的呼吸、循环抑制，位于腰椎、骶尾部的肿瘤可压迫圆锥、马尾神经或神经根造成腰腿痛、小腿麻木无力及肛门括约肌功能、性功能、二便障碍而影响严重肿瘤患者生活质量。

4. 脊柱畸形 肿瘤可通过瘤体向外的不断侵蚀扩张，继发病理性骨折，影响脊柱稳定性。神经根长期受压时，为减少神经根受压程度，脊柱区部分肌肉会长期痉挛，造成脊柱弯曲畸形。

【治疗方案】

姑息治疗：化疗、放疗、免疫支持治疗。

手术治疗：手术目的是尽可能去除病灶，维持脊柱稳定性，恢复神经功能，缓解疼痛，提高生存率、治愈率。关键是正确选择手术入路，彻底、完整切除病灶，合理选择内固定，缺损填充。

【术后观察重点】

1. 监测生命体征 监测患者的血压、脉搏、呼吸及血氧饱和度。①呼吸：观察麻醉平面的变化，以防麻醉平面上升出现呼吸抑制，术后 72 小时是脊髓水肿高峰期，颈椎肿瘤患者更应该密切观察呼吸，避免出现呼吸功能障碍，如有异常及时处理。②体温：若超过 38.8℃ 高热病人，及时给予物理降温及药物降温，以减少高热对机体影响。③血压：由于手术剥离创伤大，出血量大，术后易发生血容量不足，术后要严密观察患者血压。记录 24 小时出入量，根据尿量及引流量及时调整输液速度以及输液量。

2. 体位 患者术后常规睡硬板床。颈椎位手术患者取平卧位，限制颈部活动。颈部两侧用沙袋固定，保持头部正中位。一般采取头低足高位，抬高床尾 10°～15°，以防脑脊液流失，维持一定颅内压。麻醉清醒及生命体征平稳后给患者翻身，一般每 2 小时一次。采取轴向翻身法，即翻身时保持头、颈、脊柱呈一条直线。

3. 脊髓神经功能的观察 观察感觉，运动，肌力及括约肌功能变化情况，与术前比较，以判断脊髓受压是否改善。术后 72 小时有出现神经功能恶化的可能，让患者自主握拳、动脚趾，检查四肢活动、感觉情况，如果发现活动受限、麻木、疼痛进行性加重，应考虑椎管内血肿形成压迫脊髓。

4. 伤口及引流管护理 术后 24 小时应换药，观察切口敷料渗血情况，如果有渗出或是污染时，应及时更换敷料。伤口用胸带、腹带固定，咳嗽时注意保护伤口。妥善固定引流管，避免扭曲、受压、保持引流通常，避免引流管逆流。观察引流液的量、颜色、性状，并准确记录。如发现引流的颜色逐渐由红变淡甚至无色清亮，则提示脑脊液外漏，应立即报告医师处理。

5. 大小便护理 脊椎肿瘤术后患者常规安置尿管，术后一般安置3～5天，期间应间断夹闭尿管，训练膀胱功能，为以后拔除尿管做准备。脊椎肿瘤切除术后，仍有可能存在排便功能障碍。往往是便秘者较多，腹泻的较少。在饮食上应注意增加纤维素含量高的食物，减少高脂肪、高蛋白食物的摄入，但要保证患者每日所必须的热量及蛋白质。

6. 化疗及放疗护理

【康复护理】

1. 疼痛护理 骨肿瘤组织对骨的侵犯是疼痛的主要原因，而正确的疼痛评估和有效的护理干预，对疼痛控制及通过康复锻炼改善愈后具有重要意义。

常用的疼痛评估量表有视觉模拟评估表（VAS）、数字评定量表（NRS）、言语描述疼痛量表（VRS）、面部表情疼痛量表（FPS）等单维度评估量表及简明疼痛调查表（BPI）、McGill疼痛问卷表（MPQ）等多维度评估量表。不论选择何种评估量表，获得患者的疼痛主诉是疼痛评估最可信的指标。在准确评估的基础上，可按照WHO推荐的"三阶梯"镇痛方法给予药物护理，但在临床实践中应注意对药物不良反应进行护理。同时联合超前镇痛、多模式镇痛、医护一体化疼痛管理模式等对患者进行综合疼痛护理。

2. 心理护理 肿瘤患者多有预感性悲哀、焦虑、恐惧，与对自身疾病不了解，担心疾病愈合，疼痛有关。护士可针对患者具体情况，制订个性化的心理疏导方案。联合同病种病友互助，利用榜样效应，进行形式多样的健康宣教，使患者身心达到最佳状态，积极配合治疗。

3. 呼吸道管理 肺部感染是长期卧床的常见并发症，预防肺部感染要求环境空气清新、禁止吸烟、限制陪伴探视人数。教会患者有效咳嗽咳痰，行扩胸运动，腹式呼吸，练习吹气球。需注意的是，呼吸训练的主要目的是将胸式呼吸转变成腹式呼吸，呼吸训练的理想目标是放松呼吸至 7～8 秒的呼气、2～3 秒的吸气、6～8 次 / 分钟的呼吸周期。

4. 特别注意 脊椎肿瘤患者，几乎都有不同程度的脊髓神经根损伤，所以患者都有不同程度的肢体活动障碍或感觉异常。对冷、热、触压等感觉迟钝，甚至消失。护理人员应防止发生烫伤、压疮、扭伤、冻伤及跌倒。向患者及其家属讲解有关预防知识，千万不能擅自使用热水袋及冰袋。

5. 康复锻炼

（1）关节活动范围训练：患者术后麻醉清醒后，即可主动行指趾屈伸活动，判断脊髓神经功能；四肢关节被动运动，防止关节僵硬。术后第 1 天在有效镇痛的前提下，下肢运动功能未受累者可作股四头肌等长收缩、压膝、踝泵运动等。术后 3～4 天做直腿抬高运动，循序渐进两腿交替，四肢关节主动运动，运动量以患者不感到疲劳为宜。该阶段的主要目标是维持关节活动范围，预防深静脉血栓。

（2）肌力增强训练：患者卧床期间可行四肢肌肉等长收缩训练及左右对称运动。术后 1～2 周若影像学检查提示脊柱稳定性重建成功,可在床上佩戴支具,在下肢肌力支持的情况下,训练下床行走。第一次下床活动时应注意体位性低血压的发生。如果患者不能够顺利进行行走训练,出现关节挛缩等并发症时,应联合康复治疗师积极处理。对于肿瘤引起脊柱高位截瘫的患者,进行上肢肌力训练,可利用哑铃、橡皮带逐渐增强训练,以提升肌力和耐力,为日常生活自理作准备。

(3)体位转移训练:主动性体位转移可提高独立生活的能力,减少患者对陪护的依赖。具体包括床—轮椅转移、坐—站转移及需要其他器械的辅助转移。该训练的护理要点是在取得患者配合,在最大参与度的前提下,依据其实际肌力及关节活动度选择适宜的转化方法。在脊柱稳定性重建不充分的情况下,借助支具保护,注意不要造成脊柱扭转失稳脱位。

【前沿进展】

1. 护理重点难点剖析及护理实施体会

(1)护理重点:正确评估患者的感觉运动,在卧床期间做好压疮、尿路感染、肺部感染、关节肌肉挛缩及深静脉血栓的预防工作。在恢复期配合康复治疗师协助患者功能锻炼满足日常生活自理。

(2)护理难点:积极预防及处理脊髓受损平面的上升。

(3)护理体会:对于脊柱肿瘤的患者,疼痛与功能障碍均比较明显。为达到最大程度的功能恢复,应在有效镇痛的前提下,充分调动起患者的主观能动性,积极参与整个治疗经过。

2. 特别关注 脊柱肿瘤患者的心理负担往往很重,在整个康复护理过程中,应注意循序渐进,逐步指导患者独立完成功能锻炼,使其重拾自信,顺利回归社会生活。

(杨 杨,屈俊宏,刘晓艳)

参 考 文 献

曹伟新,李乐之.2010.外科护理学.北京:人民卫生出版社
崔丽华,朱强.2007.常见骨伤骨病护理康复指导.北京:人民军医出版社
邓雪松.2014.骨尤文肉瘤的治疗进展.中国全科医学,12:1334～1337
丁淑贞,白雅君,李连红.2008.临床骨科护理细节.北京:人民卫生出版社
郭奇峰,徐中和,等.2003.脊柱肿瘤手术后稳定性重建与康复.中国临床康复,14:2045～2046
胡雁,陆箴琦.2013.实用肿瘤护理.上海:上海科学技术出版社
景娥,刘慧卿,冯桂敏.2008.骨科疾病护理.北京:科学技术文献出版社
李雪萍,程凯,于俊龙.2006.全膝关节置换术后的康复干预.中国临床康复,10(28):190～192
李南,郭卫,杨荣利,等.2006.上肢骨肿瘤切除后的自体骨移植重建.中国修复重建外科杂志,20(10):992～995
廖锋,牛晓辉.2014.骶骨脊索瘤的治疗现状与进展.中华骨科杂志,34(11):1167～1173
娄湘红,杨晓霞.2006.实用骨科护理学.北京:科学出版社
宁宁,朱红.2011.骨科护理手册.北京:科学出版社
宁宁,朱红.2010.外科护理新进展.北京:人民卫生出版社
庞家省.2010.四肢恶性骨肿瘤治疗进展.中外医疗,22:187,188
史丽玉.2014.髋关节置换术后伴发下肢深静脉血栓的预防护

理.全科护理,12(31): 2914,2915

涂羽,戴路,杨晓蓉,等.2013.脊柱肿瘤围手术期的护理进展.检验医学与临床,10(2): 215,216

温世锋,徐中和.2003.保肢治疗在四肢恶性骨肿瘤中的应用进展.中国临床康复,7(14): 2088,2089

吴在德,吴肇汉.2008.外科学.北京:人民卫生出版社

肖睿,屠重棋,李小彪,等.2005.肱骨近端肿瘤保肢治疗围手术期的系统康复干预.中国临床康复,9(26): 34~36

肖建如.2004.脊柱肿瘤外科学.上海:上海科学技术出版社

徐万鹏,李佛保,沈靖南.2008.骨与软组织肿瘤学.北京:人民卫生出版社

徐叶.2009.最新医院骨科临床护理操作规程与护理风险防范及护士长工作必备手册.北京:人民卫生出版社

胥少汀,葛宝丰,徐印坎,等.2005.实用骨科学.3版.北京:人民军医出版社

游新茂,叶招明.2008.软骨肉瘤治疗进展.国际骨科学杂志,29(4): 247~249

张鹏,蔡启卿,等.2012.骨肉瘤靶向治疗新进展.肿瘤基础与临床,25(4): 361~364

张令坤.2009.植骨治疗良性骨肿瘤患者围手术期的护理.医学信息,22(4): 83,84

朱红文,卢秀红,等.2012.人工髋关节置换患者的康复训练.中外医学研究,10(14): 98,99

Browner B D, Jupiter J B, Levine A M, et al. 2003, Skeletal Trauma: Basic Science, Management, and Reconstruction. 3rd ed. London: Elsevier

第十六章 其他骨病患者的护理

第一节 骨质疏松症患者的护理

【概述】

骨质疏松症是指骨量减少、骨的显微结构受损及骨折危险增加的相关临床综合征。骨质疏松症是一种代谢性骨病，其治疗涉及多学科联合治疗，包括骨科学、妇科学、内分泌学、老年医学和营养学等。随着人口老龄化加剧，骨质疏松症患者人数急剧增加，给家庭及社会带来沉重负担，因此骨质疏松症的防治、护理及康复就显得尤为重要。

【病因】

发病原因与多种因素相关，目前认为主要与以下因素有关：

（1）内分泌因素（雌激素的缺乏、甲状旁腺激素的增高、降钙素的缺乏）。

（2）营养因素：钙摄入过低或钙吸收不足。

（3）与运动相关，绝对卧床大于2周就会发生骨量减少。

（4）遗传与基因。

（5）其他因素：酗酒、吸烟和咖啡因的大量摄入都会增加该病的发病概率。

【病理】

骨质疏松症分型分为原发性骨质疏松症和继发性骨

质疏松症。

（1）原发性骨质疏松症包括：绝经后骨质疏松症、老年性骨质疏松症、特发性骨质疏松症等；

（2）继发性骨质疏松症包括：甲状腺功能亢进性骨质疏松症，甲状腺功能减退性骨质疏松症、糖尿病性骨质疏松症、人工绝经后骨质疏松症、肾性骨质疏松症、失用性骨质疏松等。

【诊断要点】

1993年及1996年国际骨质疏松会议强调了此病的三个特点：低骨量、骨的显微结构受损及易骨折。但对于临床那些既未发生骨折，又没有做骨量鉴定的患者来说，临床症状及体征在该病的诊断中是十分重要的。

1. 疼痛 最主要的主诉，其中女性患者占发生率的80%，以腰背部及髋、膝、腕关节疼痛明显，部分患者发生腓肠肌阵发性痉挛，又称小腿抽筋。

2. 驼背、身长缩短 是因为脊柱椎体前部几乎都由骨松质组成，更易发生骨质疏松，并且是全身的支柱，长期受压，致椎体变形，严重时整个脊柱可缩短10～15cm，尤其椎体前部压缩更严重时，脊柱前倾，背屈加重，形成驼背。

3. 骨折 骨质疏松症中发生骨折的特点：常在转身、持物、弯腰、下楼、不慎跌倒时，即使外力作用不大时也会发生，其中股骨颈骨折，桡骨远端骨折及椎体压缩骨折较常见。

4. 影像学检查 常规X线以不能满足临床要求，近年单光子吸收仪（SPA）、双光子吸收仪（OPA）、定量计算机断层照相术（QCT）、双能X线骨密度测量仪（DEXA）能更准确地检测骨密度。

【治疗】

1. 药物治疗

(1) 雌激素替代疗法,可使用烯雌酚口服,每天口服 0.5mg,服用 4 周后停用 1 周,以后每周服用 1mg。

(2) 补充钙剂,一般用葡萄糖酸钙或乳酸钙,成年人每日摄入元素钙为 500～800mg,但是特殊人群由于其生理功能的改变有所不同,绝经后妇女每日摄入元素钙约为 1500mg,妊娠期妇女每天为 1200～1500mg,哺乳期妇女每日应摄入元素钙 2000mg。

(3) 维生素 D 可促进肠道对钙的吸收,每日摄入量为 2000U。

(4) 降钙素刺激成骨细胞作用,50U 隔天 1 次。

2. 物理疗法 包括日光照射法、超声治疗法、中频电疗法等。

3. 对原发病的治疗 对于原发病引起的骨质疏松,最根本治疗就是治疗原发病,如糖尿病、甲状腺功能亢进等。

4. 手术治疗 针对已发生骨折的患者来说,如果不能手法复位,或者合并有神经血管受损,进行手术治疗是减轻疼痛、提高生活质量的有效方法。

【主要护理问题】

1. 舒适的改变 与疼痛有关。

2. 焦虑/恐惧 与患者对生活丧失信心有关。

3. 营养失调——低于机体需要量 与元素钙摄入不足有关。

4. 潜在并发症 骨折、肌肉萎缩及肌肉挛缩。

【护理目标】

1. 患者主诉疼痛感减轻或消失。

2. 患者焦虑／恐惧程度减轻，配合治疗及护理。
3. 患者未发生钙代谢负平衡。
4. 患者未发生骨折。

【护理措施】

骨质疏松症的常规护理内容见表 16-1。

表 16-1　常规护理内容

要点	主要内容
疼痛的护理	卧硬板床休息，疼痛发作时卧床休息数天，可缓解疼痛，疼痛减轻后，再增加活动
	腰背部疼痛患者可用护腰，以限制脊柱活动、缓解肌肉痉挛，并给予脊柱支持
	局部疗法，包括局部热敷，红外线照射等，促进血液循环，缓减肌肉痉挛
	药物止痛，根据患者对疼痛的耐受程度及药物副作用的综合考虑，指导患者安全用药
用药护理	指导患者正确用药，了解药物治疗目的
	对于使用激素替代治疗的患者，应讲明长期使用有可能增加妇科癌症的发病概率
	对用药者定期检查，包括尿液钙检查，雌激素检查等
防止骨折	指导患者在变换体位时动作轻缓
	指导患者走步训练，适当运动不仅改善骨代谢，使骨量增加，还可以保持身体平衡，减少跌倒的几率
	走道、房间宽敞明亮，地板防滑
	病床刹车系统完好
心理护理	解释骨质疏松症发病原因，取得患者信任，让其配合治疗护理
	鼓励患者表达自身感受
	指导患者正确活动方式
	鼓励患者家属和朋友给予患者关心和支持
饮食指导	增加食物中钙的摄入量：奶制品、连壳的小鱼小虾

【前沿进展】

骨质疏松症的理疗方法

1. 日光浴疗法 在治疗过程中应循序渐进。日光浴前,先在阴凉处做 5 分钟空气浴,带好墨镜,遮阳伞,就可以开始进行治疗。值得注意的是不宜空腹日光浴,其过程中可以进食富含钙的食物及果汁,这有助于钙的吸收。治疗过程中出现恶心、烦躁、头晕、头痛等不适时,应休息后再继续治疗。

2. 人工紫外线疗法 紫外线照射皮肤和皮脂腺时,使 7-脱氢胆固醇的碳链发生羟基化,生成活性维生素 D_3,在人体内继续代谢,转化为活性维生素 D,促进骨钙化。在照射时注意保护患者眼睛及会阴部。

(李 沐,黄 怡,刘 莉)

第二节 滑膜炎患者的护理

【概述】

滑膜炎(synovitis)是一种多发性疾病,其发病部位主要在膝关节。膝关节是人体滑膜最多,关节面最大和结构最复杂的关节,由于膝关节滑膜广泛位于肢体表浅部位,故遭受损伤和感染的机会较多,膝关节滑膜炎主要是因膝关节扭伤和多种关节内损伤,而造成的一组综合征,但也可以单独发病或继发于膝关节骨关节炎,后者多见于老年人。严格地讲,只要关节内有渗出积液,就证明滑膜炎症存在,其主要表现关节充血肿胀、疼痛、渗出增多、关节积液、活动下蹲困难、功能受限。此病易造成患者暂时或长期部分丧失劳动力,无论对患者和对社会的危害都较大。虽有许多有效的治疗方法，但仍有许多患者仍不能治愈。尤其是部分中青年患者，要承担许多社会和家庭责任，同时又在长期忍受疼痛的折磨。这无疑是亟待医务工作者解决的问题。

【病因】

发病原因与多种因素相关，目前认为主要与以下因素有关：

（1）关节损伤及多种关节内损伤（如半月板损伤、滑膜损伤、交叉韧带损伤或侧副韧带损伤）。

（2）感染（常见的是滑膜结核）。

（3）软骨退变与骨质增生（多见于老年人）。

（4）脂代谢紊乱及肿瘤（色素沉着绒毛结节性滑膜炎）。

（5）骨关节炎。

【病理】

1. 年轻人滑膜炎 年轻人发生膝关节滑膜炎主要因为是因膝关节扭伤和多种关节内损伤而造成的，如半月板损伤、滑膜损伤、交叉韧带或侧副韧带损伤，关节内积液或有时积血，表现为急性膝关节外伤性滑膜炎。关节内损伤和脱位，有时也可因单纯膝关节滑膜损伤所致，如外伤较轻，或长期慢性膝关节劳损，加上风、寒、湿邪侵袭，可使膝关节逐渐出现肿胀和功能障碍者，则形成慢性膝关节滑膜炎。另一种原因是感染，其中常见的是滑膜结核，一般讲，滑膜内血管丰富，血液循环良好，对细菌抵抗力较强，但在感染结核菌的情况下，病情进展较缓慢，其症状表现时好时坏，此为膝关节慢性滑膜炎之一。

2. 老年人滑膜炎 膝关节滑膜炎，在老年人多继发于膝关节骨关节炎,主要是因软骨退变与骨质增生产生的机械性生物化学性刺激,继发膝关节滑膜水肿、渗出和积液等。

3. 色素沉着绒毛结节性滑膜炎(pigmented villonodular synovitis,PVNS) PVNS 是慢性滑膜炎反复出血使滑膜变暗,滑膜深层增厚形成绒毛状、色素沉着、结节形成。其病因不明,病变部位呈现绒毛和(或)结节样纤维结缔组织突起(图 16-1)。分为局限性结节性滑膜炎和弥漫性色素沉着绒毛结节性滑膜炎。多发于 20～40 岁的青壮年,病变多累及下肢大关节的滑膜下组织,上肢罕见。大体表现可见弥漫型病变的绒毛和结节累及整个滑膜腔,病变呈黄色、棕色及红棕色。局限型病变大多是单发结节,直径由数毫米至数厘米,为红棕色或红褐色质韧的肿块,结节周围滑膜无异常改变或有色素沉着而呈黄色。

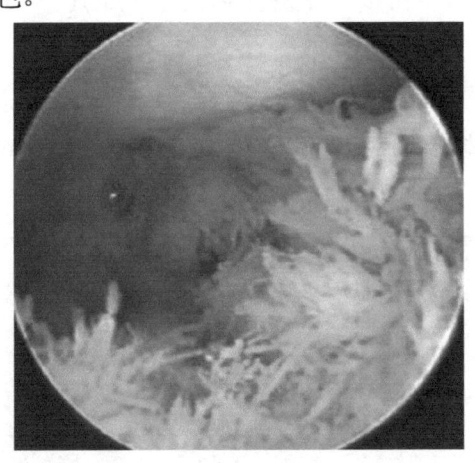

图 16-1 关节镜下 PVNS 表现

镜下组织学特征大量单核巨噬细胞样细胞增殖,伴有含铁血黄素沉着和成纤维细胞、多核巨细胞、含脂质的泡沫细胞增生等（图16-2）。绒毛由网状组织、胶原基质和各型细胞组成，位于最表层的是几层增生肥大的滑膜细胞，有含铁血黄素沉着。所以关节液的检查，以及关节镜检查对本病的诊断极为重要。

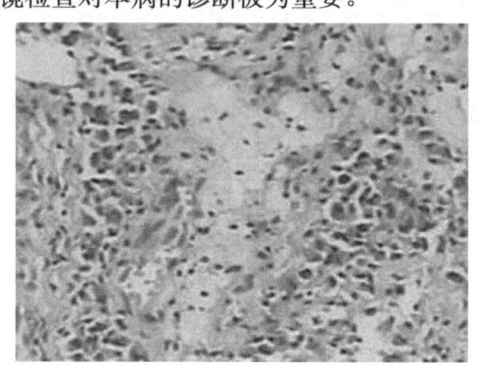

图16-2　显微镜下PVNS组织学特点

【诊断要点】

1. 常见的膝关节滑膜炎性病变比较　见表16-2。

表16-2　常见膝关节滑膜炎性病变比较

特征	痛风性滑膜炎	化脓性滑膜炎	结核性滑膜炎
病史特征	高嘌呤摄取及饮酒史	外伤史	结合病史或接触史
性别及发病年龄	男性居多	儿童居多	无
特殊体征	明显的红肿热痛	疼痛、肿胀、拒按、活动受限	关节弥漫性肿胀，活动受限
实验室检查	血尿酸增高	血白细胞增加，关节液细菌培养多阳性	结核菌素试验阳性，ESR增高，抗结核治疗有效

续表

特征	痛风性滑膜炎	化脓性滑膜炎	结核性滑膜炎
X线	关节间隙狭窄、骨质疏松	周围软组织重度肿胀	局限性骨质疏松，关节腔变窄，胸片提示结核灶
MRI	滑膜呈结节状增生	关节软骨破坏，滑膜为液性信号	滑膜增生、软骨破坏
活检标本	白色石灰石样结晶体	脓性纤维素样坏死	黄色干酪样坏死

2. 色素沉着绒毛结节性滑膜炎（PVNS）

（1）血液检查：血常规、红细胞沉降率、类风湿因子及 C 反应蛋白检查，无明显改变。

（2）关节穿刺抽取检查：关节液大多呈血性，也可呈橘黄色。

（3）PVNS 的 X 线片表现：取决于病变的部位，手部的结节型 PVNS 可以表现为软组织肿胀和骨侵袭。骨破坏区有边界清楚的硬化缘，这种骨破坏是病变直接蔓延压迫邻近骨造成的结果，而并不提示恶性。

（4）CT 扫描：可以显示含铁血黄素、滑膜病变的范围及骨的囊变和被侵袭的情况。如果有广泛的含铁血黄素沉积，则在 CT 上显示为密度升高。

（5）MRI 检查：在 T_1 和 T_2 加权像上，含铁血黄素都表现为低信号或无信号。PVNS 最典型的 MRI 特点是在 T_1、T_2 及质子像上均表现为关节内低信号的结节性肿块。病变滑膜和灶性肿块在 T_2 加权像上显示最好，表现为低信号区。这是由于含铁血黄素沉积造成的。在 T_1 加权像上病变呈低信号。出血性滑膜炎可能会与 PVNS 混淆。

（6）活检标本，肉眼观病变标本呈褐色，这是由于广泛的含铁血黄素沉积造成的。

【治疗】

1. 预防 首先应避免引起创伤或劳损的运动,减轻关节负重。适当休息,抬高患肢。

2. 西医治疗 手术治疗及药物对症治疗。手术采用关节镜下滑膜切除,关节清理等,药物对症治疗如结核性滑膜炎予以抗结核治疗。

3. 中医治疗 以祛风散寒、活血化瘀为目的,遵循中医通则不痛的原理,从病因上进行根治。如外敷疗法、推拿疗法等。

【护理措施】

1. 一般护理 滑膜炎患者的房间要阳光充足,保暖防寒防潮湿。注意天气变化,避免潮湿受冷,病变的关节应用护套保护。避免肥胖,维持正常体重。过于肥胖者,要适当控制饮食,注意调整饮食结构,减少热量的摄入,将体重控制在适当的范围,减轻关节的压力和磨损程度。要防止过度的疲劳,急性期应卧床休息,抬高患肢,可用弹力绷带加压包扎,并禁止负重。

2. 关节镜手术术后护理

(1)外科术后护理常规(表16-3)。

表16-3 常规护理内容

要点	护理内容
全麻术后护理常规	了解麻醉和手术方式、术中情况、切口和引流情况持续低流量吸氧严密监测生命体征
伤口观察及护理	观察伤口有无渗血渗液,若有,应及时更换敷料
各管道观察及护理	输液管保持通畅,留置针妥善固定,注意观察穿刺部位皮肤,尿管按照尿管护理常规进行,一般术后第1日可拔除尿管,拔管后注意关注患者自行排尿情况

第十六章　其他骨病患者的护理

续表

要点	护理内容
疼痛护理	评估患者疼痛情况,有镇痛泵患者,注意检查管道通畅,评价镇痛效果是否满意,遵医嘱给予镇痛药物,提供安静舒适的环境

(2)引流管护理(表16-4)。

表16-4　引流管护理内容

要点	内容
通畅	定时挤捏管道,使之保持通畅,勿折叠、扭曲、压迫管道
固定	妥善固定,向家属宣教勿牵拉引流管以免脱落
观察并记录	观察引流液性状、颜色、量;正常情况下手术当天引流液为暗红色,若短时间内引流出大量鲜红色液体应通知医生处理
关节腔冲洗的护理	遵医嘱使用生理盐水和抗生素进行关节腔冲洗,观察冲洗液的性状、颜色,准确记录冲洗液量和引流液量

(3)体位:除麻醉护理常规对体位的要求外,还应抬高患肢15°～20°,膝下垫小软枕,膝关节屈曲5°。此体位有利于各韧带松弛,膝关节相对稳定,也有利于患肢静脉回流,以减轻肿胀并缓解疼痛。

(4)局部处理:术后膝关节用弹力绷带包扎。观察局部渗血情况,可局部冷敷,以达到消肿止痛、减少术后出血的目的。

(5)观察患肢感觉运动及血循环:术后弹力绷带加压包扎影响血液循环,加之运动少,血液循环慢,易发生深静脉血栓和严重肿胀,甚至导致骨筋膜室综合征。因此护理人员应注意弹力绷带包扎松紧适宜,并加强对患肢感觉、运动及循环状况的观察,发现异常及时通知医生并进行处理。

(6)康复训练指导(表16-5)。

表16-5 术后康复训练指导

时间	指导
早期康复训练 (术后1周内)	原则轻度功能锻炼,以不疲劳为宜。具体如下: 术后24小时根据病情患者可做股四头肌等长收缩及腘绳肌联合收缩、踝关节跖屈与背伸、足趾运动 术后2～3天根据病情可进行直腿抬高运动,使股四头肌肌力恢复,增加膝关节稳定性 同时进行膝关节度的恢复,可根据患者病情应用CPM机进行膝关节度练习
中期康复训练 (术后1～2周)	根据病情重点膝关节活动度逐渐增加到120°,开始进行股四头肌抗阻力锻炼;踝部的抗阻力视患者情况,由小到大逐渐增加 一般要求股四头肌肌力达4级以上时,方可扶拐下床行走
后期康复训练	术后3～4周鼓励患者逐渐增加股四头肌抗阻力锻炼和踝部抗阻力锻炼,使患肢肌力和活动度恢复正常 术后2个月开始全面的功能锻炼,如骑自行车、跑步、游泳等,但要限量,避免剧烈运动 完全恢复需6个月

(7)健康宣教:膝关节镜术后患者的出院宣教内容应包括:进营养丰富的饮食、特别是痛风性滑膜炎的饮食指导,低嘌呤饮食。适当正确的康复锻炼与活动以及定期复查等。

3. 并发症的观察及处理 见表16-6。

第十六章 其他骨病患者的护理

表 16-6 并发症的观察及处理

常见并发症	临床表现	处理
关节腔积血	小量积血的症状不明显 大量出血表现为膝关节疼痛进行性加重,肿胀明显,伤口渗血多	小量积血可自行吸收 大量出血时,应立即通知医生,根据病情行穿刺抽积血,加压包扎,局部冷敷
感染	膝部红、肿、热、痛,体温升高。如处理不及时,可造成膝关节功能障碍	通知医生检查伤口,根据情况行关节穿刺、涂片,使用敏感抗生素
关节腔积液	膝关节处肿胀感,疼痛不明显,无明显全身症状,一般术后4～8小时出现为滑膜刺激后反应,膝关节张力大,肿胀明显,浮髌试验阳性	应通知医生穿刺抽吸
粘连性关节炎	一般表现为关节腔积血及痛阈低,患者拒绝短期内活动膝关节	鼓励患者早期功能锻炼
深静脉血栓	表现为小腿后方疼痛,小腿及踝关节肿胀明显,肢体远端皮色发青,皮温低,足背动脉搏动弱	抬高患肢20°～30°,制动并遵医嘱抗凝治疗
神经损伤	超时间使用止血带,以导致感觉、运动障碍,通常可恢复 手术中牵拉损伤腓总神经分支,可引起小腿外侧及足背疼痛麻木 手术中误伤关节囊周围神经引起相关部位运动感觉障碍	密切观察病情,有异常时立即通知医生处理

【前沿进展】

色素沉着绒毛结节性滑膜炎骨侵蚀的研究进展

目前,对于色素沉着绒毛结节性滑膜炎病变侵蚀软骨和骨的机制，尚存在争议，McMaster 认为增生的病变组织舌样扩张，直接侵蚀关节软骨并穿破皮质骨，然后在较软的松质骨内产生囊样病变，这一说法强调色素沉着绒毛结节性滑膜炎的瘤性侵蚀特点。Chung 和 Janes 则认为高度增生的滑膜造成关节腔内压力升高，从而导致局部骨质疏松。软骨下骨囊性变，当囊壁发生骨折时，增生的滑膜将进一步侵入松质骨。色素沉着绒毛结节性滑膜炎骨侵蚀更多见于髋关节，由于髋关节间隙小，没有较大空间容纳增生的滑膜使其内压较快升高所致。Scott 提出病变是通过血管滋养孔扩张入骨，也许色素沉着绒毛结节性滑膜炎骨侵蚀是由以上多种机制共同作用造成。另外，金属蛋白酶对软骨和骨的破坏作用，已证实色素沉着绒毛结节性滑膜炎滑膜层细胞可分泌两种金属蛋白酶作为关节破坏的介质，使酶产生的刺激因子尚不清楚。

（李　沭，李鹏程，刘　莉）

参 考 文 献

陈启明．2009．实用关节镜手术学．北京：人民卫生出版社，234～321

范卫民．2008．骨科疾病诊断流程与治疗策略．北京：科学出版社，125～185

高书图．2008．骨病．北京：人民卫生出版社，68～182

郭豪．2007．疑难骨病诊治．北京：人民卫生出版社，526～654

黄承钰．2003．医学营养学．北京：人民卫生出版社，112～243

姜贵云．2002．康复护理学．北京：人民卫生出版社，98～114

蒋鸣福，刘景生．2010．软组织损伤与治疗学．北京：北京科学技术出版社，78～115

梁毅玲. 2007. 骨质疏松症的预防及护理进展. 现代护理, 13 (28): 2746, 2747

刘忠厚. 1998. 骨质疏松学. 北京: 科学出版社, 85～116

苗凤珍. 2006. 骨科疾病护理及健康教育指导. 北京: 军事医学科学出版社, 212～243

宁宁. 2004. 康复护理学. 北京: 人民军医出版社, 85～102

王谦, 刘光军, 许硕贵. 2010. 各类抗骨质疏松药物的临床研究进展. 实用医药杂志, 27（4）: 368～370

第十七章　显微外科及护理

显微外科是指在手术放大镜或手术显微镜下，应用显微器材对人体细小的组织做精细手术的一门外科技术。目前已广泛应用于多学科，如骨科、整形外科、神经外科、泌尿外科、眼科等，已成为多学科的交叉学科。显微外科在骨科主要用于皮肤、肌肉、肌腱、神经等重要组织的修复与重建。而断肢（指）再植是骨科基础理论和显微外科技术共同发展的结果，两者相互促进。

1963年，我国"断肢再植之父"陈中伟首次为一位工人再植成功完全离断的右前臂，1966年又取得断指再植成功，使得外科显微技术取得突破性进展。目前我国断肢（指）再植一直处于国际领先地位。该技术在我国已普及到基层医院、边疆偏僻地区、高原寒冷地区。末节断指再植的成活率在90%以上，并有多例双手10指同时离断，10指均再植成活的案例。与再植成活率相比，在提高再植指功能方面进步缓慢。影响功能的主要原因是肌腱粘连与关节功能障碍，尽管对屈肌腱损伤修复和预防粘连的研究在不断进步，但粘连仍然是主要难题。

第一节　断肢的定义及类型

断肢（指）断再植术是将完全离断或不完全离断的肢体，在显微放大镜的作用下，将离断肢体的血管、神经、肌腱、皮肤等组织重新吻合、整复并彻底清创，以恢复其部分功能的精细手术。因此断肢（指）再植涉及多学科，其中包括：周围神经外科、周围血管外科、基础外科、整形外科、矫形外科和康复医学等。

肢体离断的部位可发生在上肢或下肢的不同平面，一般来说上肢离断的发生率高于下肢，并以前臂多见。由于肢体离断伴有大量出血，在救治过程中应警惕失血性休克，注意断肢（指）再植的适应证与禁忌证，不应为了挽救肢体带来生命损失，也不应挽救的肢体是没有功能反而有碍的肢体。

【断肢（指）的分类】

按肢体的离断程度分为完全离断和不完全离断。

1. 完全离断 断肢（指）的远端部分完全离断，无任何组织相连，或肢体离断时有少许失活组织连接，但在断端清创时需去除，称为完全离断。

2. 不完全离断 肢体离断时，断肢（指）有骨折或脱位，局部组织大部分离断，残留面连接的有活力的软组织少于断面软组织面积的1/4，供应肢体远端的主要血管断裂或阻塞；或断面只有肌腱相连，残留的皮肤小于1/8，组织和血管有断裂，肢体远端无血运或严重缺血，若不经血管修复，远端肢体将坏死，这类称为不完全离断。此类离断要与开放性骨折伴血管神经损伤区分开来。

按致伤原因分为切割离断、撕裂离断、碾轧离断和挤压离断。

1. 切割离断 由锐器造成的损伤，如切纸机、剪板机、菜刀、斧头等所致，特点为断面整齐、污染较轻，血管、神经、肌腱等重要组织挫伤轻，且多在同一平面，再植存活率较高。

2. 撕裂离断 离断肢体多被高速运转的皮带轮或转轴卷入，或在车祸中发生撕裂。特点为组织损伤广泛，血管、神经肌腱从不同平面撕脱，常需复杂的血管移植或移位才可再植，再植成功率低，功能恢复较差。

3. 碾轧离断 为火车、汽车及机器齿轮碾轧造成，受伤部位组织损伤严重，损伤在同一平面，且离断肢体的一段粉碎，但切除碾轧部分后，可使断面整齐，在肢体一定范围缩短后再植，仍有一定的成功率。

4. 挤压离断 多为机器、滚石挤压造成，离断面不规整，血管损伤严重，组织污染严重，此类离断伤失去再植的机会。

（王　琴，刘莉慧，廖灯彬）

第二节　断肢的现场急救与离体肢体的保存

断肢的现场急救包括止血、包扎、保存断肢和迅速转送。注意，如果断肢仍在机器中，切不可强行将断肢拉出，或将机器倒转，以免造成二次损伤。此时应立即关闭机器，将零件拆除，取出断肢。

完全性离断断肢近端的处理同手外伤的急救处理，在肢（指）断端给予加压包扎。一般完全性离断的血管，回缩后可自行闭塞。不完全性离断应将肢体用木板局部暂时固定，固定后再包扎，在肢体上可使用止血带止血，但应标明时间，1～2小时放松一次。

断肢患者由于损伤重，出血多，易发生失血性休克。应采取积极抗休克治疗，取平卧位，保暖，建立静脉通道补液，必要时输血治疗。同时尽快将患者转入有条件的最近的医院治疗。

离断肢体的保存方法视运送医院的远近决定，如受伤地点距医院较近，将离断的肢体用无菌敷料或干净的布类包好，不做任何处理，将患者和离断肢体尽快送往医院即可。如医院距受伤地较远，则离断肢体采用干燥冷藏法保存，将离断肢体用无菌敷料或清洁布类包好，再放入塑料袋内,再放入容器中,周围加冰块保存,不能使冰块与离断肢体直接接触,以防冻伤。离断肢体保存的重点在于:低温、干燥、防冻。处理过程中不能使用任何液体浸泡或冲洗。

到达医院后,立即检查离断肢体,用无菌敷料包扎,放在4℃冰箱内保存,若为多个离断的手指,分别标记,按手术顺序逐个取出,以缩短热缺血时间。注意离断肢体是低温保存,不能放入冷冻室,以免冻坏肢体。

(王 琴,刘莉慧,廖灯彬)

第三节 断肢再植术的手术指征及术前准备

断肢再植的目的是在保证患者生命安全的基础上,挽救离断的肢体,最大限度的恢复肢体功能。在救治肢体离断患者时,首先救治最危险、最迫切的创伤,衡量再植的可能性,不能盲目地再植,也不能轻易地放弃。

1. 全身情况 断肢再植的手术原则是生命第一,保肢第二。患者全身情况良好,无严重的复合伤,可尽快安排手术;如果患者合并颅脑外伤、内脏损伤、严重休克或呼吸衰竭等,应优先处理会致命的损伤,离断的肢体先保持在4℃的冰箱中,等其他损失处理完善后,再根据情况选择是否再植。

2. 断肢的局部情况 离断肢体的毁损程度决定再植的成功率及再植后肢体功能的好坏。

(1)离断肢体的两端较整齐,肢体无明显挤压及多发骨折,此类离断多为利器切割离断,断肢再植后效果较好。

(2)肢体局部虽有轻度挫伤,创面参差不齐,但经过清创后可修复主要神经、血管、肌肉和肌腱,此类损伤多为钝器切割伤,可试行再植。

(3)受伤部位组织损伤严重,但损伤在同一平面,此类损伤多为碾轧离断,切除碾轧部分后,可使断面整齐,在肢体一定范围缩短后再植,仍有一定的成功率。

(4)离断肢体组织损伤广泛,血管、神经肌腱从不同平面撕脱,此类损伤多为撕裂离断,常需复杂的血管移植或移位才可再植,且再植成功率低,功能恢复较差。

(5)离断面不规整,血管损伤严重,组织污染严重,此类离断多为挤压离断,不再考虑再植。

3. 手指离断的再植

(1)一手多指离断,有条件者应尽可能的全部再植,如部分断指丧失再植条件,应根据断指条件做移位手术,首先再植功能重要的手指。

(2)拇指离断应尽量再植,多指离断时首先再植拇指,必要时可使用其他手指移位再植,单一拇指离断不能再植时,可行足趾移植拇指再造。

(3)手指末节离断的,只要能找到合适的血管神经吻合应予以再植。

4. 肢体离断的平面 肢体离断后,组织通过有氧和随后的无氧代谢,形成细胞内中毒,使细胞和细胞膜结构受损,蛋白质和离子通透性障碍,导致细胞组织死亡。各种组织对缺血的耐受性不同,但造成的损伤都是随时间延长而加重的。尤其是肌肉丰富的高位离断,常温下6～7小时,肌细胞释放出钾离子、肌红蛋白和肽类有毒物质,积聚在离断肢体的组织液和血液中。再植后,这类有毒物质进入全身的循环,可引起严重的全身毒性反应。因此离断肢体位置越高,断肢肌肉越丰富,再植的风险越大,术后功能恢复越差。

5. 再植的时限 原则上是越早越好,应争分夺秒,一般以伤后6小时内进行再植为宜，如伤后早期开始低温干燥保存，或断指、断掌等肌肉组织较少的损伤可适当放宽时限。有文献报道断掌常温保存20小时再植成功的例子。

6. 评估再植后效果 断肢再植的目的不仅是保证肢体存活，更要求使肢体恢复良好的功能。对于再植后功能恢复较差，甚至是有碍的肢体，不宜再植。例如，肩部撕裂离断时，臂丛神经严重撕脱，再植后上肢功能不好，这种移植基本没有意义。而上肢节段性毁损的离断，可切除毁损的节段，缩短肢体后再植，因为上肢的功能主要是捏、握、持物，再植后可保留这些功能。而对于下肢来说，主要功能为负重、行走，若缩短太多，严重影响功能，不如佩戴假肢便于行走。

【再植的禁忌证】

1. 患者多发伤或重要脏器损伤，全身情况差，不能耐受长时间手术，应抢救生命，放弃再植。

2. 离断肢体毁损严重，软组织广泛挫裂、血管床严重破坏，神经、肌腱高位撕脱，不能再植。断肢节段毁损过长，预计清创后肢体缩短明显，功能不良者不应再植。

3. 离断时间过长，尤其是高温季节，断肢未经低温保存者，感染、中毒危险性高，不宜再植。

4. 离断肢体经刺激性液体或消毒液长时间浸泡者不宜再植。

5. 高龄、体弱者，不能耐受手术的放弃再植。

【术前准备】

1. 患者及离断肢体送入院时，立即迅速检查患者及离断肢体。将离断肢体使用无菌敷料包扎，放入4℃冰箱内保存。检查患者断面伤口，及时包扎止血，必要时使用血管钳钳夹止血，但不要损伤过多血管，短时间内可使用充气止血带止血。

2. 肢体离断时出血较多的，立即合血、输血，在输血前先输入晶体液体，迅速补充和维持血容量，纠正休克。并准备足够的血量，备术中使用。严密检测患者生命体征，尿量的变化。

3. 在补足容量的同时，迅速检查患者头、胸、腹等部位，明确患者有无其他部位损失。

4. 给予抗生素治疗，积极预防感染。

（王　琴，刘莉慧，廖灯彬）

第四节　断肢再植术术后并发症的防治

【概述】

断肢（指）再植手术后血流再通只是取得成功的第一步，术后并发症的防治更为重要。如术后并发症发现不及时、处理不当，不仅使再植肢体坏死，严重者危及生命。

【并发症原因及预防】

并发症原因及预防见表17-1。

表17-1　并发症原因及预防

常见并发症	发生原因	临床预防
血管危象	血栓形成：分为动脉血栓和静脉血栓，其中又分为早期血栓和晚期血栓	血栓预防关键在于术中彻底血管清创，高质量的血管吻合
	血管痉挛：与术中术后固定外固定不牢；关节过度屈曲；肢体异常活动；血容量不足；患者情绪激动、寒冷、疼痛等有关	术中放好位置，术后充分固定，保温、有效镇痛、补充血容量

续表

常见并发症	发生原因	临床预防
血管危象		正确使用解痉抗凝药,保持大小便通畅,及时有效的心理护理
	血管受压所致的血循环障碍:主要发生于再植小腿或前臂的肌肉因肿胀受筋膜限制而压迫血管引起肢端缺血	术中预防性的进行部分肌肉切除,以起到内减压作用
出血倾向	与用抗凝药物,预防血管危象有关	正确合理用药,关注血液的各种指标,指导用药
		观察腹部症状和大便颜色,以了解有无胃黏膜出血现象
		如发现伤口渗血增多时,应减慢输入抗凝药物的速度或停用
低血容量性休克	与术前患肢肢体离断大量失血;术中时间过长,未充分补液、补血有关	术前及术中充分补充血容量
		术中合理运用止血带
急性肾衰竭	与低血量性休克至肾血流量减少;缺血时间较长的断肢产生大量血红蛋白、肌红蛋白进入血液循环经肾排除,大量肌红蛋白堵塞肾小管,导致肾功能损伤,出现急性肾衰竭	维持有效的循环血容量 安置尿管,碱化尿液 容量补足后,可行脱水治疗,以帮助肌红蛋白排除
再植术后感染	与术中未彻底清创;再植肢体污染严重;再植高位肢体缺血时间过长,导致无氧代谢产物、组织分解产物、细菌繁殖增加,严重者出现败血症,危及生命	术中不仅注重血管吻合,还要彻底清创;高位离断肢体、污染严重肢体要充分评估再植肢体适应证

【并发症表现及处理】

并发症的临床表现及处理见表 17-2。

表 17-2　并发症临床表现及处理

常见并发症	临床表现	处理
血管危象	一般在术后 3 天内发生，以 24 小时内多见 主要表现为患侧肢体皮肤苍白，灰暗 皮纹加深，皮温降低 患肢抬高时皮肤出现花斑 指腹张力下降，毛细血管充时间延长，脉搏减弱或消失	去除诱因，手术探查取栓 保持情绪稳定，避免激动 室温适宜，避免烟酒刺激 卧床 14 天，保持正确体位，禁患侧卧位 密切观察再植肢体血运情况，发现异常及时与医生沟通
出血倾向	静脉穿刺针眼出血 鼻出血 牙龈出血 便血	说明出血可能是由于抗凝药引起，并说明停药后症状会逐渐消失 进软烂食物，口服药在饭后服用，防止损伤食管及胃黏膜 保持口腔清洁，湿润，用软毛牙刷刷牙 避免用力挖鼻孔 经常更换穿刺部位，拔针时多按压针眼处 5 分钟以上
低血容量性休克	早期烦躁不安，或表情淡漠 皮肤苍白，尿量减少等 由于血压降低、血管痉挛，血流变慢，可诱发吻合口栓塞	密切观察生命体征变化 记录 24 小时尿量和尿重 遵医嘱充分补液、补血
急性肾衰竭	少尿或无尿 尿比重降低 水中毒、高钾血症 代谢性酸中毒 氮质血症	严密观察神志 严密观察有无水肿、及恶心呕吐、皮肤瘙痒等尿素刺激症状 严密观察尿量、尿比重、血钾排出量、血 pH 等各项指标 记录 24 小时出入量

续表

常见并发症	临床表现	处理
再植术后感染	局部表现：再植肢（指）体局部组织坏死、渗液、血肿、肌肉骨骼血管裸露等	严密观察伤口敷料、局部皮肤，发现异常，及时通知，手术清创
	全身表现：高热、谵妄、休克、无尿等	严密观察生命体征，尿量出现感染性休克时，抗休克同时做好再植肢体解脱的术前准备

【知识拓展】

封闭式负压引流术在断肢再植术后中的应用

封闭式负压引流（vacuum assisted closure, VAC），亦称负压封闭引流（negative pressure wound therapy, NPWT），是利用负压吸引装置与特殊创面敷料连接，间歇地或持续地在创面处产生低于大气压的压力，通过一系列的作用机制促进创面愈合治疗方法。负压引流术是由德国乌尔姆大学的Fleischmann教授于1992年首创，并用于创面感染的预防，1994年裘华德等引进我国，并进行了临床应用方面的相关研究。

大面积软组织缺损离断患者，因创面大，大多数采取截肢术，以闭合创面，保全生命。许多实施再植术患者，因创面未有效覆盖，容易发生再植术后感染，甚至因严重感染而危及生命，从而选择再次截肢。在以往对于断肢再植术后不能Ⅰ期缝合的创面，医生需要反复换药、清创处理，以达到伤口愈合目的。反复换药刺激创面，不但使再植术后患者疼痛、紧张，更加重再植术后血管痉挛及血管栓塞的发生。临床上应用VAC用于大面积皮肤缺损再植术后患者，其主要作用为：第一，VAC

暂时代替皮肤，保护创面。第二，VAC因负压作用能将创面渗液及坏死组织吸收，有利于肉芽组织生长，减轻组织水肿。第三，VAC薄膜具有良好的生物相容性，透氧、透湿性及防水和阻止细菌入侵的作用，降低了感染率。第四，使用VAC后可减轻患者换药疼痛，减轻医务人员工作量。因此，VAC技术在断肢再植术后领域也得到了广泛的应用。

【特别关注】

1. 伤口疼痛 采用超前镇痛、多模式镇痛进行缓解，避免发生血管痉挛。

2. 急性肾衰竭 预防急性肾衰竭，有效维持循环血容量是关键。

3. 骨筋膜室综合征 特别关注前臂及小腿断肢再植患者有无发生。

4. 应激性溃疡 预防性用药，合理指导饮食可有效预防。

（王　琴，刘莉慧）

第五节　断肢再植术的康复护理

【概述】

我国自20世纪70年代开始应用显微外科技术，断肢（指）再植成功率也越来越高，迄今为止，我国断指再植存活率保持在95%以上，处于国际领先领域。肢体（指）离断再植成活后可遗留肌肉、肌腱粘连、肌肉萎缩、瘫痪和缩短，感觉恢复不良，关节挛缩等严重问题，严重时虽然患肢（指）成活但无功能，因此术后必须同期进行有计划的,系统的功能康复,才能加速和最大限度恢复患肢(指)功能。

【主要功能障碍】

1. 疼痛 断肢(指)术后疼痛属于急性疼痛,疼痛原因与创伤、炎症、神经性损伤、血管痉挛有关。

2. 再植肢体(指)感觉异常 主要为再植肢体(指)神经功能再生后常有敏感现象或感觉减退。

3. 再植肢体(指)活动障碍 主要为再植肢体(指)及邻近关节屈伸活动障碍、肌肉、肌腱粘连、肌肉萎缩等。

【康护护理评定】

1. 疼痛评估 采用 VAS 评定。

2. 再植肢体(指)功能评定 断肢(指)再植术患者运动功能采用总活动度测定(total active measurement, TAM)法评定,感觉功能用治疗前后患指指端的静态两点辨别觉(two points distance 2-PD)进行评定。

【康复护理措施】

1. 早期康复治疗(术后 4 周之内)

术后 1 周主要进行抗炎、抗凝、抗痉挛治疗,保证肢体(指)存活。

(1)消除水肿:手术第 1 天主动锻炼肢体远端如手指、足趾并抬高患肢;每天 2~3 次。次数以能耐受、不感到疼痛为原则,可配合理疗,红外线或超声波照射患肢每天 3 次,每次 40 分钟,距离 25~35cm。

(2)防止邻近关节的关节活动度障碍:术后第 3 天

开始，监督指导患者分别对患肢未被制动的所有关节做主动屈伸活动，每次练 5~10 遍，一天数次运动。

（3）防止肌肉萎缩：除新缝合的肌肉、肌腱必须保持静止外，患肢其余所有肌肉尽早开始作等张或等长肌肉练习或适当的抗阻练习。

（4）2~4 周主要预防伤口感染，促进血液循环，维持血管通畅，加速组织愈合。可采用红外线、超短波治疗，运动疗法。以卧床休息为主，加强保暖，预防刺激。

2. 中期康复治疗（术后 5 周~3 个月） 从术后组织愈合、外固定去除开始，到肢体功能基本康复或不能进一步恢复时为止为术后中期。此期康复的方法以主动运动为主，主动行各关节各方向的运动，主要活动掌指关节及指间关节，有伸屈、对掌、分指和握拳等动作。活动量与幅度由弱到强，由小到大，并进行渐进的肌肉练习、作业疗法和理疗，有时使用必要的支具，鼓励患者积极使用患肢进行日常家务活动锻炼及感觉功能训练。

3. 晚期康复治疗（术后 3 个月后） 晚期相当于康复治疗的巩固期。此期患肢功能已获较好的恢复，或停止进一步改善，应根据患者的不同就业条件进行出院后的家庭指导及职业训练，进一步承受强度较大的主动训练，通过日常生活及工作，达到断肢最佳功能康复。

4. 感觉功能训练 一般术后 6~8 周开始，一旦再植肢体（指）有感觉出现时，产生感觉的部位即可行感觉训练，且训练部位随感觉平面的下移而逐渐下移。方法：采用不同温度的水杯（水温最高不超过 45℃，以免烫伤），让患者触摸，训练患者温度觉及触觉。触摸不同形状、大小、质地的物体，训练其定位觉和形状觉。患者训练时采用睁眼→闭眼→睁眼的过程反复训练。通过训练促进患者重新建立感觉信息，而不是恢复原有的保护觉。在感觉未完全恢复之前应告知患者不要触摸锐利物品，抓握物品不宜过力，经常检查皮肤有无受压、红肿等，如出现皮肤破溃应及时处理，避免加重组织损伤。

5. 肌力训练 再植肢体（指）肌力达到2级后即可开始辅助肌力训练，逐渐过渡到抗重力及抗阻力训练。

6. 手功能训练 手功能训练开开始时间为手指可做屈伸动作时，首先训练患者进餐、沐浴、扫地等日常生活活动能力，逐渐过渡到书写、绘画、编织等改善手功能的精细动作。

【康复护理指导】

1. 术后3个月内不能主动或被动吸烟，避免肢体冷热刺激，以免引起肢体再循环障碍。

2. 做好患肢保护，尽量避免肢体遭受意外的刺激，防碰伤、刺伤等。

3. 再植肢体的神经恢复较慢，对冷热刺激迟钝，应避免烫伤，冻伤。

4. 继续在医护人员的指导下进行功能锻炼。

5. 定期复诊、复查、随访，若有异常情况如出院剧烈疼痛，或肢体突然肿胀、苍白等变化时应立即就诊。

【知识拓展】

手缺损重建发展趋势

手是人体重要的活动工具，手功能约占全身活动能力的40%，但随着现代工业技术及交通运输业的发展，因外伤或本身疾病至手缺失的人群日益增多。多少年来，为手缺损患者重建一个有功能的手一直是医学者们不倦努力的目标。一开始科学家们为患者制作了"美容手"，这种假肢不仅皮肤颜色有几十种选择，连手皮肤纹理、静脉、指甲甚至毛孔都可与真手媲美。但这种假肢不具备手的握、捻等功能，只起到装饰作用。为更好地实现假肢功能，肌电手运用而生。肌电假手是利用人体的肌电信号进行控制的电动上肢假肢，可做到指、腕、肘、肩四自由度的全臂假肢，可用于肩关节解脱的全臂截肢患者。肌电手由于肌电信号微弱，容易受外界干扰，导致肌电手动作准确性较差，目前市面上还达不到85%，而人手要求准确率在95%以上。肌电手另一个缺点为无感觉，患者需要通过视觉判断。长期佩带肌电手患者容易对假肢失去信心，从而寻求其他更好的替代方法。随着显微外科发展，显微外科再造手取得了成功，其中以Lobster龙虾大螯手Villike手是显微外科再造手的较好代表。显微外科再造手是将足趾移植手缺损处，通过吻合技术，使之成为再造手，其最大的优点是有感觉功能，能够代偿完整手的一部分功能，但其外形一般比较难看，且可供移植的足趾有限。近年来发展起来的一项新技术，是将显微外科技术与电子假手技术结合起来，在克服两者各自缺点的同时，保留它们各自的优点。再造指控制电子假手的动作准确度可达100%，是目前比较理想的手术方式，值得临床应用及推广。

【特别关注】

1. 早期功能锻炼 再植肢体临近组织早期功能锻炼，防止肌肉萎缩、关节僵硬的发生。

2. 控制水肿 患肢解除制动后行功能锻炼，以减轻水肿，预防关节僵硬和肌肉粘连。

3. 感觉丧失 教会患者代偿技术，即用视觉代替皮肤感觉。

（王　琴，刘莉慧，廖灯彬）

第六节 游离皮瓣移植及护理

【概述】

随着显微外科技术的发展,应用血管吻合技术游离皮瓣移植修复组织缺损,在临床上得到了广泛的应用。通过小血管吻合技术,游离皮瓣移植一次就可移植到受皮区,可缩短疗程,提高患者治疗率。

【适应证】

1. 皮肤缺损不适用皮片或邻近皮瓣移位修复者。
2. 皮肤缺损同时伴有肌肉,骨关节,神经缺损者。
3. 器官组织缺损,如手、耳、阴茎等再造。
4. 受皮区及附近有供缝接的正常血管。

【常用的供皮瓣部位】

常用的供皮瓣部位见表 17-3。

表 17-3 常用供皮瓣部位

受皮瓣区	供皮瓣部位
头颈部	颞浅静脉的筋膜瓣,耳后皮瓣,斜方肌皮瓣
胸部	胸大肌皮瓣,胸前外侧皮瓣,胸肩三角皮瓣,肋骨皮瓣
背部	背阔皮瓣、肩胛皮瓣
腹部	腹直肌皮瓣、脐旁皮瓣、腹股沟皮瓣、下腹部皮瓣
上肢	臂外侧皮瓣、前臂皮瓣、掌骨背动脉皮瓣、指神经血管蒂皮瓣、小鱼际肌皮瓣
臀部	臀大肌皮瓣、髂骨皮瓣
下肢	股直肌皮瓣、阔筋膜张肌皮瓣、股薄肌皮瓣股外侧皮瓣、小腿外侧皮瓣、小腿内侧皮瓣、腓肠肌皮瓣、足背皮瓣、足底内侧皮瓣

【皮瓣移植的基本要求】

皮瓣移植对手术评估、受皮区血管、受皮区创面都有较高要求,具体见表 17-4。

表 17-4 皮瓣移植的条件

项目	需评估的条件
手术基本评估	检查患者的全身情况,能否承受手术 正确估计受皮区创面的面积 受皮区创面内是否需要修复深部组织,是同时修复还是分期修复,已决定取皮瓣的同时是否取肌腱、肌肉或骨骼及皮瓣厚度的选择 受皮区创面为头面部,需要适当考虑美观 在受皮区选择能够与皮瓣血管缝接的血管,决定显露血管的皮肤切口,再决定皮瓣血管端的方向和位置
受皮区基本条件	要有可供缝接的血管,最好动静脉能平行或较近 血管要有适当的长度和口径 受皮区的血管被切断后与皮瓣血管缝接不引起原血管供应组织的缺血
受皮区创面的准备	外伤后新鲜的创面: 必须进行彻底清创,修复已伤断的深部组织 将骨折予以内固定,以免骨折断端刺伤已缝好的血管 受伤离断的肌腱、神经和血管亦可同时修复 解剖出需要缝接的血管 骨外露的陈旧性创面: 术前三天选用有效的抗生素治疗 创面用抗生素液湿敷,每日数次 手术先切除创面四周的炎性或瘢痕性组织,凿去表面的一层骨质或坏死骨,然后更换手术器械和术者的手套,消毒隔离衣 创面用生理盐水冲洗干净,在手术进行中用抗生素液予以湿敷,找出需要缝接的血管

续表

项目	需评估的条件
受皮区创面的准备	无菌创面（即通过外科无菌手术后留下的创面）：切除病变组织，解剖需缝接的血管 修复已损坏的深部组织 根据创面的大小、性质，选择合适皮瓣进行移植

【主要护理问题】

1. 皮瓣血管痉挛　与情绪，体位，痉挛，环境等有关。

2. 血管栓塞　与手术，血管痉挛吻合口栓塞有关。

3. 出血倾向　与手术、药物作用等有关。

4. 伤口疼痛　与手术创伤、个体因素等有关。

5. 皮瓣水肿　与体位、栓塞等因素有关。

6. 有发生各种感染的危险　与环境、陪伴人员过多、手术因素等有关。

【护理目标】

1. 患者移植的皮瓣正常存活，不发生皮瓣痉挛。

2. 减少一切引起血管栓塞的因素，防止发生血管栓塞。

3. 严密观察伤口出血情况，有渗血较多者及时告知医生，及时处理。

4. 患者疼痛降低，舒适感增加。

5. 正确放置体位，使皮瓣水肿发生率减低。

6. 加强病室环境营造，正确使用抗生素，以防各种感染的发生。

【术前护理措施】

术前护理措施见表 17-5。

表 17-5　皮瓣移植手术前护理措施

要点	内容
心理护理	解释手术的必要性、手术方式、注意事项
	鼓励患者表达自身感受
	教会患者自我放松的方法
	针对个体情况进行针对性心理护理
	鼓励患者家属和朋友给予患者关心和支持
健康宣教	向患者说明手术的利弊和术中术后应注意的事项
	说明术后危症血管探查的可能性
供皮区准备	供皮区皮肤应选择无外伤、感染、溃疡、瘢痕、血管畸形
	供皮区防蚊虫叮咬、防抓伤碰伤
	禁止在术区进行侵入性操作
	剃净局部毛发并给予清洗
	注意观察皮肤有无毛囊感染、癣、瘢痕及其他皮肤疾病
	修剪指甲，注意动作轻柔，避免损伤
其他	加强营养，增加机体抵抗力
	术前戒烟，戒酒
	训练床上大小便，以适应术后的需要
	室温保持在 25℃左右

【术后护理措施】

1. 外科术后护理常规　见表 17-6。

表 17-6　常规护理内容

要点	内容
全麻术后护理	了解麻醉和手术方式、术中情况、切口和引流情况
	持续低流量吸氧
	持续心电监护
	床档保护防坠床
	严密监测生命体征
伤口观察及护理	观察伤口有无渗血渗液，若有，应及时通知医生并更换敷料
	观察供皮区有无渗血，有渗血及时处理

要点	内容
各管道观察及护理	输液管保持通畅,留置针妥善固定,注意观察穿刺部位皮肤
	尿管按照尿管护理常规进行,一般术后第1天可拔除尿管,拔管后注意关注患者自行排尿情况
疼痛护理	评估患者疼痛情况
	有镇痛泵(PCA)患者,注意检查管道是否通畅,评价镇痛效果是否满意
	遵医嘱给予镇痛药物,防止皮瓣血管发生痉挛
	提供安静舒适的环境,减少不良刺激
基础护理	做好口腔护理、尿管护理、定时翻身、雾化、患者清洁等工作

2. 环境与体位

(1)环境:加强保温防寒措施,除保证室温 25~28℃,湿度50%~60%,以保持局部温度恒定,促进血液循环防止血管痉挛,冬季下地活动后患肢可给予棉套袖或棉手套,以防受寒。

(2)体位:安置麻醉后相关体位,无禁忌证者,一般采取平卧位,抬高患肢10°~20°,肢体位置的安置应不影响移植物的血供,不可使移植物受压、有利于局部引流,防止移植物血管吻合处发生扭曲,受压和张力增加,应保证手术部位的动脉良好充盈和静脉充分回流,减轻肿胀。

(3)卧床时间:应按照取皮区与受皮区位置及移植组织生长情况而定。游离皮瓣手术,无论哪个部位,均需绝对卧床休息10~14天,术后10~14天后可床上坐起,为下地做准备,以免突然站立发生晕厥等情况,如移植皮瓣生长良好,供皮区愈合顺利术后两周即可下地活动。

3. 饮食护理

（1）早期宜选用清淡易消化、高蛋白、高热量、高维生素食物，忌烟酒及辛辣食物，忌用含有咖啡因的饮料，以防诱发血管痉挛。

（2）使用抗凝药物期间，易进软烂食物，忌食油炸、坚硬食物，以防损伤食管和胃黏膜引起出血。

4. 小切口放血的护理

（1）向患者说明目的：维持皮瓣的血液循环平衡，促进建立静脉的侧支循环，以利于早期形成一个较低水平的血液循环。

（2）操作部位和方法：大面积的皮瓣可在边缘切口。常规消毒皮肤后用尖刀片在操作部位纵行切开 0.3～0.5cm 的切口，深达皮下，放血时用无菌棉签将切口的血痂去除，若不出血，可用无菌针头轻拨切口见血涌出为止。

（3）小切口放血的间隔时间及放血量：术后3天尤其是24小时内，一般为每30分钟至1小时放血一次，间隔放血时速度控制在 3～5 滴/分。每次持续 5～10 分钟，持续放血速度一般控制在 0.1ml/min 左右。

（4）小切口关闭的时间：放血 5～7 天后，逐渐延长放血间隔时间及放血量，以促使新的血液循环，使切口逐渐闭合。如闭合过早，由于侧支静脉尚未建立，则静脉回流受阻，动脉张力大，易形成血栓，导致手术失败；闭合过晚，由于长时间放血，出血量大，患者易出现贫血、出血性休克，还可因小切口放血时间过长，使吻合的静脉长时间无血流循环，张力太低，缺氧造成静脉瘪陷坏死，导致手术失败。完全闭合前要观察 1～2 天，关闭后仍要密切观察患肢的血循环情况，一旦出现异常应立即通知医师。

（5）注意事项

1）严格无菌操作，防止感染。

2）按时放血，若放血过于活跃，可用无菌棉签轻压小切口；若放血不活跃，可用肝素棉球敷在切口上，使小切口持续渗血。

3）小切口处覆盖无菌纱布，注意及时更换，避免形成血痂影响血液循环。

4）放血时切忌不可用针头切割或任意扩大加深伤口，导致部分皮瓣干枯甚至失活。

5）根据皮瓣的血运情况，给予间断性关闭小切口。闭合时间一般为1周左右。

6）小儿、体弱等需要持续放血者，应密切观察渗血的量，及时输液、输血，补充血容量，警惕低血容量性休克。

7）抗凝药物使用：术后静脉输注低分子右旋糖酐注射液和复方丹参注射液，速度不宜过快。观察小切口情况，如小切口出血量多时，应减慢或停止使用；伤口敷料渗血渗液较多时，应通知医生及时给予更换。

5. 功能锻炼 术后功能锻炼应根据患者不同部位皮瓣情况有计划地协助患者进行，根据游离皮瓣不同手术部位、不同的关节部位以指导患者行主动活动。

早期进行被动锻炼，如上肢手部游离皮瓣术后患者，术后第3天行肩关节局部按摩，每天3次，每次10～15分钟，方法是以大拇指或大鱼际部位对关节周围进行环行按摩。过早按摩易牵拉皮瓣，影响吻合口愈合。先用毛巾热敷关节后，再进行关节的按摩、外展、内收、旋内、旋外等功能锻炼，根据患者接受程度，循序渐进。

下肢游离皮瓣患者术后患者术后病情平稳7天后,协助做双下肢、踝部运动(足背伸跖曲,足趾运动)、股四头肌训练、双上肢做简单的抓取动作。4周后指导患者下地活动,逐渐恢复膝关节功能。

6. 健康宣教

(1) 皮瓣神经恢复比较慢,对冷热刺激不敏感,避免烫伤或冻伤。冬季注意保暖,可给予棉手套或棉套袖。注意保护皮瓣免受破损等伤害。

(2) 移植皮瓣多较臃肿,除加强局部功能锻炼外,可对皮瓣进行局部拍打、挤压锻炼,以促进脂肪消耗,减轻臃肿。如皮瓣臃肿影响美观、穿衣、行走和肢体活动时,可行二期皮瓣抽脂修复术。

(3) 告知患者及家属病房内禁止吸烟,限制陪伴人数及探视次数,以减少不良刺激对皮瓣影响。

【并发症的处理及护理】

常见并发症的临床表现及处理措施见表17-7。

表17-7 并发症的处理及护理

并发症	临床表现	处理
皮瓣血管痉挛	皮瓣颜色苍白、逐渐发绀 皮温下降 皮纹加深	保持情绪稳定,避免过分激动 遵医嘱绝对卧床休息10~14天 适当抬高患肢,防止受压 做好疼痛护理 术前即应戒烟、营造无烟环境 室温25℃左右,肢体保温,可用烤灯,禁用热水袋防止烫伤 使用解痉抗凝药物应交代注意事项 及时输血、输液、纠正血容量不足 饮食清淡、多饮水,保持大便通畅 及时发现血管痉挛征兆,及时处理

续表

并发症	临床表现	处理
血管栓塞	动脉栓塞常在术后3～6小时内出现，皮瓣颜色变为淡红或苍白，肿胀不明显，皮纹增多，皮温低 静脉栓塞主要是皮瓣肿胀及颜色变化：开始变红，继而变紫，紫红或紫黑，出血增多	若怀疑血管栓塞，应先用抗凝解痉的药物并观察疗效 一旦确诊，应尽早手术探查，力争在6小时内重建血供
皮瓣水肿	皮瓣颜色苍白或者紫色，皮纹增多，皮温较低，严重有水泡形成	抬高体位，促进静脉回流 用棉签轻轻按摩皮瓣，从远端到近端，对微循环淤血有效 局部用50%的硫酸镁湿敷 必要时可拆除部分缝线，也可采用放血疗法 以上效果不佳可行手术探查
伤口疼痛	疼痛可使机体释放5-羟色胺，强烈收缩血管，可导致血管痉挛或血栓形成	术后及时给予止痛剂 局部包扎固定3～4周，保护肢体，避免活动时损伤皮瓣，引起疼痛 包扎不宜过紧，避免压迫 包扎应露出皮瓣，以便观察 术后所有治疗及护理动作要轻柔
供区异常	供区创面不愈合 供区严重瘢痕，肌力下降 感觉异常等	术后重视观察供皮区创面愈合情况 术后采用湿性伤口愈合理论促进伤口愈合，减少瘢痕组织形成

【前沿进展】

皮瓣移植技术的发展趋势

皮瓣移植技术作为一种修残补缺的手段，是修复重建和整形外科医师对组织缺损进行修复的主要方法之一。20世纪50年代以前，移植皮瓣的类型主要是带蒂转移的随意型皮瓣；50～60年代，有较多的肌瓣和轴型皮瓣移植术的报道；70年代，随着显微血管吻合技术的开展，出现了吻合血管的游离皮瓣移植术；80年代，有了逆行岛状皮瓣、筋膜皮瓣、真皮下血管网皮瓣、静脉皮瓣和预构皮瓣等移植术的报道；90年代，又出现了皮神经营养血管皮瓣和穿支皮瓣移植术。纵观皮瓣移植技术的发展历史，人体可供移植的皮瓣数量经历了一个"由少到多"及"由多到少"的发展过程。"由少到多"就是随着皮瓣移植技术的不断进步，各种不同类型的皮瓣和不同的皮瓣移植技术不断涌现，目前，临床上已有70余部位的轴型皮瓣可供移植，而欲再开发出新的皮瓣已经很难。"由多到少"则是对皮瓣类型的不断筛选、不断精炼，一些血供可靠、操作简单易行、供区隐蔽、切取后对供区破坏损伤小的皮瓣逐渐成为临床应用的首选，如采用显微外科技术仅切取供养皮瓣的穿支血管，并以细小的穿支血管作为血管蒂进行移植的穿支皮瓣，保留了皮瓣供区的主要血管，且无须携带肌肉组织，大大地减少了对供区的损伤；而一些综合效果不佳的皮瓣，在临床上的应用逐渐减少甚至淘汰。即便如此，还是无法克服"拆东墙补西墙"的固有缺憾，在皮瓣移植术中不可避免地形成了供区的继发性损伤，而且移植皮瓣的面积越大、组织量越多，继发性缺损就越明显。如何完全弥补这一缺憾，应用组织工程技术在体外培养一个新的皮瓣，可能具有广阔的应用前景，但还需要很长的"路"要走。而"换脸术"——一种同种异体复合组织移植技术的开展，给我们带来了希望，即通过一次同种异体复合组织的移植，就可以修复一个伴有皮肤、皮下组织、肌肉、骨骼等组织缺损的复杂创面,而且完全避免了供区的继发性损伤,因此,将可能成为皮瓣移植技术的发展方向之一。

2005年11月,世界上首例"换脸术"在法国成功实施;2006年4月,国内第1例(世界第2例)"换脸术"在第四军医大学西京医院成功实施。"换脸术"是同种异体复合组织移植术的一种,它的出现给修复重建及整形外科的发展带来了一定的希望。此类手术可一次性地修复不同层次的组织缺损,而且完全避免了供区的继发性损伤,在先天性和后天获得性周围组织缺损临床应用中显示出较大的潜能。在"换脸术"之前。同种异体复合组织移植术的难度不在于手术本身,而在于对机体移植物产生免疫排斥反应的治疗。因复合组织移植物是由各种抗原性不同的组织组成,其中以皮肤和肌肉的抗原性最强,较内脏组织移植物更容易发生排斥反应。虽然各种新型的免疫抑制剂提高了治疗效果,减少了急性排斥反应和免疫抑制剂的危害。但是,应用免疫抑制剂后仍不可避免地导致很多继发性不良反应,限制了其广泛应用。同时在目前的条件下即使应用有效的免疫抑制,慢性排斥反应仍然不可避免同种异体复合组织移植技术具有较大的应用潜能和诱惑力,而且近期获得的良好的治疗效果激励着学者们不懈地对其进行研究,但远期效果还有待于研究观察,尤其在免疫治疗方面还需要有突破性进展。目前,不断研制出的新的免疫抑制剂可以减少治疗药物的不良反应,预防急性和慢性排斥反应的发生。诱导耐受治疗等新的免疫策略,将会为学者们进行同种异体移植术的远期治疗效果带来希望,使之成为较为安全和广泛应用的治疗手段。目前,由于远期效果的不确定性、后期治疗的复杂性及高昂的治疗费用和伦理道德方面的困扰等因素,使同种异体复合组织或同种异体皮瓣的移植技术还不可能在临床上广泛地应用。

总之，皮瓣移植技术的发展是一个不断精炼、不断推新的过程，而探索理想供区皮瓣以修复不同的创面是临床医师追求的目标，瓣的设计和转移的改进及精炼，使创面修复后的功能和外形能够最大限度地接近正常组织，同时皮瓣供区损伤的最小化也是皮瓣移植技术发展的主要方向。

【知识拓展】

国内首例游离皮瓣移植术

皮瓣移植技术作为一种修残补缺的手段，是修复重建和整形外科医师对组织缺损进行修复的主要方法之一。1972年，日本的Harri将胸三角肌吻合血管的皮瓣，移植用于下肢皮肤缺损临床获得成功，开创显微外科一个新的里程碑。我国于1973年开展首例皮瓣移植术，手术开展时，日本皮瓣移植术尚未公布。国内首个皮瓣移植患者为46岁女性，因"乳头状腺癌"复发，左颊部出现6cm包块，且包块中心出现0.7cm破溃就诊。患者入院后，杨东岳、顾玉东、张孟殷、黄爱玉组成手术组。手术前共制订了三套手术方案，前两种方案均有需要分期进行手术、住院时间长、且影响患者面部美观等缺点。由于顾玉东等在1966年就成功进行了足趾移植再造拇指，积累了丰富的显微外科血管吻合经验，最终手术确定以第三套方案进行，即行"游离下腹部皮瓣，移植面颊部皮肤缺损术"。手术于1973年3月21日8点30分开始，术中两组医生共同配合完成，手术顺利，吻合血管成功，移植皮瓣由苍白转为红润。术后应用肝素预防血管栓塞发生，并成立专门护理小组，每小时观察皮瓣血液循环1次。次晨5时患者颈部伤口出现渗血,皮瓣颜色发绀、肿胀,立即停止使用肝素,拆除颈部缝线数针,3天后皮瓣红润。术后7天,皮瓣伤口愈合良好,国内首例独立完成皮瓣移植成功。

【特别关注】

1. 皮瓣移植术后体位的摆放。
2. 皮瓣移植术后血运的变化。
3. 皮瓣移植术后并发症及处理。
4. 皮瓣移植术后供区愈合情况。

(王 琴,刘莉慧,廖灯彬)

参 考 文 献

陈中伟.2002.手缺损的重建.中华创伤骨科杂志,4(4):242,243
顾玉东.1998.四肢的显微外科修复.上海:上海医科大学出版社
何凌锋.2014.断指再植的发展与现状.医学综述,20(9):1613
牛志勇,刘敏,马林,等.2006.上臂毁损性离断的再植与功能重建.中华显微外科杂志,29(6):462,463
钱锐.2005.简明骨科康复护理指南.南昌:江西科学技术出版社
苏红,张立山.2010.负压封闭引流装置配合复杂断肢再植的术后护理.重庆医学,39(12):1622
徐敏,傅育红.2013.前臂完全离断再植术后并发症的护理干预.护士进修杂志,28(7):600
王志红,胡靳乐,常利,等.2008.上肢断肢再植的康复治疗.中国物理医学与康复杂志,30(7):451
王剑利,赵刚,王五洲.2012.游离皮瓣移植1270例回顾性研究.中华显微外科杂志,35(3):190~192
张兴徊,唐绍奇,周嘉顺.1997.实用创伤骨科与断肢再植.北京:中国医药科技出版社